组织编译 中国疾病预防控制中心慢性非传染性疾病预防控制中心

主动健康
乐享生活
慢性病自我管理

Living a Healthy Life with Chronic Conditions

第五版

原　　著　Kate Lorig　　　David Sobel　　　Diana Laurent
　　　　　Marian Minor　　Virginia González　Maureen Gecht-Silver

主　　译　董建群
副 主 译　姜莹莹
译　　者　（按姓氏笔画排序）
　　　　　王艳芝　中国疾病预防控制中心慢性非传染性疾病预防控制中心
　　　　　毛　凡　中国疾病预防控制中心慢性非传染性疾病预防控制中心
　　　　　吉　宁　中国疾病预防控制中心慢性非传染性疾病预防控制中心
　　　　　齐　力　北京市疾病预防控制中心
　　　　　张　珊　首都医科大学附属复兴医院月坛社区卫生服务中心
　　　　　张伟伟　中国疾病预防控制中心慢性非传染性疾病预防控制中心
　　　　　张黎峰　新疆医科大学附属肿瘤医院
　　　　　罗雪纯　中国疾病预防控制中心慢性非传染性疾病预防控制中心
　　　　　姜莹莹　中国疾病预防控制中心慢性非传染性疾病预防控制中心
　　　　　董建群　中国疾病预防控制中心慢性非传染性疾病预防控制中心

人民卫生出版社
·北 京·

版权所有，侵权必究！

图书在版编目（CIP）数据

主动健康 乐享生活：慢性病自我管理 / 董建群主译 .—北京：人民卫生出版社，2023.6

ISBN 978-7-117-34809-6

Ⅰ . ①主… Ⅱ . ①董… Ⅲ . ①慢性病 - 防治 Ⅳ . ①R4

中国国家版本馆 CIP 数据核字（2023）第 094872 号

| 人卫智网 | www.ipmph.com | 医学教育、学术、考试、健康，购书智慧智能综合服务平台 |
| 人卫官网 | www.pmph.com | 人卫官方资讯发布平台 |

主动健康 乐享生活——慢性病自我管理
Zhudong Jiankang Lexiang Shenghuo——
Manxingbing Ziwo Guanli

主　　译：董建群
出版发行：人民卫生出版社（中继线 010-59780011）
地　　址：北京市朝阳区潘家园南里 19 号
邮　　编：100021
E - mail：pmph @ pmph.com
购书热线：010-59787592　010-59787584　010-65264830
印　　刷：北京盛通印刷股份有限公司
经　　销：新华书店
开　　本：787 × 1092　1/16　印张：23
字　　数：488 千字
版　　次：2023 年 6 月第 1 版
印　　次：2023 年 8 月第 1 次印刷
标准书号：ISBN 978-7-117-34809-6
定　　价：88.00 元

打击盗版举报电话：010-59787491　E-mail：WQ @ pmph.com
质量问题联系电话：010-59787234　E-mail：zhiliang @ pmph.com
数字融合服务电话：4001118166　E-mail：zengzhi @ pmph.com

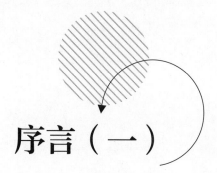

序言（一）

Chronic conditions are worldwide as is Chronic Disease Self-Management. I am especially pleased with this new Chinese edition of Living a Healthy Life with Chronic Conditions and its use by a new generation. You who read this book join people from Europe, Canada, Latin America, India, Australia, New Zealand, and the United States in learning new skills to deal with universal problems. It is my hope that you will find this book useful. Please share what you learn with others and if you wish, let us know how we can improve by writing Kate@selfmanagementresource.com. Welcome to the world of self-managers.

Kate Lorig, DrPH
Self-Management Resource Center
2022.12

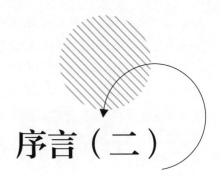

序言（二）

很高兴应邀为 *Living a Healthy Life with Chronic Conditions*（*5th edition*）中文版作序。

中国有句俗语为"久病成名医"。如果把"久病"者解释为慢性病患者，"名医"解释为管理好自己健康问题的能手，那么，"久病成名医"则为慢性病自我管理的达人。

自古以来，我国就非常强调管理健康问题方面患者主观能动性的作用。但是，随着医学的发展，尤其是医学越来越专科化，患者对医生的依赖性、医生对仪器的依赖性反而越来越大，而患者本人的作用却越来越被忽视。当前，慢性非传染性疾病（简称慢性病）死亡数占全球死亡人数的 3/4，2019 年有 4 100 万人死于慢性病，其中 47% 慢性病患者过早死亡（70 岁前死亡）发生在中低收入国家。我国慢性病的问题同样非常严重，2019 年我国死于慢性病的人数为 925.9 万，占全死因的 89%，过早死亡率为 17%。面对慢性病的重大挑战，我们一方面要从防控危险因素的角度来预防慢性病的发生，另一方面也要重视如何管理好已患的慢性病，提高患者的生活质量和控制医疗费用。因为尽管没有人想得慢性病，但大多数人一生中都将患一种或一种以上慢性病。人步入老年期后，80% 左右都将至少患一种慢性病。对于慢性病的管理，医疗卫生专业人员很重要，但患者本人及其家庭更为重要，即慢性病自我管理。

当代"自我管理"的概念最早由 Thomas Creer 等提出，斯坦福大学 Kate Lorig 教授经过进一步研究形成全世界公认的慢性病自我管理斯坦福模式。斯坦福模式实践不久，我们研究团队的傅东波老师作为访问学者到加拿大哥伦比亚大学健康促进研究所学习了"慢性病自我管理项目"，1998 年开始在上海开展本土化的可行性研究。研究结果证明，慢性病自我管理本土化改造后适用于我国慢性病患者。

慢性病自我管理在世界各地的成功实施，证明了"久病"者通过科学方法的指导和实践，是可以成为"名医"的，他们学会了如何管理好自己的疾病和行为问题，如何管理情绪波动等心理健康问题，如何和医生交流，如何利用社区资源，等等，这些知识和技能是患者平时在传统的医患互动中学不到的。而这一切可归为一句话："健康掌握在自己的手中，我们自己就是健康的第一责任人"，理论上称为增权（empowerment）。增权是现代"参与式健康教育"的核心，它克服了以专业人员为主导的灌输式健康教育的很多不足，深受参与者的欢迎。慢性病自我管理的另一优势是以自我效能（self-efficacy）理论来指导整个课程的内容安排，实践性很强,这也是斯坦福模式广受欢迎的原因。国际上大量研究也证明了慢性病自我管理项目不仅具有显著的效果,还有很好的成本效益。比如,Brownson 等的糖尿病自我管理研究指出,与常规治疗相比,糖尿病自我管理干预节省了成本 10 437 美元 / 质量调整生命年(quality-adjusted life year, QALY),具有显著的成本效益;Lorig 教授团队的一项丙型肝炎自我管理项目研究也发现,自我管理可显著降低医疗成本,自我管理的干预成本(229 美元/人)被医疗成本节省(815 美元/人)显著抵消。

自我管理发展到现在,已从原来几种慢性病,发展到三级预防的三个级别多种健康问题的自我管理;参与人群也发展到不同年龄组、不同社会经济地位的人群;实施场所扩展到工作场所、学校甚至农村社区;实践模式上,除了斯坦福模式,世界各地都在积极探索或改良斯坦福模式来形成符合当地的本土化自我管理模式,以应对全球慢性病越来越重的疾病负担。"久病成名医"这一在古代表现出来的个别自然现象,融合当代科学元素后,已呈燎原之火在全球普及。

中国疾控中心慢性非传染性疾病预防控制中心已经探索符合我国国情的社区慢性病自我管理多年,在全国很多省市进行了卓有成效的探索,获得了一些成功经验。现在,董建群教授团队结合科技部主动健康重点研发课题,希望通过翻译出版 Kate Lorig 教授等编著的 *Living a Healthy Life with Chronic Conditions*(5th edition),进一步借鉴斯坦福模式,深入开展适合我国的慢性病自我管理,让更多的慢性病患者受益,值得庆贺。

多年的实践已经证明,要让慢性病自我管理充分发挥作用,为降低我国目前因慢性病高发所致的沉重疾病负担、医疗负担作出贡献,必须把自我管理的方法与现有的社区慢性病管理系统、社区卫生服务系统进行有机整合,建立以鼓励和支持患者自我管理为核心、整合社区及卫生系统、形成一体化的慢性病管理模式,大胆克服仅依赖医疗卫生系统和医务人员的片面做法,充分发挥患者及其家人的潜能、社区病友的互助以及专业人员的作用,使慢性病患者主要依靠自己控制所患疾病,过上健康、幸福的生活。要达到此目的,政府的重视、形成慢性病自我管理的支持性环境和氛围必不可少。

在健康中国建设大力推进的今天,本书在国内的出版恰逢其时。面对庞大的慢性病患者人群,只有在科学的指导下加强慢性病自我管理,才能最终提高慢性病服务的质量及效率,减轻由慢性病带来的沉重医疗负担。

傅华

复旦大学公共卫生学院教授

健康传播研究所所长

2022 年 12 月于上海

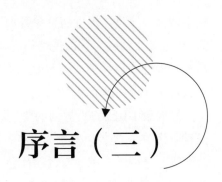

序言（三）

　　2001 年的春天，感恩能远赴美国斯坦福大学患者教育中心参加"慢性病自我管理工作坊"培训，虽然只是一个星期的训练，但我深受其中的理念所启蒙和吸引，随之而来展开了一个为期二十多年的探究和社区服务发展旅程，将这个源于美国的慢性病患者教育小组引入中国香港，从早期的课程手册翻译工作、试点小组、成效研究、出版 *Living a Healthy Life with Chronic Conditions*（*2nd edition*）的中文版本（在香港的中文书名为《实践健康生活》）、举办组长及导师培训、研讨会议，逐步将"慢性病自我管理"模式在香港推广、本土化和深入发展，至今该模式已成为医疗卫生系统防治慢性病的一个重要手段。多年来，有幸有机会参与在我国内地（大陆）、香港、澳门及台湾的慢性病自我管理培训工作，以及和其他社区的患者教育机构交流和分享经验，见证"慢性病自我管理"的稳步发展。

　　"慢性病自我管理"的核心理念，有别于以知识和技巧为主的传统患者教育模式，强调患者和照护者的积极参与，学以致用，成为"自己的健康管理者"。通过一个活泼多元、互动、合作和引导式的学习过程，使参加者从中掌握慢性病所引起的健康及生活问题，从而学习运用一些实用小技巧，建立一个属于自己的"健康管理百宝箱"，处理身体、心理情绪及人际关系方面的需要。多年的临床研究显示，"慢性病自我管理工作坊"能有效提升参加者的自我效能感（自信心）以及自我健康监测和管理能力，在健康行为上（例如运动，运用思想处理症状、疲劳、残疾状况、社交活动、健康带来的困扰等）都有显著改善，能减少个人及医疗系统的经济支出和压力。

　　《主动健康 乐享生活——慢性病自我管理》为上述工作的特选教材，以美国斯坦福大学患者教育研究中心 Kate Lorig、Virginia Gonzalez、Diana Laurent 三位学者所设计的课程为蓝本，并采纳了众多医疗及其他健康教育专家心得所编撰的实用健康管理工具书，内容非常实用和丰富，能有效帮助慢性病患者及照护者在医疗照护、生活适应、情绪处理三方面做好自我管理，并通过具体的行动计划、问题解决步骤，将健康管理知识变成日常生活的实践，改善一般人"不知不行、知而不行、行不持久"的通病，重视自己的健康，掌握如何"身体力行，持之以恒"去处理因慢性病所带来的生活影响。

　　中国疾控中心慢性非传染性疾病预防控制中心经过多年的耕耘和努力，结合理论、研究和实践,已经编写"慢性病自我管理"标准化教材六本,分别针对高血压及糖尿病的健康管理需要,这些教材成为我国慢性病患者自我管理教育的重要资源和基石。《主动健康 乐享生活——慢性病自我管理》的出版,在扩展慢性病自我管理受益人群的同时,也极大丰富了健康教育与健康促进资源。

《"健康中国2030"规划纲要》提出了"共建共享、全民健康"的战略主题,其核心是以人民健康为中心,坚持以基层为重点,以改革创新为动力,预防为主,中西医并重,把健康融入所有政策。坚持政府主导与调动社会、个人的积极性相结合,推动人人参与、人人尽力、人人享有,落实预防为主,推行健康生活方式,实现全民健康。慢性病自我管理从根本上契合了健康中国的发展战略,更是医防融合的重要手段。深信日后必定会百尺竿头,更进一步。

在此,祝愿本书的出版及相关自我管理工作的推进能为广大人群的健康作出贡献。

潘经光

香港复康会前副总裁

陈廷骅基金会项目总裁

美国斯坦福大学患者教育中心"慢性病自我管理工作坊"导师

2022年12月于香港

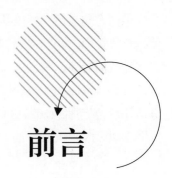

前言

美，或许是天底下最悦耳的文字。庄子说："天地有大美而不言。"世事万物，各美其美。天地之美，在乎时空浩渺、空谷幽兰；四季之美，在乎日月星斗、冷暖变迁；生命之美，在乎心身健康、益寿延年。

健康，才是人生最美、最珍贵的底色，是一个人最大的智慧；健康，亦是岁月与时空、尘世与磨砺、疾病与痛苦风云际会所谱写的华丽乐章。让每一位慢性病患者谱写好自己的人生华章，是我们编译此书的本心；教会身边的每一个人，了解主动健康，掌握自我管理的技能，从而乐享生活，活出自己的生命之美，是我们传播自我管理理念与技能的初心。

2006 年，在卫生部疾控局支持下，我们与香港复康会合作在全国 6 个省开展"社区高血压患者自我管理试点项目"，以自我管理为抓手推动全国慢性病防控工作。两年的试点工作，得到了社会和慢性病患者的热烈反响。经专家和患者评价，卫生部疾控局认为"该项工作真正使健康教育落了地。"2010 年，该项工作被纳入全国慢性病综合防控示范区建设的重要内容，在我国慢性病人群中普遍开展。截至 2022 年 7 月，全国 488 个国家级慢性病综合防控示范区建有慢性病患者自我管理小组 79 007 个，覆盖 61 365 个社区，社区覆盖率达 61.2%。近 20 年的实践证明，患者自我管理是一项适合我国国情的慢性病防控适宜技术，其以社区为基础、以规范的自我管理小组活动为形式、以标准化教程为媒介、以提升自我效能为核心，积极实践和带动全国范围内慢性病患者通过自我管理来改善生活质量。

英文原著 *Living a Healthy Life with Chronic Conditions* 是斯坦福大学 Kate Lorig 教授及其团队的力作，已被译成多种语言在很多国家广泛使用，颇具影响。该书前四版由我国台湾或香港的业内同道翻译成繁体中文，在内地（大陆）地区应用不多。我们衷心感谢 Kate Lorig 教授及 Bull Publishing Company 的信任和鼎力支持，独家授权我们该书第五版的翻译。

编译此书，在不失尊重将原文对有关北美国家相关做法与经验进行介绍的同时，我们也将相关内容进行本土化处理，使之符合中国国情、因地制宜、深入浅出。内容涵盖了心血管疾病、糖尿病、抑郁、哮喘、支气管炎、肺气肿及精神疾患的自我管理技巧。我们知道，本书一定不是您健康生活的毫釐盛宴，但我们坚信，掌握这本书中的相关自我管理技能，一定会令您睁大双眼，看到一个与慢性病共存的新世界。

中国有句老话："各美其美，美人之美，美美与共。"主动健康，其美在于转变观念，付诸实践。自我管理，其美不在于能知，乃在于能行。

让我们行动起来，去打造属于自己的健康之美。

最后，特别感谢国家重点研发计划"主动健康和老龄化科技应对"专项"健康管理综合服务应用示范"项目(2020YFC2006400)课题三"个性化主动健康综合干预模式的应用示范研究"(2020YFC2006403)的支持。

董建群

2023 年 1 月于北京

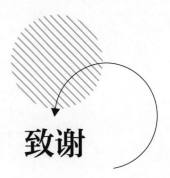

致谢

《主动健康 乐享生活——慢性病自我管理》一书的出版过程令人充满兴奋与激情，是一个良好的学习和践行自我管理的过程。在此，感谢原书的著者 Kate Lorig，David Sobel，Diana Laurent，Marian Minor，Virginia Gonzalez，Maureen Gecht-Silver 为我们带来一本内容专业、高质量、文笔清晰流畅的英文版书籍。感谢 Bull Publishing Company 给予我们翻译出版本书的权益，他们的支持与鼓励使中文版书籍的出版十分顺利。

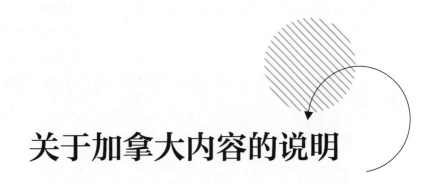

关于加拿大内容的说明

特别感谢加拿大卫生保健界及以下个人：Patrick McGowan（PhD），Yvonne Mullan（MSc，RD，CDE），Shayan Shakeraneh（MPH），Sherry Lynch（BA，BSW，MSW）。

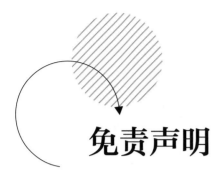

免责声明

本书的阅读和使用应与专业医学或心理学建议、医学常识相结合。对于某些特殊的、原因不明的、严重的或持续的症状，建议您寻求恰当的专业诊断和治疗。专业的诊疗和评估有助于改善健康状况。请适时寻求和接受专业治疗。

在自我管理期间，如果您的症状或健康问题仍不能得到有效缓解，建议您咨询专业医护人员。何谓有效缓解，因人而异。如果您觉得不好判断或因此而感到焦虑，请咨询专业医护人员。

如果您得到的专业建议与本书内容相冲突，您应该相信医护人员提供的专业指导。因为医护人员对您的个人情况、疾病史和治疗需求更加清楚。

如果出现任何伤害自己的想法，请立即寻求专业人士的帮助。

出版社和作者尽可能准确无误地呈现本书的内容，但我们无法保证其对您绝对适用。若您因遵循本书中提出的建议而引起任何索赔或伤害，作者和出版社对其不承担任何责任。本书仅是一本指南，对于本书的阅读和使用有赖于您的常识、良好的判断力以及与专业医护人员的合作。

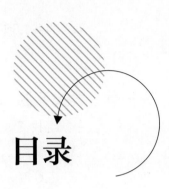

目录

第一章 自我管理:什么是自我管理,如何做到自我管理 001

一、如何使用这本书 001

二、什么是慢性病 002

三、慢性病的成因 003

四、不同的疾病,相似的症状 004

五、了解慢性病的发展过程 006

六、什么是自我管理 007

七、什么是自我管理技能 007

八、使用自我管理技能和工具 010

九、病情相同,反应不同 011

十、其他需要思考的要点 012

十一、慢性病自我测试 013

第二章 成为一个积极的自我管理者 019

一、自我管理任务和自我管理计划 019

二、解决问题 020

三、权衡利弊,做出决定 022

四、采取行动 024

五、制订短期计划:行动计划 025

六、边实施边调整(返回解决问题) 028

七、奖励自己 030

八、自我管理工具箱 030

第三章　寻找资源 **032**
一、寻找资源：如同寻宝 032
二、资源库 034
三、互联网 036

第四章　了解和管理常见的慢性病 **038**
一、心脏病、高血压和脑卒中 038
二、慢性肺部疾病 049
三、慢性关节炎和骨质疏松 061

第五章　了解和管理常见症状和情绪 **072**
一、处理常见症状 073
二、疲劳 075
三、疼痛 076
四、呼吸急促（气促） 081
五、睡眠问题 088
六、抑郁 091
七、愤怒 096
八、压力 098
九、记忆力问题 103
十、瘙痒 103
十一、尿失禁 105
十二、口腔健康问题 106

第六章　运用思维去处理症状 **113**
一、放松技巧 114

二、想象 ·· 120

三、转移注意力 ···································· 125

四、积极的想法和自我对话 ·························· 127

五、其他心理调节的工具和技巧 ······················ 132

第七章　保持身体活力 ··························· **137**

一、通过身体活动变得更加健康和快乐 ················· 137

二、通过解决问题使身体变得更有活力 ················· 138

三、运动的分类 ···································· 139

四、运动的健康益处 ································ 140

五、身体活动指南 ·································· 140

六、耐力运动 ······································ 141

七、社区内的运动机会 ······························ 149

八、您的运动计划:解决可能的问题 ················· 150

第八章　运动让生活更轻松 ······················ **151**

一、身体活动让您变得更自主和安全 ················· 151

二、哪种运动最适合您 ······························ 152

三、一般性的运动建议 ······························ 153

四、检查您的进步:自测 ···························· 173

五、让您的运动计划成功 ···························· 175

六、做运动的自我管理者 ···························· 175

第九章　享受轻松和安全的生活 ·················· **177**

一、了解伤害循环 ·································· 177

二、减少伤害发生的方法 ···························· 178

三、锻炼身体,减少受伤 ···························· 179

四、使用良好的身体力学 ···························· 180

五、保持清醒,不要分散注意力 190

六、使用辅助技术让活动更轻松、更安全 191

七、改造您的家和周围环境 198

八、寻求健康专家的指导 200

九、小结:利用辅助设备降低风险 201

第十章　健康饮食 **203**

一、健康饮食指南 204

二、吃什么和吃多少 207

三、针对某些慢性病患者的饮食建议 220

四、更多健康饮食的秘诀 231

第十一章　与家人、朋友和医护人员交流 **247**

一、表达您的感受 248

二、使用以"我"开头的语句 250

三、减少冲突 252

四、寻求帮助 253

五、说"不" 254

六、接受帮助 255

七、倾听 255

八、获得更多信息 256

九、注意肢体语言和说话方式 257

十、与医护人员沟通 258

十一、与卫生系统合作 263

第十二章　享受性和亲密 **266**

一、性行为的常见问题 266

二、性感官 268

三、性幻想和性快感 268

四、在性生活中克服症状 269

五、性生活的体位 270

六、性与亲密:特殊的考虑 271

第十三章　治疗方案和药物的管理 **273**

一、 评价医疗和健康资讯 273

二、掌握更多治疗方法 275

三、药物相关知识 276

四、运用精神力量:期待最好的结果 277

五、服用多种药物 278

六、接受检查或治疗前需主动告诉医生的事情 278

七、接受检查、治疗、手术或服用新药物前需咨询的问题 280

八、药物管理 282

九、阅读处方标签 283

第十四章　糖尿病管理 **287**

一、什么是糖尿病 287

二、糖尿病自我管理 291

三、识别症状,监测血糖,掌握应对措施 291

四、健康饮食 297

五、积极的身体活动 301

六、管理压力和情绪 302

七、应对疾病和感染 302

八、预防糖尿病并发症 304

九、药物治疗:控制血糖以及预防并发症 307

十、进行必要的体检、化验和疫苗接种 308

十一、糖尿病自我管理:本人的作用很重要 308

第十五章　慢性病患者的工作和生活 310

一、寻找工作和生活的平衡 311

二、管理压力和工作 314

三、交流和工作 317

四、在家沟通工作情况 320

五、积极运动和工作 321

六、吃好并工作好 322

第十六章　为未来做打算：恐惧与现实 326

一、如果我不能再照顾自己了该怎么办 326

二、我是否有足够的钱来支付护理费用 333

三、我需要帮助但又不想让人帮助怎么办 335

四、悲痛：对坏消息的自然反应 336

五、做出临终的决定 337

六、法律规划 338

七、与朋友和家人分享对临终问题的愿望 342

八、与医生谈论临终问题 343

九、为自己和他人做好准备 345

十、考虑姑息治疗和临终关怀 346

第一章

自我管理：
什么是自我管理，
如何做到自我管理

任何人都不想患病。但不幸的是，我们当中大多数人在一生中总会患上两种或更多的慢性病。本书旨在帮助慢性病患者应对疾病带来的身心挑战，过上健康的生活。您可能会对此持有怀疑，一个生病的人怎么还能过上健康的生活呢？

为了回答这个问题，我们先来看一下大多数慢性病会导致哪些健康问题或症状。心脏病、糖尿病、抑郁症、肝脏疾病、双相情感障碍、肺气肿和其他呼吸系统疾病通常会导致疲乏无力，大部分患者会觉得体力和耐力下降。此外，慢性病还会影响情绪，令人感觉沮丧、愤怒、焦虑或无助。

那么，当这些情况发生在您身上时，您如何能保持健康呢？ 健康是身体和精神的良好状态，而健康的生活就是追求这种良好状态的生活。慢性病患者的健康生活方式是寻求身心健康，努力克服疾病带来的身体和情绪问题。学会在困境中将自己调整到最好的状态是慢性病患者需要面对的一个挑战。我们的目标是做自己想做的事情，并从生活中获得快乐。这是撰写本书的初衷。

一、如何使用这本书

在开始正式的自我管理的学习前，先谈谈如何使用这本书。在本章的结尾部分(第13页)有一个自我测试，请您阅读完本章后进行测试并打分，然后根据测试结果选择本书中对您最有帮助的部分进行阅读。您无须阅读本书每一章的每一个字，但请务必认真阅读前两章，然后利用您的自测结果和图书目录从其他章节中找到您所需要的信息。本书的每一章、每一节都有助于您了解自我管理的知识并掌握自我管理技能。不同于传统意义上的教科书，本书更像是一本工具书。请根据自己的实际情况阅读和使用本书，您可以不按照页码顺序逐页阅读，也可以随时在书上做笔记。

本书不会给您提供治疗疾病的灵丹妙药或神奇的方法，但是通过阅读本书您会发现数以百计的小窍门和办法，能让您的生活更轻松更愉快。本书所传授的知识和技能来自医生和其他医护人员的专业知识和从业经验,也来自像您一样已经学会了主动管理自己健康的慢性病患者。请注意,我们最看重的是"主动管理"。本书可以为您提供最有帮助的工具就是"管理"。对于慢性病,我们不可避免地必须要进行"管理"。面对疾病的困扰,如果您选择什么都不做、放任自流,这是一种管理方式;如果您只服用药物,这也是一种管理方法。但是,如果您选择成为一名主动的自我管理者,采纳医护人员为您提供的最佳治疗方案,并积极参与自己的日常管理,那么您就能拥有一个更健康的生活!

本章将围绕自我管理来讨论慢性病,介绍慢性病患者面临的一些常见问题。尽管慢性病带来的问题会超出您的想象,但解决这些问题的自我管理技能是相通的。这无疑是个好消息,因为大多数人都患有不止一种慢性病。无论您患有一种还是多种慢性病,掌握自我管理技能都可以帮助您成功管理自己的生活。本书的其他章节提供了丰富的知识和技能,学习和掌握这些知识和技能,有助于您成为一名优秀的慢性病和生活管理者。如果想获取更多的、实时更新的知识、技能和资源,请参见 www.bullpub.com/resources。

二、什么是慢性病

疾病通常可以分为两类:一类是急性的,另一类是慢性的。急性疾病通常起病突然、病因单一、易诊断、持续时间短,通过药物治疗、手术治疗,经过一段时间的休养后好转。大多数急性疾病患者在治愈后会恢复到正常的健康状态。急性疾病的不确定性相对较小,医生和患者通常都知道病情将如何发展。急性疾病通常表现为在一定时间内病情加重,经正确治疗或症状观察后得以好转。急性疾病的治疗取决于患者自身的自愈能力或抵抗力,以及医护人员能否运用自己的专业知识和经验找出并实施正确的治疗方案。例如,阑尾炎就是一种急性疾病,通常起病迅速,表现为恶心和腹痛,明确诊断后手术切除即可。经过一段康复期之后,阑尾炎患者便会恢复健康。

慢性病不同于急性疾病(表 1-1),起病和进展都比较缓慢。慢性病通常始于细胞水平的病变,但直到引发一些症状表现或检测结果异常,才会发觉这种疾病的发生和存在。例如,动脉斑块可能是在几十年内慢慢发展成的,而最终导致心肌梗死或脑卒中;关节炎通常始于短暂的刺痛和不适感,而后疼痛逐渐加重。与急性疾病不同的是,导致慢性病的病因纷繁复杂,包括遗传因素、生活方式(如吸烟、缺乏锻炼、不健康饮食、压力等)、环境因素(如二手烟或空气污染)以及生理因素(如甲状腺激素水平低或大脑生化的改变导致抑郁症)等,这些病因也会随时间而发生变化。

慢性病可能会令人感到沮丧,因为无法马上确定病因,这会使医生和患者都感到十分为难和沮丧。而且,即便有时慢性病可以被迅速确诊(如脑卒中或心肌梗死发作),医生依然很难预测疾病的后果。我们应该认识到,大多数慢性病都缺乏常规的或可预测的发展规律。

表 1-1　急性疾病和慢性病的区别

	急性疾病	慢性病（长期）
起病情况	通常迅速起病	缓慢发生
病因	通常有一个病因，但有时不确定	通常无法确定病因，尤其是在疾病早期时
患病时间	短暂	通常伴随终身
诊断结果	容易确定，且结果普遍准确	有时不易确定
检测和化验	结果明确、有价值	结果的价值有限
医护人员	选择并实施治疗方案	宣传教育并给予意见，与患者建立伙伴关系
患者	听从专业医护人员指导和意见	与专业人员建立伙伴关系，负责自己的日常管理

急性疾病一般都能完全康复。相比之下，慢性病往往会导致身体状况的持续下降。很多人认为慢性病的症状是由于生病引起的，但这种看法不够全面。虽然慢性病肯定会引起疼痛、气促、疲劳等症状，但慢性病并不是导致这些症状的唯一原因。这些症状彼此触发、互相影响，并导致其他症状的恶化。比如，抑郁会导致疲劳，疼痛会导致身体无法活动，抑郁和疼痛会导致睡眠问题，进而加重疲劳。症状间的相互作用形成了一个恶性循环，使病情恶化（图 1-1）。只有打破这个循环，病情才不会继续恶化下去。

本书中会讨论如何利用自我管理的工具和技能，打破恶性循环，摆脱身心无助引发的问题。

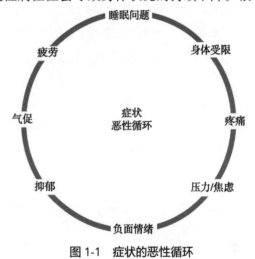

图 1-1　症状的恶性循环

三、慢性病的成因

要回答慢性病如何发生这个问题，您首先需要了解我们的身体是如何运作的。人体器官包括心脏、肺、大脑、血液、血管、骨骼和肌肉，而细胞是人体组织和器官的基石。一个细胞要保持活跃和正常功能，必须具备三个条件：得到营养、获取氧气和清除废物。如果三者中的任何一项出现问题，都会令细胞生病。如果细胞患病，器官或组织就会受损，使日常生活能力受到限制。

慢性病之间的差异取决于哪些细胞和器官受到影响，以及由此而产生的后果。

1. 脑卒中是脑部血管发生阻塞或破裂,使得大脑某些部位的氧气和营养供应被切断。脑细胞受损后会导致身体的某些部位(如手臂、腿、面部)受到影响,进而失去相应功能。

2. 心脏病患者,当向心肌供血的血管堵塞时,心肌梗死就会发作。血管堵塞后心脏所需要的氧气被切断,从而使心肌受损,并引发疼痛。心脏受损会影响其向身体其他部位输送携带氧气的血液。由于心脏在体内泵血的效率降低,液体会在组织中积聚,此时人就会出现气促和疲劳。

3. 肺部疾病患者,不但有支气管炎或哮喘引起的肺部供氧问题,也有肺气肿使肺部无法有效地将氧气输送到血液的问题。这些问题都可以导致身体缺氧。

4. 糖尿病患者的胰腺不能产生足够的胰岛素,或胰腺产生的胰岛素不能被身体有效利用。如果没有胰岛素,细胞就不能将血液中的葡萄糖转化为能量。

5. 肝脏和肾脏疾病患者,其肝、肾细胞不能正常工作,使机体难以清除废物。

这些疾病的后果基本上是相似的:由于缺氧而导致功能丧失(“功能丧失”指无法正常和自如地进行日常活动)、体内废物堆积,或机体无法将葡萄糖转化为能量。

关节炎也会导致功能丧失,但原因有所不同。患骨关节炎时,软骨(骨骼末端的缓冲物质,以及背部椎骨之间的椎间盘)会因磨薄、磨损或脱位而引起疼痛。目前尚不清楚软骨细胞衰弱或死亡的确切原因,但关节炎的后果是疼痛和残疾。

大多数精神疾病都是由大脑中的化学物质失衡和结构变化引起的。大脑中各种化学物质的过多或过少都会影响情绪、思维和行为。对抑郁症、双相情感障碍和精神分裂症等疾病的治疗通常包括用药物恢复化学物质平衡,以及通过改变环境或做好自我管理来有效应对。

四、不同的疾病,相似的症状

尽管导致慢性病的生物学因素不尽相同,但给患者造成的健康问题却是相似的。例如,大多数慢性病患者都会感到疲劳和精力不济,睡眠问题也很常见。有些人会觉得疼痛,也有些人呼吸有问题。某种程度上,残疾也是慢性病的一部分。关节炎或脑卒中可能影响双手的使用功能,而气促、脑卒中、关节炎或糖尿病会影响行走功能。有时残疾也可由缺乏体力、极度疲劳或情绪变化等引起。

慢性病的另一个常见问题是抑郁症。其可能是由疾病相关的脑部化学物质失衡引起,也可能只是因为患有慢性病而导致的“情绪低落”或“情绪忧郁”。当疾病带来的困境挥之不去时,人的心情也很难愉快起来,恐惧和对未来的焦虑也会导致抑郁。“我还能自食其力吗? 如果我不能照顾自己,那么谁来照顾我? 我的病情会不会恶化? 会恶化到什么程度? ”残疾和抑郁症确实会打击人的自尊心。

由于不同慢性病具有许多相似之处,所以面对不同慢性病时要学习的关键管理知识和技能也是相似的。

最重要的技能是解决日常生活中所遇到的问题。一天有 24 个小时,在这 24 个小时内患者与自己的病情时刻共存,与之相比能见到医生的时间是非常少的,这意味着患者必须每天管理自己的病情。表 1-2 列出了一些慢性病自我管理所面临的挑战,虽然不同疾病之间有一些差异,但不同疾病的问题和症状是类似的。

表 1-2　常见慢性病的自我管理问题

慢性病可能引起的问题					
慢性病	疼痛	疲劳	气促	身体功能受限	负面情绪
焦虑 / 恐慌		√	√	√	√
关节炎	√	√		√	√
哮喘和肺疾病		√	√	√	√
癌症	√	√	√	√	√
慢性胃灼热和胃酸反流	√				√
慢性疼痛	√	√		√	√
充血性心力衰竭		√	√	√	√
抑郁症		√		√	√
糖尿病	√	√		√	√
心脏病	√	√	√	√	√
肝炎	√	√			√
高血压					√
HIV 感染(艾滋病)	√	√	√		√
炎症性肠病	√				√
肠易激综合征	√				√
肾病和肾衰竭		√		√	√
肾结石	√				
多发性硬化症	√	√		√	√
帕金森病	√	√		√	√
消化性溃疡	√				√
脑卒中		√		√	√

不同的慢性病之间有很多共同点。在本书中,我们也会针对不同疾病进行讨论,但大部分内容会告诉您应对疾病常见的管理任务。即使您患有多种疾病,也无须担心无从下手,因为对心脏病有效的自我管理方法也会对肺部疾病、关节炎、抑郁症或脑卒中有帮助。当使用这本书时,患者可以选择从最困扰自己的慢性病问题或症状开始阅读。表1-3列出了针对特定疾病问题的一些管理办法和技巧,本书后续章节中会讨论其中的一些办法和技巧。

五、了解慢性病的发展过程

对慢性病进行自我管理,首要任务是了解疾病。除了要了解疾病的原因、可能引起的症状以及自己能做什么之外,还要观察疾病的发展和变化以及治疗疾病给您带来的影响。每个人的疾病都是不同的。久病成医,随着经验的积累,您将成为了解疾病影响和治疗的"专家"。事实上,您是唯一一个每时每刻都与所患疾病共同生活的人。因此了解自己的病情、向医护人员咨询时提供准确的信息,是成为一名优秀的疾病管理者所必须具备的技能。

当患慢性病时,您会对自己的身体更加关注,以前被忽视的轻微症状现在都会引起关注。例如,胸痛是不是心脏病将要发作的信号? 膝盖疼痛是否意味着关节炎有所加重? 目前尚没有简单可靠的答案可以打消患者的这些疑虑,也没有一种绝对灵验的方法能够区分什么是暂时性、可被忽略的轻微症状,什么是严重且危险的信号。但是,了解所患慢性病的自然规律是有帮助的。一般来说,如果症状非常特殊、与以往不同、严重且持续时间长,或在开始服用新的药物治疗或开始一项新的治疗计划后出现了某些症状,则应该及时就医。

在本书中,我们给出了一些具体的例子,通过这些例子来告诉您出现某些症状时应该采取什么行动。当出现症状时,决定何时采取行动是您与医护人员合作的关键所在。自我管理并不意味着无须医护人员的帮助,所以当您有顾虑或担心时,请及时寻求医护人员的帮助或建议。

大多数慢性病的发展过程会出现反复,慢性病的进展并不遵循某个既定的规律。良好的治疗取决于患者与医护人员之间的良好沟通。举个例子:周先生、吴女士和郝阿姨的血压都是160/100mmHg,都属于高血压,医生根据各自的情况给每位患者开了药,但截至目前疗效不佳。

1.吴女士和医生交流时,说她有时会忘记吃药,平时也不怎么运动,体重也已经超标。医生和她交流后一起制订了一个计划,提醒吴女士按时服药、开始锻炼,并减少食物的摄入量。

2.周先生和医生交流时,说他正在服用药物、锻炼身体,并保持健康饮食。医生决定更换他的治疗药物,因为目前服用的药物可能没有效果。

3.郝阿姨和医生交流时,说她不想吃医生开的药,正在尝试用其他方法来努力降低血压,包括健康饮食、减肥、运动。虽然她的血压有所改善,但还达不到理想水平。因此医生告诉她高血压有哪些危害,建议继续服药。最后郝阿姨认同和接受了医生的建议和治疗方法。

每名成功管理自己血压的患者所采取的方法各不相同。每个人的治疗方案取决于本人的病情以及他们和医生沟通的结果。病情的有效控制得益于患者的细心以及与医护人员充满信任和开诚布公的沟通。

六、什么是自我管理

自我管理是指运用技能(办法)管理慢性病,进而实现继续工作、正常生活的目标,并能处理好疾病所带来的情绪问题。

无论在家还是在职场都离不开管理者。管理者本身并不需要事事都亲力亲为,而是会与他人一起工作,包括咨询师和顾问,从而完成工作。管理者的职责是作出决策,并确保决策能得到执行。

作为疾病的管理者也是如此。您要收集信息并"聘请"一个由医生和其他相关健康专家组成的顾问团队。他们给出最佳建议后,需要您去落实。所有的慢性病都需要日复一日的管理。

管理慢性病,就像管理一个家庭或企业,是一项复杂的工作。疾病的管理过程充满曲折、反复,中途随时要作出调整和修改。学习自我管理的技能可以帮助您从容应对疾病带来的挑战。

做事情能够取得成功的关键:①确定问题;②明确想做什么;③决定如何去做;④学习一系列技能并付诸实践,直到熟练掌握。慢性病自我管理成功的关键同样如此。掌握技能是您生活中最重要的一项任务。

七、什么是自我管理技能

本书将讲授自我管理技能,但不必学习、掌握和使用所有的自我管理技能,您可以只学习和练习对您最有用的技能(表1-3)。此外,您也不必把这些技能一下都学会,事缓则圆。以下列出了一些主要的技能:

1.通过解决问题和制订行动计划,使生活发生积极的变化。

2.为自己的健康做决定,例如什么时候去寻求医疗帮助和尝试何种治疗方法。

3.保持健康的生活方式,包括定期锻炼、健康饮食、良好的睡眠习惯、压力管理。

4.寻找并使用社区资源。

5.了解和管理自己的病情。

6.了解和管理自己的症状。

7.与医疗团队有效合作。

8.安全有效地使用药物和辅助设备。

9.与家人和朋友谈论自己的疾病。

10.适应社交活动。

11.管理自己的工作和生活。

表 1-3　慢性病的管理技能

慢性病	管理技能							
	管理疼痛	管理疲劳	呼吸技巧	放松和控制情绪	营养	运动	药物	其他管理方法
焦虑／恐慌障碍		√	√	√	√	√	√	管理诱因的行为技巧
关节炎	√	√	√	√	√	√	√	(1) 利用辅助设备 (2) 正确使用关节 (3) 冷敷／热敷 (4) 调整活动的缓急
哮喘和肺部疾病		√		√			√	(1) 使用吸入器和峰值流量计 (2) 避免诱因 (3) 不吸烟
癌症	√	√		√	√	√	√	(1) 因癌症部位而异 (2) 手术、放疗、化疗和其他治疗后效果管理
慢性胃灼热和胃酸反流					√		√	(1) 避免胃部刺激(如咖啡、酒精、阿司匹林、非甾体抗炎药) (2) 抬高床头
慢性疼痛	√	√		√		√	√	(1) 调整活动的缓急 (2) 特定运动 (3) 管理疼痛的行为技巧
充血性心力衰竭		√	√	√	√	√	√	(1) 每日体重监测 (2) 钠／盐和液体限制

续表

慢性病	管理疼痛	管理疲劳	呼吸技巧	放松和控制情绪	营养	运动	药物	其他管理方法
抑郁症		√		√	√	√	√	(1) 参加令人愉快的活动 (2) 晒太阳(光线疗法)
糖尿病	√	√		√	√	√	√	(1) 家庭血糖监测 (2) 胰岛素注射 (3) 足部护理 (4) 定期进行眼底(视网膜)检查
心脏病	√	√	√	√	√	√	√	了解并留意心脏病发作的预警信号
肝炎	√	√		√	√		√	(1) 避免饮酒、静脉注射毒品和对肝脏有毒的药物 (2) 防止感染(如乙型和丙型肝炎疫苗接种、安全性行为、个人卫生)
高血压				√	√	√	√	(1) 家庭血压监测 (2) 钠/盐限制
HIV 感染(艾滋病)	√	√	√	√	√	√	√	(1) 防止感染(安全性行为,个人卫生) (2) 观察早期感染的症状 (3) 避免静脉注射毒品
炎症性肠病	√			√	√		√	
肠易激综合征	√			√	√		√	
肾病和肾衰竭		√		√	√	√	√	(1) 根据需要限制钠、钾、磷、蛋白质和液体 (2) 避免服用非甾体抗炎药* (3) 控制血糖和血压 (4) 接受透析
肾结石	√					√	√	(1) 保持液体摄入 (2) 根据结石类型避免钙或草酸盐摄入
多发性硬化症	√	√		√	√	√	√	(1) 控制大小便失禁 (2) 管理身体活动

续表

慢性病	管理技能							
	管理疼痛	管理疲劳	呼吸技巧	放松和控制情绪	营养	运动	药物	其他管理方法
帕金森病		√		√	√	√	√	管理身体活动
消化性溃疡	√			√	√	√	√	避免胃部刺激物（如咖啡、酒精、阿司匹林、非甾体抗炎药）和早期感染
脑卒中		√		√		√	√	使用辅助设备

注：* 非甾体抗炎药，如阿司匹林、布洛芬、萘普生。

八、使用自我管理技能和工具

本书中描述了许多技能和工具，可以帮助您缓解由慢性病所带来的问题。您无须学会和使用所有技能和工具，选择一些您所需要的技能和工具，试一试、用一用，并设定自己的目标。对事物的掌控感和完成某件事带来的成就感是最重要的。仅仅知道技能是不够的，您需要在日常生活中使用这些技能。每一次新的尝试，刚开始时您可能会表现出笨拙和缓慢，而且收效甚微。与继续尝试新技能、达成较为困难的任务相比，重走老路确实更轻松。但请记住，掌握新技能的最好方法是慢慢来、多练习，并评估使用结果。

态度和看法很大程度上决定了您如何面对一件事情。例如，如果您觉得患慢性病如同坠入深渊，那可能很难激励自己爬出来，您会感受到绝望。一个人的想法可以很大程度上决定其境遇，以及如何处理自身的健康问题。

一些十分成功的自我管理者会把自己的疾病当成一条道路，和其他道路一样，疾病这条道路也是崎岖不平的。行走在这条道路上需要采取许多策略和方法，有时可以走得快些，有时又必须慢下来，还要跨越一些障碍。

通过学习和掌握技巧来走过疾病这条路，您就可以成为好的自我管理者。这些技巧主要分为三大类：

1. 应对疾病的技巧　患病后需要您采取一些新的做法，包括服药、使用吸入器或吸氧，这意味着您要与医生和医疗机构更密切地合作。另外，有时您需要做一些新的运动和锻炼以及适应新的饮食方式。即便是癌症这样的疾病也需要自我管理，通过良好的日常自我管理，化疗、放疗和手术都可以变得更容易。这些是管理疾病所必须要做的工作。

2. 维持正常生活的技巧　患慢性病并不意味着生活从此不再继续。您仍需去做家务、交友、工作和维持众多的社会和人际关系。患病后，一些曾经认为理所当然的事情会变得更加复杂,所以为了维持日常活动和享受生活就需要学习新的技巧。

3.控制情绪的技巧 当您被诊断为慢性病时,您的未来会发生改变,随之而来的是计划的改变和情绪的改变。许多情绪的改变是消极的,包括愤怒("为什么我这么倒霉?这不公平")、恐惧("我害怕变得依赖别人")、抑郁("我不能再做任何事了,那还有什么用?")、沮丧("无论我做什么,都无济于事,我不能做我想做的事了")、孤独("没有人理解,没有人会同一个生病的人在一起"),或者做最坏的打算("我得了癌症,快要死了")。走在慢性病这条道路上意味着您要学会处理这些消极情绪的技巧。本书将在第五章"了解和管理常见症状和情绪"和第六章"运用思维去处理症状"中介绍一些情绪管理的技能。

九、病情相同,反应不同

林先生有严重的关节炎。他常常觉得疼痛,无法入睡,因关节炎他提前退休了,现在55岁的他整天无聊地坐在家里。因为不喜欢药物的副作用,所以他很少吃药。由于疼痛、虚弱和呼吸急促,他避免了大部分体力活动。由于生病,林先生变得非常易怒,身边的很多人包括家人都不喜欢和他在一起。即使他喜爱的孙子孙女们来探望他,他也觉得是增加了他的麻烦。

黄女士,66岁,也有严重的关节炎。她服用药物来治疗关节炎,并制订了应对副作用的计划,每天都要步行几个街区到当地的图书馆或公园。当疼痛严重时,她会练习放松技巧,试图分散自己的注意力。她每周在当地一家医院做几个小时的志愿者。她也喜欢去看她的孙子孙女,如果女儿外出办事时,她甚至还会照顾他们一段时间。她的丈夫很钦佩她对生活的热情。

林先生和黄女士的病情相同,疾病对身体造成的困扰也类似,然而他们适应生活并享受生活的能力截然不同。为什么?区别在于他们对疾病和生活的态度。林先生让自己的生活质量和身体能力下降,黄女士已经学会了积极管理自己的慢性病。即使关节炎使生活有所受限,但黄女士还是掌控了她的生活,而不是让疾病控制了她。

为什么两个患有类似慢性病的人生活方式却如此不同?一个人尽可能地把疾病的影响降到最低,而另一个人总是想着最坏的情况,甚至快要把自己变成了残障人士。一个人专注于健康的生活,另一个人则完全专注于疾病。我们会发现有些身体问题严重的人生活得很好,而另一些病情较轻的人则似乎放弃了生活,区别就在于他们的管理方式。影响病情的关键因素之一就是患者个人自我管理的有效性和投入程度。

态度不能治愈慢性病,但积极的态度和一定的自我管理技能可以让慢性病患者更容易健康地生活。研究表明,疼痛、不适和残疾可以通过信念、情绪和对症状的关注来改善。例如,对于膝关节炎,与X线检查膝盖可见的物理损伤结果相比,一个人的抑郁程度更能预测其残疾、活动受限和身体不适的程度。一个人脑中所想的事情,和其身体指征同样重要,但这也并不是说您的所想就是全部。疾病是真实存在的,您对疾病的想法也是真实存在的。正如自我管理项目所倡导的"不是心态凌驾于病情之上,但心态同样重要!"

例如,心脏病发作有时会让患者决定放慢工作节奏,专注于家庭生活。他们宁愿有更多的时间加深与家人和朋友的关系,而不愿追求工作上的成功。一种限制行动的慢性病可能会让一些人重新思考他们未能显现出来的智力和天赋,例如刘先生学会了一门新的语言,找到了一个海外笔友;朱先生敢于坐下来创作他一直想写的小说。虽然慢性病可能会关闭一些门,但您可以选择打开一扇新的门。

张阿姨得了乳腺癌。自从她被确诊后,她过得比以往任何时候都更加充实:"我曾是一个家庭主妇,孩子们长大离家后,我迷失了方向,漫无目的。确诊乳腺癌后我做的第一件事就是教自己在水里游泳。我以前一直把头浮在水面上游泳,不敢把整个人都放到水里去。现在我想做什么,就会去做什么。我不去想还有多少时间,只考虑在我拥有的时间内我要做什么。出人意料的是,我感觉不那么害怕了。"

十、其他需要思考的要点

1. 您不应该受到责备 慢性病是由遗传、生物、环境和心理因素共同造成的。例如,压力本身不会导致大多数慢性病。心态很重要,但心态并非万能,如果您难以康复,并不是因为您缺乏正确的心态。有许多您可以控制的事情有助于您应对慢性病。请记住,您不需要为患上疾病或未能治愈疾病负责,但您有责任采取行动来管理疾病。

2. 结伴同行 慢性病的副作用之一是孤独感。朋友和家人会支持您,但他们往往无法感同身受。然而,病友们能切身体会到您的感受和生活状况。请与其他有类似情况的人联系,这可以减少您的孤独感,并帮助您了解病友们的经验,做到未雨绸缪。病友们可以为您提供实用的信息,告诉您如何管理日常的症状和感受。与他人打交道的好处还包括增加帮助他人应对疾病的经验,使您更有获得感,并激励您在管理自己的疾病时发挥更积极的作用。阅读书籍、网站或报纸上刊登的他人处理和应对疾病的经验,也会对您有所帮助。您还可以通过电话、互助小组或在线电脑和线上互助小组与他人交谈以获得支持和帮助。

3. 疾病不是您的全部 当您患慢性病时,病情往往会成为您生活的中心。但疾病不是您的全部,您不只是"糖尿病患者""心脏病患者"或"肺病患者"。生活不仅仅是去看医生和控制症状,做自己喜欢的事情很重要。您必须管理不舒服的症状或情绪,但每天的小乐趣可以帮助平衡您生活中的这部分事情。通过养花种草或观看日落来享受自然,或沉浸在与人交往或美味佳肴的乐趣中,庆祝与家人或朋友的友谊,找到快乐对慢性病自我管理至关重要。请专注于您的能力和优势,而不是残疾和疾病问题。帮助他人会增加您的自信,让您认识到自己并不是一无所用。庆祝任何微小的进步。如果说慢性病教会了我们什么的话,那就是让我们更加充实地过好生活中的每一分钟。疾病确实会使您生活受限,但总有办法可以改善您的生活、增加您的掌控感和享受生活的乐趣。

4. 疾病可能是一次机会　疾病,即使有痛苦和残疾,也能丰富我们的生活。它可以让我们重新考虑什么是重要的,调整生活和工作中的优先事项,并朝着以前可能从未考虑过的、令人兴奋的新方向前进。

十一、慢性病自我测试

您已经掌握了基础知识,现在请进行自我测试,并对您的回答进行评分。在测试最后,请根据您的分数在本书中找到对您最有帮助的建议。请把这本书当作练习册或工具书,按照您自己的节奏进行阅读和使用,您可以直接在书中略过几页,也可以随时在书上做笔记。无须阅读本书的每一章每个字,但建议您阅读前两章内容,然后使用您的自测结果和目录来查找对您有帮助的信息。

(一) 慢性病自我测试

为帮助您了解您所患慢性病的情况,请做以下自我测试。给每个部分打分,并将分数写在相应的方框中。测试结束后,从第 15 页开始看关键点,看看在哪里可以找到您所需要的知识和技能。

1. 饮食

(1) 在过去的一周里,您吃的食物的种类是多种多样的(尤其是水果、蔬菜和谷物)	几乎一直 □	大部分时间 □	有时 □	偶尔 □	从来没有 □
(2) 在过去的一周里,您关注了自己吃的食物种类和量	几乎一直 □	大部分时间 □	有时 □	偶尔 □	从来没有 □
(3) 在过去的一周里,您多久喝一次含糖饮料(碳酸饮料、奶茶、果汁等)	每天多次 □	每天一次 □	几乎每天 □	几次 □	从来没有 □
(4) 在过去的一周里,您多久查看一次您吃的食物中(包括烘焙食物和包装食品)的脂肪(如植物脂肪),以了解这些脂肪是否对心脏健康有益	几乎一直 □	大部分时间 □	有时 □	偶尔 □	从来没有 □

续表

(5) 在过去的一周里,您经常限制自己吃加工食品(如微波餐、零食、培根和熟食,以及大多数快餐)	几乎一直 □	大部分时间 □	有时 □	偶尔 □	从来没有 □

2. 疼痛

下面的数字表示疼痛的程度,请圈出过去两周内您的疼痛情况。

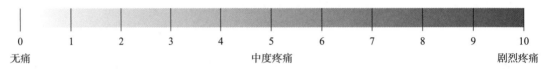

0	1	2	3	4	5	6	7	8	9	10
无痛					中度疼痛					剧烈疼痛

在这里写下您的疼痛评分(圈出相应的数字,并填在方框内):☐

3. 疲劳

下面的数字表示疲劳的程度,请圈出过去两周内您的疲劳情况。

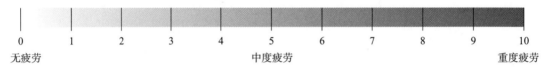

0	1	2	3	4	5	6	7	8	9	10
无疲劳					中度疲劳					重度疲劳

在这里写下您的疲劳评分(圈出相应的数字,并填在方框内):☐

4. 身体受限,行动不便

请在每一行上选出最能描述您情况的数字。

此时此刻,您是否能够:	无困难	有些困难	非常困难	不能做
(1) 自己穿衣服,包括系鞋带、扣扣子	0	1	2	3
(2) 上下床	0	1	2	3
(3) 端起满满一杯水并送到嘴边	0	1	2	3
(4) 在户外的平地上行走	0	1	2	3
(5) 清洗并擦干全身	0	1	2	3
(6) 弯腰从地板上捡起衣服	0	1	2	3
(7) 打开和关闭水龙头	0	1	2	3
(8) 上下车	0	1	2	3

把您选择的所有数字加起来,并在这里写下您的身体受限分数:☐

5. 对健康的担忧

请在每一行上选出最能描述您担忧程度的数字。

在过去两周内有多少时间 (在每一行选出一个数字)	从来 没有	偶尔	有时	很多 时候	大多数 时候	总是 如此
(1) 健康问题让您垂头丧气了吗	0	1	2	3	4	5
(2) 您担心您未来的健康吗	0	1	2	3	4	5
(3) 您的健康是您生活中的一大烦恼吗	0	1	2	3	4	5
(4) 您对自己的健康问题感到沮丧吗	0	1	2	3	4	5

把您选择的所有数字加起来,并在这里写下您对健康担忧的分数:☐

6.您有什么爱好

在这里写下您的答案:

_____

_____

_____

_____

_____

_____

(二) 自测评分说明

1.饮食

没有总分。以下是对每一项的建议。

问题(1):如果您的答案是"几乎一直"或"大部分时间",您可能摄入了足够的水果和蔬菜。如果您选择了其他答案,请逐渐在饮食中添加更多的水果和蔬菜。请参阅第十章"健康饮食"了解更多信息。

问题(2):如果您的答案是"几乎一直"或"大部分时间",您可能知道自己吃了多少。这是一项关键的自我管理技能。您吃得比您所需要的多或经常管不住嘴会导致体重增加和超重。如果这方面您已经做得很好了,您也可能有兴趣了解更多关于食物份量以及其是如何影响健康饮食的,请参见第 207 页。如果您选择了其他答案,请考虑更多地了解您吃了多少以及这如何影响您的健康。更多信息请阅读第 207 页、217 页和 220 页。

问题(3):如果您的答案是"几乎没有",非常好。饮用含糖饮料会增加体重和热量摄入。如果您选择了其他答案,可以考虑减少喝含糖饮料的次数并且每次少喝一些。了解更多关于含糖饮料的信息,请参阅第 214 页。

问题(4):如果您的答案是"几乎一直"或"大部分时间",说明您已迈出了摄入健康脂肪和避免不健康脂肪的第一步。如果您选择了其他答案,请考虑学习更多关于脂肪的知识,比如摄入多少脂肪,以及如何区分健康脂肪和不健康脂肪。参见第 210~211 页。

问题(5):如果您的答案是"几乎一直"或"大部分时间",您都做得很好,知道加工食品往往都是不健康的食品。如果您选择了其他答案,请考虑了解关于食品标签的内容,这样您就可以作出更好的决定,避免食用加工食品。参见第 208 页。

2. 疼痛

在这里输入您自测的分数:☐

如果您的分数是:

1~4 分:疼痛可能不是您最主要的健康问题。虽然您可能想进行疼痛管理,但其他问题可能是您需要首先解决的。您可以先从疼痛之外的健康问题开始管理。当您定期使用本书时,会发现书里几乎所有的方法都会帮助您减轻疼痛。

5~7 分:疼痛可能是您关注的健康问题。您可以从第 76 页的疼痛管理工具开始学习和使用。您可以通过放松和锻炼来缓解疼痛。通过日复一日的疼痛管理,您会发现有很多办法可以减轻疼痛。

8~10 分:疼痛可能是您重要的健康问题。最好从第 76 页的疼痛管理工具开始使用本书。您也应该让医生知道您的疼痛程度,可能需要一些药物治疗或更换药物。此外请确认,您是否按处方服药? 如果没有,遵医嘱服药可能会有帮助。通过日复一日的疼痛管理,您会发现有很多办法可以减轻疼痛,同时减轻对止疼药物的依赖。

3. 疲劳

在这里输入您自测的分数:☐

如果您的分数是:

1~4 分:疲劳可能不是您最关心的问题。虽然您想在疲劳管理上下功夫,但其他问题可能是您需要首先解决的。您可以先从疲劳之外的健康问题开始管理。当您定期使用本书时,会发现书里几乎所有的工具都会帮助您减轻疲劳。

5~7 分:疲劳可能是您十分关心的问题。一个好的开始就是使用第 75 页的疲劳管理工具。通过日复一日的疲劳管理,您会发现有很多办法可以缓解疲劳。

8~10 分:疲劳可能是您重要的健康问题。最好从第 75 页的疲劳管理工具开始使用本书。您也应该让医生了解您的疲劳程度。有些药物会导致疲劳,所以您可能需要咨询药剂师或更换药物。此外请确认,您是否按处方服药? 如果没有,遵医嘱服药可能会有帮助。通过日复一日的疲劳管理,您会发现有很多办法可以缓解疲劳。

4. 身体受限,行动不便

在这里输入您的自测分数(将所有数字相加):☐

如果您的分数是:

0~8分:您行动较为自如。第四章"了解和管理常见的慢性病"讲解了更多建议患有特定病症的人进行的运动。记住,耐力锻炼也很重要。

9~17分:您有一些身体受限、行动不便的问题。第四章"了解和管理常见的慢性病"讲解了更多针对您的特定情况所建议的运动。

18~24分:您的身体受到很多限制、行动不是很自如。坚持锻炼对您有帮助。首先,确定哪些行动不便对您来说最需要被克服,然后开始适当练习来解决这个特定问题。

身体受限、行动不便时的运动建议:

(1)如果您穿衣服有困难,可以尝试如下锻炼。

如果您伸脚有困难,可以尝试:屈膝向胸运动,第159页;腰部摇摆和转动,第160页;分腿运动,第162页;跟腱拉伸运动,第166页。

如果您用胳膊、手扣扣子和拉拉链有困难,可以尝试:拇指运动,第155页;轻拍和伸展运动,第157页。

(2)如果您上下床有困难,可以尝试如下锻炼。

骨盆倾斜运动,第159页;腰部摇摆和转动,第160页;卷腹或腿部屈伸运动以增强腹部力量,第161页和第162页。

(3)如果您难以将装满水的杯子举到嘴边,可以尝试如下锻炼。

如果您在抓握杯子方面有困难,可以尝试拇指运动,第155页。

如果您举起杯子有困难,可以尝试棍棒运动,第157页。

(4)如果您走路有困难,可以尝试如下锻炼。

向后踢腿运动,第163页;拉伸大腿肌运动,第165页;跟腱拉伸运动,第166页;抓毛巾运动,第168页。

(5)如果您在洗漱和擦干身体方面有困难,可以尝试如下锻炼。

如果您伸脚有困难,可以尝试:屈膝向胸运动,第159页;腰部摇摆和转动,第160页;分腿运动,第162页;跟腱拉伸运动,第166页。

如果您使用手臂和手有困难,可以尝试:拇指运动,第155页;轻拍和伸展运动,第157页。

(6)如果您弯腰从地板上捡东西有困难,可以尝试如下锻炼。

早安伸展运动,第156页;屈膝向胸运动,第159页;膝部赋力运动,第164页;拉伸大腿肌运动,第165页;跟腱拉伸运动,第166页。

(7)如果您打开和关闭水龙头有困难,可以尝试如下锻炼。

拇指运动,第155页;棍棒运动,第157页;轻拍和伸展运动,第157页。

(8)如果您上下车有困难,可以尝试如下锻炼。

腰部摇摆和转动,第160页;分腿运动,第162页;向后踢腿运动,第163页;膝部赋力运动,第 164 页。

对于大多数慢性病患者来说,耐力运动比如散步、游泳和跳舞应该被视为身体活动计划的一部分。更多信息请参见第七章"保持身体活力"和第八章"运动让生活更轻松"。

5. 健康担忧

在这里输入您的自测分数:☐☐☐

如果您的分数是:

0~4 分:您不是很担心自己的长期健康状况。您可以从处理烦恼情绪以外的章节开始。好消息是,无论您从哪里开始,您的担忧都可能会减少。

5~12 分:您对自己的长期健康状况有些担忧,这很常见。您可以从阅读第五章"了解和管理常见症状和情绪"开始。无论您决定从书中的哪部分开始,几乎所有的自我管理活动都能帮您解决担忧。

13~20 分:您担心自己的长期健康状况,这很常见,但您可能过于担心了,请阅读第五章"了解和管理常见症状和情绪"。您可以与医生或咨询师,如心理医生或社会工作者讨论您的担忧。好消息是,大多数人的担忧会随着了解自己的状况并开始积极参与自我管理而减少。

6. 您有什么爱好?

如果您对这个问题的回答是肯定的,请阅读第二章相关内容。

如果您很难回答这个问题,或根本没有回答,这可能是因为您有一些抑郁的情绪。对于患一种或多种慢性病的人来说,这很常见。请先阅读第 91~96 页关于抑郁症的内容。与心理医生或心理咨询师讨论您的担忧也是一个好主意。好消息是,大多数人了解自己的病情并开始积极进行自我管理后,担忧就会减少。

成为一个积极的自我管理者

患慢性病后您必须要成为一个自我管理者。每天如何生活、做什么样的决定,都会影响您的疾病症状、身体健康和生活质量。例如,有些慢性病患者会选择逃避的方式,可能不再进行自己最喜欢的活动,而是待在床上,或减少社交活动,使疾病成为了生活的中心。而有些病情或症状类似的慢性病患者,生活并没有受到疾病带来的太多影响,这些人可能不得不改变自己做的一些事情或做这些事情的方式,但生活仍然是充实和积极的。上述两类慢性病患者状态截然不同,不是因为他们所患疾病本身不同,而是他们对待慢性病的管理方式不同。请注意"决定"这个词,自我管理就是做出决定:是积极面对还是逃避现实,是寻求帮助还是默默忍受。

一、自我管理任务和自我管理计划

学习和掌握本书中的信息和技能,可以使您成为一名积极的管理者。做一名积极的自我管理者意味着您已经准备好并愿意完成以下任务:

1. 疾病管理——关注自身健康状况　当患慢性病时您应该遵循治疗方案,例如服药和采取新的健康行为,包括锻炼和健康饮食。您也要了解自身的健康状况,不懂就问,并与社区医生、家人和朋友分享这些信息。积极参与规划治疗方案,监测和报告病情,并与医疗保健团队的所有成员分享您的喜好和目标。

2. 角色管理——继续正常的生活　工作、爱好、社交、志愿服务和陪伴家人,这些都是生活中对您来说重要和有意义的事情。有时您可能需要调整做这些事情的方式,但要继续做下去。作为一个自我管理者,在您的日常生活中加入新的健康活动,如体育锻炼、健康饮食、遵医嘱服药等,同时也要戒除不健康的习惯,如吸烟。

3. 情绪管理——管理好自己的情绪　患慢性病会带来情绪上的变化。您可能会感到愤怒,对未来的不确定,会因为预期的改变和未实现既定目标而感到难过,有时甚至会感到抑郁。患慢性病并伴有这些情绪也会影响您与家人和朋友的关系。这些感觉是每个人在生活中都会经历的"起起落落"的一部分。一名积极的自我管理者可以认识到这一点,并致力于学习如何处理情绪。

自我管理任务

1. **疾病管理**——关注自身健康状况。
2. **角色管理**——继续正常的生活。
3. **情绪管理**——管理好自己的情绪。

记住：您是自己生活的管理者，就像一个组织或一个家庭的管理者一样，您需要信息、各种有用的工具或技能，以及一个全面的计划来完成这些自我管理任务。自我管理计划的步骤请见以下方框中的内容。

自我管理计划

1. 确定您想完成的目标。
2. 寻找各种方法来实现您的目标。
3. 给自己起草一个短期行动计划。
4. 执行您的行动计划。
5. 检查行动计划的落实情况。
6. 根据需要调整行动计划。
7. 为自己的成功奖励自己。

本书讨论了许多自我管理工具，本章首先介绍三个最重要的工具：解决问题、作出决策和行动计划。这些工具可以帮助您决定其他哪些工具最适合您，以及何时、如何成功地使用这些工具。

二、解决问题

问题有时从一种普遍的不安感开始。比如您不开心，但又不知道为什么。仔细想想，您发现自己想念住在远方的亲戚。确定了问题后，您决定去拜访这些亲戚。您知道您想完成什么，但现在您需要列出解决问题的方法。

过去您总是开车去看望亲戚，但现在开一天的车对您来说太累了，所以您考虑其他方法。选择有很多，例如您可以中午出发，而不是一大早出发；用两天的时间开完这段路程，而不是一天;您也可以找个朋友一起开车;另外,乘坐火车可以到达离亲戚家32km的地方;您也可以乘飞机。最终,您决定乘火车。

即使您决定了乘火车看亲戚,这次旅行似乎依然很棘手,因为要做的准备太多了。您决定写下所有的想法,并让旅行成为现实。这些准备包括找到一个合适的出发时间,买票,确定如何携带行李,明确如何去火车站和从哪一站走,确认自己的腿脚是否灵便、可以顺利地上下火车以及在行驶的火车上是否可以稳步行走至餐车或洗手间。

随后,您想出了一些解决问题的方案。您决定打电话咨询铁路公司能提供什么样的帮助;也决定开始每天走一小段路,包括上下楼梯走几步,这样您的脚就会更稳。接下来的第二天,您给铁路运营商打了电话,同时启动了您的行走锻炼计划。

一周后您检查行动的结果。回头看所有完成的步骤,您发现给铁路公司打电话可以回答您的很多疑问。铁路公司可以帮助行动不便的人,也有办法解决您的许多问题。然而,您仍然担心出行。另外,即使您每天都在走路锻炼,并且取得了一定的效果,但您走路仍然不是很稳。这时,您可以咨询理疗师改变您最初的计划,理疗师建议您使用拐杖。虽然您不喜欢使用拐杖,但您明白在行驶的火车上,拐杖会给您带来更多的安全保障。以上就是您为了实现旅行这个目标而解决问题。

让我们回顾一下解决问题的具体步骤:

1.**识别问题** 这是解决问题的第一步,是最重要的一步,通常也是最困难的一步。例如,您可能认为爬楼梯是个问题,但仔细分析,您会发现真正的问题是您害怕跌倒。

2.**列出解决问题的方法** 您可能会想出一个很好的清单。您可能也想询问您的朋友、家人、医疗团队成员或社区资源,这些都是您的顾问。与顾问沟通有一点需要注意:如果您不能很好地描述问题,他们就无法帮助您。例如,您不能走路是因为脚疼,还是因为您找不到合适的鞋,这是两个不同的问题,解决办法也大不相同。

3.**选择一种方法尝试** 当您决定尝试新方法时,应该了解新的方法通常是不容易的,但是只有尝试了,才能确定这个潜在的解决方案是否行得通。请给新方法一次公平的机会!

4.**检查结果** 在您对自己的想法进行了公平的测试之后,弄清楚您是如何处理这些问题的。如果一切顺利,您的问题将得到解决。

5.如果有些问题没有解决,**选择另一种方法,继续尝试**。

6.**利用其他资源** 如果您仍然没有一个好的解决方案,请咨询您的顾问来获得更多的想法。

7.最后,如果您已经完成了所有步骤,直到所有的想法都用尽了,而问题仍然没有解决,**您可能不得不接受您的问题现在可能无法马上解决的事实**,这有时很难做到。一个问题现在不能解决,并不意味着以后也不能解决,也不意味着您的其他问题现在不能解决。即使这条路被堵住了,也可能有其他的选择。不要放弃,继续坚持。

解决问题的步骤

1.识别问题。

2.列出解决问题的方法。

3.选择一种方法尝试。

4.检查结果。

5.如果第一个想法行不通,可以选择另一个。

6.利用其他资源。

7.接受一个问题现在可能无法马上解决的事实。

生活的不确定性

生活中的不确定性让人难以接受。然而,这种不确定性是大多数人无法避免的。不确定性是情绪起伏的原因之一。确诊慢性病后,我们会觉得丧失了一些安全感和控制感,这种感觉有些可怕。就像我们沿着自己的人生道路行走,突然有一天被迫绕道去一条不同的、原本不想去的道路。即使配合卫生专业人员,开始新的治疗方法,这种不确定性仍然存在。当然,每个人都有一个不确定的未来,但大多数人都不会想到这一点。当您患慢性病时,这就成为您生活中重要的一部分。您不确定您未来的健康状况,也许也不确定您是否有能力继续做您想做、需要做、喜欢做的事情。很多人发现,在接受不确定性的情况下做决定非常具有挑战性。

三、权衡利弊,做出决定

做决定是自我管理工具箱中的另一个重要工具。做决策的一些步骤,可以帮助您解决问题和做决定。

1.确定可用的选择 例如,您可能需要做一个决定:让人帮忙做家务,还是继续自己做所有的家务。很多时候我们要做的选择就是:想改变一种生活方式或行为,或完全不改变。

2.确定您想要的 尽可能地继续您的正常生活,可能对您来说是重要的,是有更多的时间和家人在一起,而不是花很多时间去修剪草坪或打扫房子。确认您最深层次的、最重要的价值观(比如花时间陪伴家人)有助于设定优先级,并增加您改变的动力。

3.**写下每一种选择的利弊** 为选择的利和弊都列出尽可能多的内容,不要忘记每种选择所带来的情感和社会影响。

4.**对利弊表中的每一项按 5 分制打分**,1 分表示"不重要",5 分表示"非常重要"。

5.**将每一栏的评分相加**,并比较其利弊。总评分较高的栏目将给出您的决定。如果总数接近或您仍然不确定,继续下一步。

6.**应用"直觉"测试** 例如,重新开始兼职工作对您来说合适吗? 如果您的感觉和得分一致的话,您可能已经做出决定了。如果不一致,您可能会觉得"直觉"比得分更准。当您的感觉与分数不一致时,会帮助您理解您做出决定的原因是情绪化的。此外,您可能需要更多地探索这些感觉,收集更多的信息,或与您的医疗团队、家人或朋友等其他人讨论。

举一个"做出决定"的例子:

我应该请人帮忙打扫房间吗?

利	评分	弊	评分
我会有更多时间	4	价格太贵了	3
我会更轻松	4	很难找到好的帮助	1
我会有一个干净的房间	3	他们不会按照我的方法做事	2
		我并不想陌生人进我家里	1
总计	11	总计	7

分别计算"利"列总分和"弊"列总分。在这个例子中,您的决定是请人帮忙,因为"利"列得分(11 分)明显高于"弊"列得分(7 分)。如果您觉得这是对的,您就有答案了。

现在轮到您了! 试着用下面的表格来做决定,可以写在您的书上。

决定:

利	评分	弊	评分

续表

利	评分	弊	评分
总计		总计	

成功解决问题和做出决定的关键是采取行动。接下来我们谈谈采取行动这个话题。

四、采取行动

到目前为止,已经介绍了解决问题和做出决定的步骤。但是知道怎么做还不够,您现在必须采取行动,建议您从一次做一件事开始。

(一)设立目标

在采取行动之前,您必须先决定您想做什么,陈述目标时要现实和具体,想想您真正想做什么。一位自我管理者想爬 20 级台阶到女儿家,这样她就能和女儿一家一起吃顿节日大餐;另一位自我管理者想克服焦虑,参加社交活动;还有一位想继续骑他的摩托车,即使他已经不能抬起重 450kg 的摩托车。

有时候目标看起来像梦想一样遥远、巨大或困难,以至于这个目标很容易就被淹没了,我们甚至不敢去尝试完成,以下将讨论这个问题。现在,花几分钟写下您的目标(如果横线不够可以再加几行)。

目标

_____

_____

_____

_____

在您想首先完成的目标旁边画一颗星星。

不要放弃目标,除非您已经想好了实现它的其他办法。有时,我们在对某些选择不甚了解的情况下就放弃了。在前面的例子中,那位旅行者无法进行长途自驾,但当他写下一份备选出行安排的清单后,他选择了乘坐火车。

（二）探索各种办法

有很多方法可以达到特定的目标。例如，上述的自我管理者想爬 20 级台阶，可以从慢走计划开始，每天只爬几级台阶，或要求换个地方举行家庭聚会；想参加社交活动的人可以从短暂的外出开始，或找一个朋友一起去，在感到焦虑时使用分散注意力的技巧，或者和医生谈谈用治疗或药物来解决这个问题；摩托车骑手可以买一辆轻型摩托车，使用侧斗，在车上安装"辅助轮"，或买一辆三轮摩托车。如您所见，实现每个目标都有很多选择。列出您能想到的所有选项，然后选择一两个尝试。

有时候您自己很难想到所有的选择。如果遇到了问题，您可以找顾问进行咨询，就像解决问题时一样。与家人、朋友或卫生专业人员分享您的目标；打电话给家庭医生或社区卫生服务中心；使用互联网。不是让别人来决定您应该做什么，但您可以寻求建议，从别人那里获得新想法非常有帮助。

注意：有时人们从未认真考虑过一些选择，因为认为没有选择或这些选择不可行。但是在您没有彻底研究过这个选择之前，请不要做这样的假设。我们认识的一位女士，一辈子都住在同一个镇上，她觉得自己对社区的资源了如指掌。当她的健康保险遇到问题时，来自另一个城市的朋友建议她联系保险顾问，这位女士拒绝了朋友的建议，因为她确定镇上没有这种服务。几个月后朋友来拜访她，并打电话给地区老龄局（美国大多数县都有），她才得知附近有三家保险咨询服务机构（**在加拿大，类似的服务由省级老年人服务项目提供**）。上述摩托车骑手最初认为在哈雷车上加轮子是异想天开，但当一个车店的工作人员提出这个建议时，他开始对此进行研究，最终使用辅助轮使他的骑乘生涯延长了 15 年。简而言之，永远不要想当然，想当然是解决问题和做出决策的大敌。

在这里写下实现您主要目标的方法，在两个或三个您想进一步研究和尝试的方法旁边画上星号。

方法

_____

_____

_____

_____

五、制订短期计划：行动计划

一旦做出决定，就很清楚自己要去哪里。然而，您的目标可能看起来仍然难以实现。我还能怎么运动，我还能怎么画画，我还能怎么_____（您来填空）？成功的秘诀在于不要试图立刻做每件事。相反,做一件您能在下周实际完成的事情。

实现目标的方法就是行动计划。行动计划是短期且可行的,会让您踏上实现目标的道路。您的行动计划应是关于您想去做或想完成的事情。它应该帮助您解决问题或达到目标;它是一个帮助您做自己想做的事的工具。不要为了取悦朋友、家人或医生而制订行动计划。

行动计划可能是您最重要的自我管理工具。大多数人都有能力做使他们更健康的事情,但却没做到。例如,大多数慢性病患者都能行走,有人只能在房间活动,有人能走半个街区,有人可以走几个街区,而有人可以走 1.5 公里或更远。然而,很少有人有一个规律的步行锻炼计划。

一个行动计划可以帮助您做自己应该做的事情。但是一个成功的行动计划,最好是从您想做的事情开始,可以是任何事! 让我们按照下述步骤制订一个切实可行的行动计划。

(一) 制订一个切实可行的行动计划

首先,决定这周您要做什么。对于一个想能更好地步行上楼梯的人来说,可能是连续四天每天爬三级台阶;想继续骑摩托车的人,可能是有几天每天花半小时的时间研究轻型摩托车和摩托车辅助轮。

确保您的计划是“具体行动”。“减肥”不是行动计划,因为减肥不是行动,而是行动的结果。相反,决定“喝茶而不是苏打水”是一个行动计划,因为这是一种行为。

接下来,制订一个具体计划。只是想做而没有行动计划,会让您一事无成。行动计划应回答以下问题:

(1) 您到底要做什么? 您要步行锻炼吗? 怎样才能少吃点? 您会练习哪种分散注意力的技巧?

(2) 您会做多少? 这个问题的答案是关于时间、距离、比例或频次的细节。您想走完一个街区? 不间断连续走 15 分钟? 午餐和晚餐只吃一半? 或本周有 5 天每天做 15 分钟的放松运动?

(3) 您什么时候做这件事? 同样,这必须是具体的:午饭前? 洗澡时? 还是下班回家后? 把新活动和旧习惯联系起来可以帮助我们更好地完成新活动。在制订行动计划之前,考虑一下什么会促使您做出新的行为。例如,刷牙可以提醒您吃药,或决定在晚上洗完盘子后做 15 分钟的放松运动。另一个技巧是在您最喜欢的旧活动之前加入新活动,例如您可能决定在看报纸或看您最喜欢的电视节目之前在社区走走。

(4) 您多久做一次? 这个问题有点棘手。我们想每天做想做的事情,但这不太可能。通常最好决定每周做 3~4 次活动,给自己留出“回旋的空间”,以防有什么事情影响您完成计划。如果能保持每天都做或经常这样做,当然更好。但是如果您和大多数人一样,那么一周完成 3~4 次活动会使您感到压力减轻,并能确保完成计划。注意,服药是例外,服药的频次必须完全遵照医生的指示。

在制订您的行动计划时,请采取以下步骤:

1.从您自己的起点开始。换句话说,从小目标开始或慢慢开始。如果您只能走1分钟,步行计划刚开始时每一两个小时走1分钟,而不是试着走一个街区。如果您从未做过任何运动,可以先做几分钟热身运动,总共5~10分钟就足够了。如果您想减肥,根据您现有的饮食习惯设定一个目标,比如吃一半。"本周减掉一磅(大约0.5kg)"不是一个行动计划,因为不涉及具体的行动。相比之下,"本周四天晚饭后不吃东西"是一个很好的行动计划。

2.给自己的时间宽松一些。每个人都有不想做任何事情的日子,因此可以把计划定为一周进行三次而不是每天进行。

3.一旦您制订了行动计划,问自己以下问题:"从0~10分打分,0分表示完全不确定,10分表示非常确定,我有多确定自己能完成整个计划?"如果您打7分或以上,您的行动计划可能是合理的。如果打分低于7分,您应该重新考虑自己的行动计划,问问自己为什么不确定,预计会遇到什么问题,然后看看是否能改变您的计划,让自己对成功更有信心。

4.一旦您制订了一个让您满意的计划,把它写下来,贴在您每天都会看到的地方。想清楚每周的行动计划是一回事,付诸行动是另一回事,把计划写下来更能促使自己付诸行动。记录下您是如何做的以及您遇到的问题。本章末尾有一张空白的行动计划表格,复印一下,这样就可以每周都用了。

成功的行动计划提纲

一个好的行动计划:

(1)您想做的事情。

(2)可以实现的(一周内可以完成的事情)。

(3)具体行动。

(4)回答问题:做什么? 做多少? 什么时候? 多长时间?

(5)您完成事情的信心能达到7分及以上(0分表示完全不确定,10分表示非常确定)。

(二) 执行行动计划

如果您的每周行动计划很好,而且切实可行,完成它应该是相当容易的。以下是一些额外的步骤,您可以参考采纳,使完成计划更容易。

1.让家人或朋友检查您做得如何。向他人分享自己的进展是促进行动计划执行的良好动力。

2．在执行计划的同时，记录您的日常活动。许多优秀的管理者会列出他们想要完成的任务清单。

3．每完成一件事后就把它划掉。通过此举您会发现计划非常可行和现实，这也有助于您制订未来的计划。

4．每天做笔记，包括把当时不明白的事情记录下来，今后这些笔记可能对日常解决问题有帮助。

成功可以促进健康

生活方式改变带来的好处不仅是养成更健康的习惯。当您积极运动、吃得好、保持有规律的睡眠、戒烟、抽时间放松时，您会感觉更好。同时也有证据表明，任何成功的改变所带来的自信感和对生活的控制力都会改善健康状况。

随着年龄增长或患上慢性病，身体能力和自我形象可能会下降。对许多人来说，发现自己不能做过去常做或想做的事是令人沮丧的。通过改变和改善您生活的某个方面，无论是增强您的身体健康还是学习一项新技能，您都会重新获得乐观和能量。关注自己能做什么，而不是不能做什么，您就更有可能过上更积极、更快乐的生活。

（三）检查结果

每个周末，看看您是否完成了行动计划，是否离您的目标更近了。您能走得更远吗？您瘦了吗？您不那么焦虑了吗？定期回过头看看进展是很重要的。您可能不会每天都看到进步，但您应该每周都能看到一些积极的变化。如果遇到问题，可以使用解决问题的方法。

例如，上述爬楼梯的朋友在其计划的前几周没有爬楼梯。每天都有一些事情阻止她采取行动：时间不够、疲惫、天气寒冷等类似的事情。当她回头看笔记时，开始意识到真正的问题是她害怕当她摔倒时周围没有人帮忙，于是她决定在朋友或邻居在场时使用拐杖爬楼梯。这种调整让她回到了正轨，帮助她完成了行动计划。

六、边实施边调整（返回解决问题）

当您试图克服障碍时，第一个行动计划未必是一个可行的计划。如果某件事不成功，不要放弃，试试其他方法。修改您的短期计划，让步骤更简单，给自己更多的时间来完成困难的任务,选择新的步骤来实现您的目标,或向您的顾问咨询和寻求帮助。如果您不确定怎么做,翻到书本的第20~22页再去读一读。

最后需要考虑的一点是,并非所有的目标都是可以实现的。患慢性病可能意味着不得不放弃一些选择。不要总是想您做不到什么,相反,您要开始为另一个您能够并且想要完成的目标而努力。一位坐轮椅的自我管理者曾经说,他能做90%的工作,所以他将所有精力都投入到这90%的工作中去。

人们如何改变行为

有成千上万的研究用于了解人们是如何改变行为的,或者他们为什么不改变。

1.大多数人都是在他们准备好的时候自己改变的。医生、顾问、配偶和自助团体好言相劝、唠叨,或试图帮助人们改变他们的生活方式和习惯。但大多数人在他们准备好了的时候就会改变,而不需要别人的帮助。

2.改变不是一个孤注一掷的过程,而是分阶段发生的。大多数人认为改变是一步一步发生的,每一步都是对前一步的改进。虽然确实有一些人一下子就做出改变,但这是很罕见的。例如,超过95%的成功戒烟者是在经历了一系列的挫折和复吸之后才成功戒烟(有关吸烟的更多信息,请参阅第85~87页)。大多数情况下,改变的路径更像一个螺旋形而不是一条直线。人们在前进之前往往会回到原来的阶段,"前进两步,后退一步"。复发不是失败,而是挫折,这是行为改变的正常过程。经历这些反复的过程可以帮助人们学会如何维持已改变的行为。挫折可以告诉我们哪些方法不起作用。

3.做出改变往往取决于在正确的时间做正确的事。如果行为改变计划的时机不对,效果可能还不如那些完全没有计划的人。例如,当您没有真正决定要改变的时候,制订一份详尽的书面行动计划是没有用的,您可能在开始行动前就已经感到无聊或沮丧了。

4.对自己做出改变的能力的信心是成功的关键因素。相信自己有能力成功是很重要的,预测了您是否会首先尝试改变,如果行为改变出现反复您是否会坚持下去,以及您是否会最终成功地做出您想要的改变。

七、奖励自己

成为一名优秀的自我管理者最好的奖励就是实现目标和过上更充实、更舒适生活所带来的益处。然而,不必等到目标实现,您可以经常奖励自己短期的成功。例如,如果完成锻炼任务,就可以阅读报纸或访问自己最喜欢的社交媒体网站。因此,阅读报纸或浏览社交网站将成为对您的奖励。一个自我管理者每次只买少量水果,然后每隔一两天步行 800 米到超市去买更多的水果;另一位自我管理者戒了烟,把本来花在买香烟上的钱用在家庭专业清洁上,甚至还有剩下的钱可以和朋友一起去看一场球赛。奖励不一定是花哨、昂贵的物品或高热量的食物,许多健康的行为可以给您的生活增添乐趣。

八、自我管理工具箱

您可以通过解决问题、做出决定和行动计划来完成很多事情。既然您已经理解了自我管理的含义、与之相关的任务,以及这三个关键的自我管理工具,您可以学习其他工具,这些工具将帮助您成为一个成功的自我管理者。大多数自我管理工具适用于所有的慢性病,本书包含了很多常见的慢性病相关信息。糖尿病需要很多自我管理的技巧,本书第十四章"糖尿病管理"详细介绍了这些技巧。书中讨论的其他重要的自我管理工具包括药物,锻炼,使用辅助设备以确保安全,营养,症状管理,与家人、朋友和卫生保健提供者沟通,性和亲密关系,工作场所,寻找资源,为未来规划等。

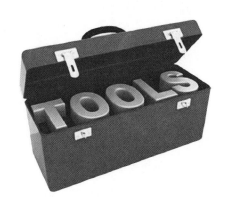

我的行动计划

当您制订行动计划时,确保包括以下内容:

1.您要做什么(一个具体的行动)。

2.您准备做多少(时间、距离、食物份量、重复次数等)。

3.您打算什么时间做(哪个时间段、周几)。

4.您打算一周做多久或多少天。

例:这周,我要在午饭前(什么时间)绕着街区(什么程度)走(做什么)三次(什么频次)。

这周我会_____(做什么)_____(做多少)_____(什么时间)_____(多少频次)。

您多大程度上确定自己能完成这个计划?

0	1	2	3	4	5	6	7	8	9	10

完全不确定   完全确定

记录:

周一　_____

周二　_____

周三　_____

周四　_____

周五　_____

周六　_____

周日　_____

第三章

寻找资源

知道如何寻找资源和在自己需要的时候得到帮助是自我管理者应具备的一项重要能力。寻求帮助是一种力量，优秀的自我管理者具备寻求并获得帮助的能力。本章提供了一些寻找资源和获得帮助的工具。

当您开始考虑寻求帮助时，请采取以下步骤：

1.决定您想做什么来改善您的状况或处境。

2.如果您做不了自己想做的事情，弄清楚是什么阻碍了您。

您可能会发现您能做的和您想做的（或已经做过的）是有区别的。有时候要想知道是什么阻碍了我们并不容易，遇到这些情况时就应该寻求帮助了。不要以为什么都做不了，事实并非如此，做您需要和想做的事情是很重要的，找到方法去完成您想做的事是值得的。

大多数人都是从向家人或朋友寻求帮助开始的。有时我们不愿意张口去寻求帮助，可能害怕别人觉得您无能或软弱。自尊心有时候也是绊脚石。事实上大多数人都乐意为他人提供帮助，但他们不知道怎么能帮到别人。所以您的任务就是告诉他们您需要什么。第十一章"与家人、朋友和医护人员交流"对寻求帮助进行了讨论。遗憾的是，有些人没有家人或亲密的朋友；有时候，即使您的生活中有很亲近的人，您也不能去问；有时家人或朋友不能给予您所需的帮助。值得庆幸的是，社区和互联网上有很多很棒的资源可供使用。

一、寻找资源：如同寻宝

就像在寻宝游戏中，创造性思维会赢得游戏。找到您需要的东西可能是简单地打几个电话或搜索互联网，或者可能需要像侦探一样侦察。社区资源"侦探"必须找到线索并跟踪线索。有时寻宝线索进入了死胡同，需要重新开始。

第一步是定义问题和问题的原因，然后决定您想要什么。评估您的状况，然后问自己可以做什么来改善状况或处境，想做什么来改善状况或处境。如果您不能做自己想做的事情，弄清楚是什么阻碍了您。

例如，假设您发现做饭很困难，站久了对您来说很痛苦。经过一番思考，您决定继续烹饪，但站着做饭对您来说不可行。您认为如果自己能坐着做饭，那么就能继续做下去。其他有同样问题的人可能会决定点外卖。但您个人的寻宝之旅就是解决"如何不用站着就能做饭"的问题。

您现在觉得厨房里的凳子对您来说没用,所以决定重新设计厨房。"寻宝"开始了。哪里可以找到有经验的建筑师或承包商为身体有缺陷的人改造厨房?您需要一个寻宝的起点。在网页搜索框中输入"厨房改造",网上会列出来很多广告和建筑师、承包商,信息太多了,也许您需要缩小搜索范围。

在搜索框中输入"为身体残疾者设计的厨房",会得到许多来自消费者和企业的建议,还有一些图片可以给您一些思路。您接触的最初几个承包商对您的问题没有经验,随后终于找到了一家似乎正是您所需要的公司,但其位于 320 公里之外。

现在怎么办呢?您有几个选择。您可以联系每一个在搜索中发现的承包商,直到找到您需要的,这可能会很耗时。即使您找到了合适的人选,您仍然需要查看其背景。

您还能在哪里找到需要的信息?也许和身体残疾者一起工作的人会知道。这些人或机构有很多,如职业和物理治疗师、医疗用品供应商、加拿大独立生活中心,以及美国关节炎基金会或加拿大关节炎协会等组织。最后您决定问一位理疗师朋友。

您的朋友也不了解,但他说"为了更加方便地使用轮椅,杰克刚刚把他的厨房重新装修了一下",这是一条很好的线索。杰克几乎可以肯定地告诉您做这种工作的人的名字。在您进一步行动之前,他可能还会在成本和问题方面给您一些建议。但不巧的是,杰克帮不上什么忙。他没有很好的经验,所以他没有很多信息可以帮助您。现在怎么办呢?

您的下一步可能是尝试在自己的社区中找到一个"自然资源"。每个社区都有这样的人,这些"交际高手"或"消息通"似乎了解社区的每个人和每件事。他们往往是在社区生活了很长时间的人,非常热衷于此,也是天生的问题解决者。别人会向他们寻求建议,他们似乎总能帮上忙,提供有用的信息。

这些人可能是您的朋友、生意伙伴、邮递员、医生、您宠物的兽医、街角的店员、药剂师、公交车或出租车司机、房地产经纪人、商会接待员或图书管理员等,这种人可以看作是信息资源。

有时,擅长寻找资源的人会对"寻宝"乐此不疲,就像现代版的夏洛克·福尔摩斯一样,宣布"游戏正在进行中"并立即加入搜寻。例如,您问邮递员,她告诉您一个承包商的妻子坐轮椅,她给这位承包商送信的时候正好看到了承包商把厨房设计得很好,所以她知道这件事。随后您联系上了这位承包商,找到您所需要的一切。

让我们回顾一下这个例子中的内容。找到您需要的资源最重要的步骤是:

1. **评估处境、识别问题。**

2. **确定需求**　知道您能做什么或想做什么来改善状况或处境。

3. **寻找资源。**

4. **向朋友、家人和邻居征求想法**(如果您有网络社交群组,也可以问组内的成员)。

5. 联系可能处理相似问题的组织。

6. 识别并询问擅长寻找资源的人。

最后一点：最好的"侦探"会同时追踪几条线索，这将为您节省大量的寻找时间。但是要注意，一旦您善于创造性地思考社区资源，您可能就会自然而然地成为一个擅长寻找资源的人！

二、资 源 库

当您需要寻找商品或服务时，可以求助于某些资源。一种资源往往可以联系到另一种。擅长寻找资源的人是这些资源之一，但社区资源"侦探工具包"需要各种有用的工具。互联网搜索引擎是最常用的工具，如果您正在寻找帮手，这些工具会特别有帮助。

（一）组织和推荐服务

几乎每个社区都有一个或多个信息和推荐服务。一般社区工作人员都会推荐本地区的服务或信息，您也可以查询本地的相关服务电话。

一旦您有了可靠的信息和推荐服务的联系电话，搜索将变得容易得多。社区或卫生服务机构有大量的推荐地址和电话号码，可以帮助您找到任何您可能遇到的问题的相关信息。即使没有您想要的答案，他们也基本能给您推荐其他可以帮忙的机构。

美国心脏协会和美国癌症协会等志愿机构是很好的资源。其他国家也有类似的组织，例如，加拿大心脏和脑卒中基金会、加拿大癌症协会，这些机构的资金来自个人和企业赞助的捐款，提供有关健康问题的最新信息，直接提供相关服务或提供支持性的相关服务。这些机构还资助相关研究，旨在帮助疾病患者更好地生活，甚至有一天能够治愈疾病。请关注这些机构，您会定期收到其发来的信息或邮件，也能享受相关服务。

这些机构是为公众服务的，很多这样的组织都有很棒的网站。只要您能上网，就可以在任何时间任何地点访问他们的网站。在网络空间里，您可以获得来自世界各地的信息。

您所居住的村（居）委会也有一些组织可以提供信息、课程、文娱活动、健康教育、法律和税收帮助以及社会活动。不要忽视当地的村（居）委会，大多数机构都有一个非常了解资源的社会工作者。

大多数宗教团体也可向有需要的人提供信息和社会服务。他们直接通过礼拜场所或教会理事会、宗教服务机构等团体提供服务。要得到宗教组织的帮助，应先从当地的礼拜场所开始，那里的人可以帮助您，或给您介绍能提供帮助的人。通常，您不需要成为教会的一员，甚至不需要成为宗教的一员就可以接受帮助。

另一个选择是联系您当地的医院、诊所或健康保险机构等社会服务部门。医生是很好的资源,其依托卫生保健服务机构提供身心健康服务。

(二) 图书馆

如果您要寻找慢性病相关的信息,公共图书馆是一个特别好的资源。图书馆不仅仅提供藏书,还可以为您提供丰富多样的资源。

即使您是一个经验丰富的图书馆常客,向图书管理员咨询也是个好方法,以确保您没有任何遗漏。图书管理员每天都在办公桌上看到大量资料,他们对当地社区也很了解(甚至可能是当地善于寻找资源的人)。如果不能去图书馆,您也可以打电话或在网上联系他们。

除了市/县图书馆外,有些社区还有其他更专业的医疗图书馆,您可以咨询相关信息和推荐服务,例如加拿大国家医疗图书馆,专门提供与医疗有关的资源。图书馆通常有一个信息量丰富的电子数据库以及常用的印刷品、录音带和录像带材料,一般由非营利组织和医院维护,有时会收取少量使用费。即使所在社区没有医疗图书馆,您也可以在线联系其他医疗图书馆,他们经常收到来自世界各地的问题。

大学也有图书馆,其出版物几乎包含了所有主题,与健康有关的出版物尤其广泛,您可以找到从有机园艺到详细营养食谱的一切信息。公立大学的图书管理员可以提供很多帮助。

如果足够幸运,您居住的社区有一所医学院,您可能可以使用其医学图书馆。然而,这只是一个获取信息的地方,而不是在任务方面寻求帮助的地方。当然,您可以期待在医学图书馆找到大量关于疾病和治疗的信息。然而,除非您有医学方面的特殊知识,否则您在医学图书馆找到的详细信息可能会让您困惑甚至害怕。请慎用医学图书馆。

大多数人都知道搜索引擎,但不了解相关学术搜索,学术搜索引擎列出了同行评议的科学文章,同行评议的文章由该领域的专业小组检查其准确性和可信度。您可以像使用搜索引擎一样使用学术搜索,其能找到几乎任何主题的科学文献,在搜索结果中可以看到文章的简短摘要,有时也可以看到整篇文章。

(三) 相关书籍

书是很有用的(事实上,您现在就在读书!),许多与疾病相关的书籍包含阅读和资源列表,可能在章节末尾,也可能在书的末尾,这些列表非常有帮助。在 www.bullpub.com/resources 有一个定期更新的资源列表。

(四) 报纸和杂志

如果您住在一个较小的社区,当地的报纸是一个特别好的资源。大多数报纸既有纸质版,也有网络版。一定要查看您当地的事件日历页面,在这个页面上,可以了解您所在社区中活跃的组织。即使您对某一特色活动不感兴趣,拨打联系电话也可以帮助您找到您想要的东西。新闻故事也可能是您感兴趣的,特别是一些本地故事。例如,如果您正在寻找一项锻炼计划,可以在体育和健身版块查找。

有时您可以在分类资料栏找到线索。在"公告""健康"或其他类似标题下找找。查看分类标题索引,明确报纸使用哪些标题。

在当地的书店或报摊上有各种各样的健康杂志,可能会很有用。例如,一些出版物侧重于特定的健康与疾病,如糖尿病或关节炎。您可以在网上找到很多这样的资料。

三、互联网

当前,大多数人都能上网。如果您不上网,您认识的人中也有使用互联网的。即使您没有电脑或智能手机,也可以在当地图书馆使用或向朋友求助。网络是增长最快的信息来源,每一秒都有新的信息被添加进来。互联网提供关于健康和您能想到的任何其他信息,还提供与世界各地人员互动的方式。例如,患有戈谢病(一种罕见疾病)的人可能很难在当地找到其他患有同样疾病的人,互联网可以让患者之间互相联系,无论他们住在街对面还是世界的任何地方。

互联网的好处在于,任何人都可以使用网站、社交网络页面、博客或群组。但这也是互联网的缺点,实际上没有人能控制谁在发布信息、信息是否准确,甚至是否安全。这意味着即使网络上有很多非常有用的信息,但也会接触到不正确甚至危险的信息,一定要记住互联网上找到的信息不完全可信,要带着怀疑和谨慎的态度对待网络上获得的信息。问问您自己,网站的作者或赞助者是否清楚地标示出来了? 作者或信息来源是否可靠? 这个信息是否与其他人关于这个话题的说法相矛盾? 这些信息合乎常识吗? 网站的目的是什么? 有人试图向您推销某样东西或说服您接受某一观点吗?

确定网站目的的一种方法是查看 URL(位于屏幕顶部的地址,以 http:// 开头)。URL 通常看起来像这样:

http://www.stanford.edu/

美国网站的地址,主要部分的结尾一般是 .edu、.org、.gov 或 .com。非美国网站,最后几个字母将代表原产国。许多加拿大的网站以 .ca 结尾,中国的网站以 .cn 结尾。所以您必须了解一个网站是否与学校、非营利组织、政府机构或商业企业有关联。您也可以看到以 .biz

或 .info 结尾的网站。

网址的结尾部分可以帮助您了解网站组织的性质。大学的网址多以 .edu 结尾；非营利组织的网址多以 .org 结尾；美国政府机构的网址以 .gov 结尾；加拿大政府机构的网址以 .gc.ca 结尾；商业组织的网址以 .com 结尾。

一般说来，以 .edu、.org 和 .gov 结尾都是值得信赖的网站（但您要知道，非营利组织可以推广任何东西）。以 .com 结尾的网址通常是一个试图向您推销产品或服务的商业组织，但这并不意味着商业网站就是一个不好的网站。相反，许多优秀的商业网站致力于提供高质量、值得信赖的信息。它们往往只能通过出售广告或接受商业公司赠款来支付提供这项服务的费用。www.bullpub.com/resources 列了一些可靠的网站地址，请注意，这是由该出版商所有和策划的商业网站。

(一) 互联网和社交网站

网络上到处都是社交网站和博客。类似于微博、微信、推特这样的网站现在非常流行，由于社交网站更迭很快，所以本书出版时，一切都可能改变。网络让普通人能够轻松地与他人进行交流。一些网站要求用户选择发布的内容对哪些人可见；而博客，则更像是个人日志，任何人都可以在互联网上找到。

您可以在网络上找到慢性病患者，他们渴望分享经验。有些网站还有论坛，人们聚在一起分享信息和观点。这些网站上的信息和支持可能是有价值的，但要小心，一些网站可能会提出未经证实和危险的观点或想法。

(二) 互联网上的讨论小组

一些网站提供了您能想到的任何话题的讨论组，任何人都可以就任何主题发起一个讨论组，这些讨论组由其发起者管理。对于任何一种健康状况，可能会有几十个讨论组。如果您愿意，可以加入他们的讨论，或您可以"潜水"（只阅读而不互动）。例如，对于一个戈谢病患者来说，一个讨论小组可以让他与那些分享自身经历的人建立联系，这可能是他与同种罕见疾病患者交谈的唯一机会。对于双相情感障碍患者来说，与他人面对面谈论其精神健康问题可能会很困难，可以找到讨论组，访问搜索引擎主页并搜索到"组"的链接，查看是否有执行群组规则的组长。

请记住，互联网每秒钟都在变化，我们的指导方针仅反映了写这本书时的情况。

成为一个有效的资源侦探是一个好的自我管理者的工作之一。我们希望这一章为您提供一些如何找出您需要什么，以及如何在您的社区找到帮助的信息。知道如何搜索资源比拿到一份资源机构的列表更有用。

第四章

了解和管理常见的慢性病

在本章中,我们将讨论一些最常见的慢性病,包括心脏病、肺部疾病和关节炎。糖尿病将在单独的章节中讨论(第十四章"糖尿病管理"),因为糖尿病患者生活中涉及许多具体的自我管理问题。

虽然没有详细列出和讨论您的具体情况,但这本书仍然适合您。在慢性病中,自我管理技能往往是相似的。了解更多关于您自身疾病的一个好方法是在互联网上搜索相关的国家组织。例如,美国帕金森病协会、加拿大帕金森病协会、美国癌症协会、加拿大癌症协会、加拿大多发性硬化协会等,都能为患有这些疾病的人提供有用的资源。

一、心脏病、高血压和脑卒中

医学界对心脏病、高血压和脑卒中的治疗研究很多,很多方法可以预防和治疗这些危及生命的疾病。大多数心脏病患者,甚至很多脑卒中患者,都可以拥有长时间、健康和愉快的生活。

心脏病有很多种,有时是生理性阻塞。例如,动脉粥样硬化者,其供给心肌的动脉被阻塞。动脉粥样硬化又称冠状动脉疾病(coronary artery disease,CAD),有时是由于肌肉损伤导致的。当一个人心力衰竭时,心肌受损,就不能有效地将血液输送到肺部和身体的其他部位。当心脏内的瓣膜受损时,就会发生瓣膜性心脏病,血液可能不能有效地到达身体其他部位。控制心脏搏动的心电系统也可能受到干扰,导致心脏搏动过快、过慢或不正常(当心脏搏动不规律时,称为心律失常)。本节将讨论所有这些心脏问题以及其他与循环系统有关的问题,包括脑卒中和高血压。

(一)了解冠状动脉疾病

冠状动脉疾病(CAD)是最常见的一种心脏疾病。大多数心脏病发作和心力衰竭是由 CAD 导致的。冠状动脉是环绕心脏的血管"管道"(图 4-1),输送心脏搏动所需的氧气和营养物质。健康的动脉是有弹性的、强壮的,内壁光滑,血液容易流动。当一个人患 CAD 时,其动脉会因为被胆固醇和其他物质堵塞而变得狭窄,阻塞或变窄的区域被称为狭窄。

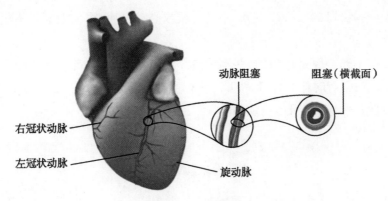

图 4-1 心脏动脉

动脉粥样硬化是一个持续多年的渐进过程。第一步是对动脉壁的损伤,高胆固醇、高甘油三酯、糖尿病、吸烟或高血压都会造成动脉壁损害,这种损伤使低密度脂蛋白胆固醇(LDL胆固醇,"坏"胆固醇)进入动脉壁并引起炎症。有些患者在十几岁的时候就出现这种损伤。

随着时间推移,更多的胆固醇会沉积在动脉中,被称为"斑块"的脂肪区域变得越来越大。斑块可以完全阻断动脉中的血液流动,斑块也会破裂,导致血凝块。当流向心脏的血液被阻塞时,就会发生心绞痛(暂时的胸痛)或心脏病发作。心脏病发作也被称为心肌梗死(myocardialinfarction, MI)。如果心脏病发作治疗不及时,可能导致心肌的永久性损伤。当心肌的一部分受损时,这部分就不能有效地泵血了。

心绞痛或心脏病发作时的疼痛可能发生在心脏上方胸部左侧,也可能扩散到肩膀、手臂、颈部和下颌。一些心绞痛或心脏病发作者还会感到恶心、出汗、呼吸短促和疲劳,这些是男性最常见的症状。

女性心脏病的症状可能与男性不同。女性可能会在胸部中部感到一种细微的压力、挤压、胸胀或疼痛;还可能感到烧灼感或麻木感,可蔓延到背部或肩膀。女性心脏病患者可能会感到异常疲倦、呼吸短促、恶心、冷汗、头晕和焦虑。这些症状比男性心脏病发作时常有的压迫性胸痛要轻微得多。这可能是因为女性不仅在其主动脉有堵塞,而且在向心脏供血的小动脉也有堵塞,这种情况被称为小血管心脏病。

女性心脏病发作时症状不明显,经常不被注意,因此许多女性在心脏损伤已经发生后才就诊。一定要熟悉心脏病发作和脑卒中的所有症状并寻求治疗。心脏病发作最重要的就是要尽快接受治疗,以溶解血凝块,防止心脏或大脑损伤,争分夺秒!详见第 40 页"立即寻求紧急救护"相关内容。

(二) 了解心律失常

心脏病患者可能会出现心跳不规律(心悸),这是由心脏传导系统(电信号)的不正常引起。对该系统的损害可导致心律不齐、心动过缓或心动过速,医生把这些不规律称为心律失常。

大多数心律不齐一般是轻微的,并不危险。然而,也有一些类型的心律失常会引起问题。危险的心律失常有时伴有昏厥、头晕、呼吸短促或持续数分钟的不规则心跳,这对于心脏严重衰弱和心力衰竭患者可能更加危险。

立即寻求紧急救护

当您有心脏病发作或脑卒中症状时,必须立即就医。新的治疗方法可以溶解或清除心脏和大脑血管中的血块,恢复血液流动,防止心脏或大脑受损。然而,这些治疗必须在心脏病或脑卒中发作数小时内进行,越快越好。如果出现以下任何症状,请拨打 120 或紧急服务电话。不要等待,立即拨打 120!

心脏病发作警告信号:

1.严重的胸部挤压疼痛。

2.一只或两只手臂、背部、颈部、下颌或胃有疼痛或不适。

3.胸痛持续时间超过 5 分钟,没有明显的原因,休息或服用药物(硝酸甘油)后疼痛并没有缓解。

4.胸痛并发下列任何情况之一:心跳变快或不规则,出汗、恶心或呕吐、气短、头晕或晕倒,或不寻常的虚弱。女性胸痛可能不伴随上述症状。

如果您认为自己心脏病或脑卒中发作:

1.停止您正在做的事情。

2.坐下来。

3.拨打 120。不要自己开车去医院或回家。

4.如果您对阿司匹林不过敏,可以服用一片成人片(325mg)或 4 片婴儿片(81mg)。

分秒必争! 快速行动可以拯救您的生命。不要等超过 5 分钟才打 120。

有时心脏会不规则跳动,您可能没有注意到其中的区别。如果您注意到心律不齐,请注意心律不齐的频率、持续时间、心跳速度(检查脉搏或健康监测器)以及发作期间的感觉。这些信息将帮助医生判断您的心律失常是否危险。记住,不频繁的、短暂的不规则跳动对心脏病患者和非心脏病患者都很常见,通常不需要担心,也不需要改变活动或治疗。

(三) 了解周围血管疾病

腿部动脉硬化和狭窄,阻碍血液流向腿部,即发生周围血管疾病(peripheral vascular disease,PVD),又称外周动脉疾病(peripheral arterial disease,PAD)或外周动脉阻塞性疾病(peripheral artery occlusive disease,PAOD)。腿部动脉粥样硬化通常与冠状动脉粥样硬化(CAD)病程类似。

PVD 的主要症状是行走时腿痛(跛行),部分 PVD 患者也可能经历无法愈合或愈合缓慢的腿部溃疡。PVD 的一些治疗方法与心脏病相同,包括戒烟(最重要)、运动、药物治疗,有时还可通过手术帮助恢复腿部的血液流通。

(四) 了解心力衰竭

心力衰竭并不意味着您的心脏已经停止工作或即将停止工作,而是指心脏输送血液减少,有时是由于心脏肌肉壁的虚弱或损伤造成,有时是由于心室壁僵硬导致泵出血液量减少造成。心肌的无力或僵硬可能由冠状动脉疾病、心脏病发作、高血压、心脏瓣膜问题、心律失常、糖尿病、衰老、心壁或心脏周围组织(心包囊)异常引起。这种情况有时称为充血性心力衰竭,因为液体往往会聚集在肺部和腿部。心力衰竭是可以治疗的,即使心脏无法完全恢复正常,但症状是可以控制的。

1.心力衰竭的症状和体征

(1) **过度疲劳、劳累和虚弱**:当心脏没有足够的力量跳动时,肌肉就得不到足够的氧气。您可能会比平时更累,没有足够的精力进行正常活动。

(2) **呼吸急促(气促)**:有时由于肺部积液过多,呼吸变得更加困难。您可能会呼吸困难,经常干咳,或平躺时呼吸困难;您可能会在夜间因呼吸困难而醒来。如果您需要用许多枕头支撑自己或在躺椅上入睡,这可能是心力衰竭的迹象。

(3) **体重增加和肿胀**:这些都是心力衰竭的常见症状。体重增加是由于液体潴留,当身体保持多余的液体时,体重就会上升,有时增重很快(几天内),有时增重很慢。您的脚和脚踝可能有浮肿,鞋子和袜子可能太紧了,手指上的戒指可能会变得很紧,胃可能会感到肿胀,腰围可能会很紧。

(4) **尿频**:当您小便时,肾脏正在帮助身体排出多余的液体。体内液体过多时,您不得不增加夜尿的次数或在白天更频繁地排尿。

2.心力衰竭的自我管理技巧:追踪体重,低钠饮食

虽然心力衰竭是一种严重的疾病,但每天记录体重,低钠饮食,按照医生的处方服用药物可以缓解症状,避免不必要的就医。

如果您想及早发现心力衰竭的迹象,正确和频繁地称体重是很重要的。请按照以下方

法来做：

(1) 每天在同一时间称体重。例如，每天早晨起床后(小便后、吃饭前)称体重。

(2) 每次穿同样数量的衣服或不穿衣服时称体重。

(3) 使用相同的体重计。在称体重之前，检查体重计是否设置为零；确保体重计放置在坚硬、平坦的地面。

(4) 把体重写在每天的体重日志或其他记录中(日历是一个不错的选择)。

(5) 如果您对体重计或体重有疑问，再称一次。

(6) 去医院的时候带上体重记录。

(7) 如果体重在一天内增加了 0.91~1.4kg 或更多，在 5 天内增加了 2.3kg 或更多，呼吸短促，足部或脚踝的肿胀程度增加，请联系专业健康护理人员。

除了称体重，还要低钠饮食。钠是一种重要的矿物质，有助于调节体液平衡。然而，过多的钠会让身体保留过多的液体。盐是钠的主要来源之一。心力衰竭患者要少吃盐，避免造成液体潴留，这些液体可能会回流到肺部，导致呼吸短促。了解更多关于健康饮食和如何保持低钠饮食，请参阅第 212~213 页相关内容。

(五) 了解脑卒中

当脑血管阻塞或破裂时，就会发生脑卒中。当血管不能向脑部输送血液时，就会出现问题。当缺少血液和血液携带的氧气时，部分脑组织开始死亡，继而由受损脑组织控制的身体部位或功能出现异常。

脑卒中有两种类型：

1. 缺血性脑卒中　最常见的脑卒中，发生在血液凝块阻塞脑血管时。血栓可能在脑血管中形成，也可能从其他地方转移过来，比如从心脏瓣膜或颈部动脉脱落后转移至脑血管。

2. 出血性脑卒中　发生在脑动脉渗漏或破裂时，会导致颅内出血。

脑卒中会在几分钟内对大脑造成损伤。了解脑卒中症状并迅速采取行动很重要，详见表 4-1。在最初的 4 小时内快速治疗溶解血栓(越早越好)可以帮助减少对大脑的损害，增加完全康复的机会。如果您身边有人出现了这些症状，应尽快拨打 120，避免脑损伤，挽救生命。

有时脑卒中的症状出现后会在几分钟内消失，称为短暂性脑缺血发作(transient ischemic attack，TIA)或"小卒中"。不要忽视这些症状，这可能是脑卒中即将发生的警告信号。如果您有类似脑卒中的症状，即使症状很快消失，也要及时就医。对 TIA 进行早期治疗有助于预防脑卒中。

表 4-1　脑卒中警告信号：立即寻求紧急救护

脑卒中警告信号：FAST

使用 FAST 信号发现脑卒中并拨打 120

F（face）	A（arm）	S（speech）	T（time）
脸下垂	**手臂麻木，无力抬起**	**言语不清**	**拨打 120**
一侧面部没有表情，口角下垂？让患者微笑，笑容是否不对称？	有一只胳膊无力或者麻木了吗？举起两只胳膊，会有一只胳膊举不起来吗？	言语含糊不清吗？这个人是不能说话还是不能理解？让这个人重复一个简单的句子。	如果有以上任何症状之一，即使症状很快消失，也要拨打 120，立即去医院。

脑卒中的其他症状

如果出现以下任何症状，请立即拨打 120 或采取紧急医疗服务

突然麻木	突然的面部、手臂或腿麻木或无力，尤指身体一侧
突然混乱	突然意识混乱，说话或理解言语困难
突然看不清	突然一只或两只眼睛看不清东西
突然行走困难	突然走不动、头晕、失去平衡或动作不协调
突然剧烈头痛	不明原因的突然剧烈头痛
做好准备	**了解更多关于脑卒中警告信号和症状的信息**

www.strokeassociation.org/en/about-stroke/stroke-symptoms
分秒必争！FAST 行动可以拯救一条生命，五分钟之内拨打 120 或当地急救电话！

　　如果您曾经得过脑卒中，目前正处于恢复中，您可能会注意到近几个月的时间里症状有所改善。脑卒中康复项目对恢复以及预防再次脑卒中特别有帮助。如果医生认为您目前情况良好，脑卒中后立即开始康复计划是最有帮助的。通常应该在发生脑卒中后几天内开始康复计划，而不是几周后再开始。如果您曾患脑卒中或有脑卒中的风险，控制血压非常重要。脑卒中预防或康复的其他自我管理方法包括：戒烟、定期锻炼、控制胆固醇（如果您患糖尿病也要控制血糖），以及服用特定药物。

（六）了解高血压

　　高血压会增加您患心脏病、脑卒中、肾脏疾病和眼底损伤的风险。血压是测量动脉内压力的一种方法。血压有两种，收缩压（高压）是当心脏收缩并推出一波血液时动脉内的压力；舒张压（低压）是心脏在两次收缩之间放松时的压力。

血压的单位是毫米汞柱(mmHg),血压 120/80 表示收缩压为 120mmHg,舒张压为 80mmHg。这两个数值都很重要,因为任何一项压力过高都会造成健康损害。

高血压通常被称为"隐匿性疾病"。大多数高血压患者没有任何症状,如果不测量血压,无法真正判断自己的血压是否高,确定血压是否在正常范围内的唯一方法就是测量血压。然而,由于高血压患者通常自我感觉很好,认为自己的身体没什么问题,所以,他们可能不想接受治疗。

但这种无症状的疾病可不会保持沉默。多年以后,未经治疗的高血压会损害全身血管。对一些患者来说,这种对血管的损害会导致脑卒中、心脏病发作、心力衰竭或眼睛及肾脏损伤。治疗高血压的原因是为了预防这些严重的并发症。这就是为什么即使您感觉身体状况很好,也要积极治疗高血压。

您为什么会患高血压?虽然有高血压家族史,但吃太多盐、超重和酗酒都可能导致高血压,大多数情况下确切的病因并不清楚。超过 90% 的高血压被称为"原发性高血压",这意味着其病因尚不清楚。

1. 什么是正常的血压　表 4-2 是根据当前的高血压防治指南列出的分级标准,但应注意指南是不断更新的。

表 4-2　指南中的血压分级

血压正常	高压(收缩压)<120mmHg 低压(舒张压)<80mmHg
血压升高	120≤高压(收缩压)≤129mmHg 低压(舒张压)<80mmHg
高血压(阶段 1)	130≤高压(收缩压)≤139mmHg 80≤低压(舒张压)≤89mmHg
高血压(阶段 2)	高压(收缩压)≥140mmHg 低压(舒张压)≥90mmHg

《中国高血压防治指南(2018 年修订版)》规定,高血压诊断标准为 140/90mmHg;美国心脏协会指南规定,高血压诊断标准为 130/80mmHg;加拿大高血压协会推荐了一系列血压监测仪。您可以从在线资源列表(www.bullpub.com/resources)中找到这些信息。

对大多数人来说,相对低的血压其并发症风险也低。对于有些人来说,例如糖尿病或慢性肾病患者,将血压控制在较低的范围很重要。注意,指南会不断更新,最好与医生讨论适合自己情况的治疗目标。

您的血压每分钟都在变化。当两次或两次以上单独测量血压过高时,就可以诊断为高血压。除了某些严重情况,高血压的诊断都不是基于一次测量,这就是重复测量血压很重要的原因之一。

2.高血压的自我管理技巧：家庭血压监测

有些人的血压只有在医生诊室才会升高，这是一种被称为"白大衣高血压"的应激反应。诊断高血压和监测血压还有其他有效方法，可以去药房、社区卫生服务中心或村卫生室询问。您也可以购买血压仪在家里量血压。一般来说，带有适当尺寸臂带的血压仪比手腕或手指监测仪更好，购买家用血压测量设备之前，请咨询医生或药剂师。

当使用家用设备时，请测量 3~4 次血压值。血压的变化也与您当时在做什么有关。仔细按照说明书操作，以保证测量结果准确，测量前休息 5 分钟，测量时保持双脚平放在地面上。就诊时携带您的血压仪和读数记录，这样可以将您的仪器和读数与医生诊室的血压计读数核对，以确保准确。如果您在家测量显示血压升高，一定要告诉医生。

通常可以通过改变生活方式（低钠饮食、锻炼、保持健康体重、限制饮酒）来降低血压，必要时需服用降压药。

（七）心脏病、高血压和脑卒中患者的治疗

有很多方法可以预防和治疗心脏病、高血压和脑卒中。心脏病、高血压和脑卒中患者通常可以通过生活方式的改变使病情得到缓解（例如健康饮食、锻炼、压力管理、戒烟、限制饮酒等），一些患者也可以进行药物治疗和心脏手术。

1.心脏病治疗相关药物　过去认为，只有当生活方式改变（如健康饮食和锻炼）不能改善患者状况时，才应该采用药物治疗。最新的研究表明，最好的方法是将药物治疗与生活方式改变结合起来。

多种药物可以治疗心脏病和高血压。一些药物可以减轻症状，如胸痛、呼吸短促、疲劳、头晕或肿胀。一些药物预防心脏病发作、脑卒中和肾脏损伤效果也非常好。根据患者病情，医生可能会推荐一种或多种药物。

（1）降低胆固醇和脂类（如他汀类药物）。

（2）降低高血压和改善心脏功能［如血管紧张素转化酶（angiotensin-converting enzyme，ACE）抑制剂、血管紧张素 II 受体拮抗剂（angiotensin receptor blockers，ARB）、利尿剂、β 受体阻滞剂、钙通道阻滞剂等］。

（3）加强心肌功能（如地高辛）。

（4）扩张血管改善心脏血液流动、缓解胸痛（如硝酸酯类药物）。

（5）减少多余的液体或肿胀（如利尿剂）。

（6）恢复或控制心律失常（如抗心律失常药）。

（7）降低血稠和预防血栓（如抗凝剂）。

如果您患心脏病、糖尿病、脑卒中、外周动脉疾病、慢性肾脏疾病或腹主动脉瘤，一定要咨询医生，确认这些保护心脏的药物是否适合您。如果一种药物对您不起作用或产生副作

用,请与医生沟通,通常可以找到另一种有效的替代药物。与高血压、心脏病发作和脑卒中的严重后果相比,大多数药物的副作用是可控的。大多数治疗心脏病的药物都需要终身服用,以减少心脏病发作、心力衰竭和脑卒中的风险。这些药物不会让人上瘾,而且通常可以安全服用多年。在未和医生沟通之前,请不要自行服药或停药。

2. 心脏和血管手术 有时单靠药物治疗是不够的,几种类型的心脏手术可能有帮助。

(1) **冠状动脉或"气囊"血管成形术**:冠状动脉成形术通过改善流向心脏的血液通道来打开堵塞,减轻冠状动脉疾病的症状。导管(又长又窄的管子)顶端有一个"气囊",插入动脉并膨胀以拓宽血管中的狭窄通道。医生可能会选择插入一个叫作"支架"的微小网状管来帮助狭窄的血管保持畅通。许多支架含有药物(药物洗脱支架),可帮助预防动脉再次阻塞。

(2) **冠状动脉搭桥手术**:冠状动脉搭桥手术为血液流向心脏开辟了一条新途径。外科医生使用来自腿部或胸部的血管绕过冠状动脉的阻塞。搭桥手术可以绕过一条或多条堵塞的动脉,手术通常需要住院几天,恢复时间为几周到几个月。

(3) **心脏瓣膜置换**:有时需要通过心脏手术来修复或替换受损的心脏瓣膜。

(4) **处理心律问题的方法与设备**:心脏起搏器和植入式除颤器等设备可能被永久植入心脏中,治疗心律失常。另一种选择是心脏消融,外科医生通过手术使引发异常心律的心脏组织失去活性。

(5) **动脉内膜切除术**:对颈动脉进行手术,以清除斑块堵塞和减少脑卒中风险。

(八) 心脏病、高血压和脑卒中的自我管理技能:生活方式调整和非药物治疗

有三种方法可以帮助预防和治疗心脏病:改变生活方式、药物治疗、手术治疗。生活方式的改变非常重要,应与上述讨论的药物、手术治疗相结合。

通常可以通过以下健康生活方式来预防或控制心脏病、脑卒中和高血压。

1. 戒烟 吸烟损害血管内壁,使血压升高。戒烟是您能为您的健康做的最好的事情。更多信息请参阅第 85~87 页。

2. 锻炼身体 运动可以增强心脏功能,还可以降低胆固醇和血压,有助于控制体重。不爱运动的人患心脏病的风险比经常运动的人升高一倍以上。即使每天少量的体力活动也能降低患心脏病的风险,让您感觉更好,精力更充沛。更多信息请参阅本章第 48~49 页心脏病和脑卒中患者的运动,以及第七章"保持身体活力"和第八章"运动让生活更轻松"相关内容。

3. 少吃"坏"脂肪 您摄入的脂肪种类很重要。饮食中某些类型的脂肪会提高胆固醇水平,导致斑块沉积,从而造成血管狭窄。低密度脂蛋白胆固醇(有害的)水平越高,患心脏

病的风险就越大。有益脂肪和有害脂肪以及健康饮食的详细信息请参见第十章"健康饮食"相关内容。

4. 少吃钠 美国心脏协会建议成年人每日钠摄入量限制在 2 300mg(2.3g)以下,相当于一茶匙盐。但对于高血压或心脏病患者,理想的摄入量是每天不超过 1 500mg(1.5g)。加拿大卫生部建议,健康人每天只需要 1 500mg 钠(每日推荐摄入量),每天最多需要 2 300mg。阅读食品标签,注意食品中隐藏的盐/钠,尤其是加工食品。关于减少钠摄入的小窍门,详见第十章"健康饮食"相关内容。医生可能会建议一些心力衰竭患者限制每日液体摄入量。

5. 保持健康体重 超重会使心脏运行更辛苦,升高低密度脂蛋白胆固醇和血压,增加患糖尿病的风险。即使只减掉几斤赘肉也能降低血压。最大的风险是腹部赘肉。有规律的运动和健康的饮食是防止体重增加、维持体重或减轻体重最重要的步骤。详细请参见第七章"保持身体活力"、第八章"运动让生活更轻松"、第十章"健康饮食"相关内容。

6. 管理情绪压力和社会孤独感 压力会使血压升高,心率加快,从而损害血管内壁,导致心脏病。详细请参见第五章"了解和管理常见症状和情绪"和第六章"运用思维去处理症状"中的压力相关内容。

7. 限制饮酒 如果您喝酒,要适量。男性每天平均饮酒不超过 1~2 杯,女性每天不超过 1 杯。1 杯酒指 350ml 啤酒、150ml 葡萄酒、50ml 低度酒或 25ml 高度酒。饮酒过多会增加酗酒、高血压、肥胖、脑卒中、乳腺癌、自杀和意外事故等危险。加拿大药物滥用中心低风险饮酒指南建议,男性每周饮酒量不超过 15 个标准杯,每天不超过 3 杯;女性每周饮酒量不超过 10 个标准杯,每天不超过 2 杯。酗酒(男性一次 5 杯或 5 杯以上,女性一次 4 杯或 4 杯以上)也是高血压、心脏病和脑卒中的危险因素。鉴于此,美国心脏协会和加拿大卫生部《2019年加拿大食品指南》告诫人们,如果目前您不饮酒,那么以后也不要饮酒。《中国居民膳食指南(2022)》建议儿童青少年、孕妇、乳母以及慢性病患者不应饮酒。成年人如饮酒,一天饮用的酒精量不超过 15g。

8. 控制糖尿病 如果患有糖尿病,则患心脏病的风险会增加一倍以上,因为高血糖会损害血管和神经。通过控制血糖和服用某些保护心脏的药物,可以大大降低心脏病发作和脑卒中风险。详细请参见第十四章"糖尿病管理"相关内容。

9. 控制高血压 健康的血压对减轻心脏压力以及预防脑卒中至关重要。

健康的生活方式、药物的选择性使用和心脏手术的结合大大降低了心脏病发作、脑卒中和早死的风险。患过心脏病和脑卒中的人也可以活得更长久、更充实,这取决于患者是否吃得好、锻炼好、控制压力、遵医嘱服药。如果患者做好自己的健康管理,医疗团队将会更有效率。对于严重心脏病患者,良好的护理和自我管理包括为未来做计划,并了解他们对临终问题和医疗救护的愿望(详见第十六章"为未来做打算:恐惧与现实"相关内容)。

（九）心脏病和脑卒中患者的运动

许多心脏病患者也可以进行既安全又有效的运动，包括做过心脏搭桥手术者。与医生沟通，找到最适合您的锻炼项目，有规律的、精心挑选的运动对治疗和康复很重要。运动可以降低您将来出现问题的风险，减少住院，并改善生活质量。更多关于锻炼的信息详见第七章"保持身体活力"和第八章"运动让生活更轻松"。

1. 心脏病患者什么时候不适合运动　一些心脏疾病患者，必须限制运动的种类和数量。如果您的心脏供血不足（缺血）、心跳不规律（心律失常）或心脏不能向身体其他部位输送足够的血液，运动和锻炼应听从医生的建议。医生可能会在给您运动许可之前改变您的治疗方法。例如，如果有心律失常，医生可能会采用控制心跳的药物来治疗。

2. 心脏病患者的运动　如果您没有任何限制条件，并且已经得到了医生的同意，就可以安全地开始本书中的训练计划了。以下是不同类型心脏病患者的锻炼注意事项。

（1）力量运动：如等长运动（肌肉锻炼运动）、举重或划船等力量运动会增加血压和心脏压力。如果您有无法控制的高血压或心脏泵血有问题，这类运动可能会有危险。如果您和医生都认为力量运动对您很重要，那么在锻炼的时候要特别注意不要屏住呼吸，当您用力的时候记得呼吸。确保呼吸的一种方法是大声数数或噘起嘴唇呼气。

（2）如果您从患心脏病开始就没有锻炼过，您和医生可能会决定，刚开始要由有经验的专业人士指导。大多数社区都有心脏康复项目或在当地医院 / 社区有专业教练的健身房。

（3）一旦医生允许您进行运动，运动强度要保持在远低于导致胸痛或严重呼吸短促等症状的水平。例如，如果您在跑步机测试中心跳为每分钟 130 次时感到胸痛，那么运动时不要让您的心跳超过每分钟 115 次。如果您不能判断自己的脉搏强度是否保持在"安全区"，可以戴一个脉搏监测器（医疗用品和运动用品商店可以买到），随时检查自己的心率。其他监测运动强度的方法包括谈话测试和自评运动强度（见第 142 页）。

（4）如果您心脏的泵送力量已经减弱，应避免会使您紧张的活动。试着做一些调理性运动，比如轻健美操（通过体操式的运动达到健美的效果）、散步、游泳或在室内骑自行车。

（5）躺着做运动，比如游泳或骑平躺式健身单车，可以帮助提高心脏跳动的效率，没有站着锻炼那么累。

（6）当天气很冷、很热或很潮湿时，户外运动要特别注意。保持水分充足，特别是在炎热天气，除非医生告诉您要限制水分摄入。

（7）永远记住，如果您出现新的或不同的症状，如胸痛、呼吸短促、头晕、心跳加速或不规律，应停止锻炼并联系医生。

3. 脑卒中患者的运动　如果您曾经患脑卒中并影响到手臂或腿的活动，您需要或可能已经接受了物理和职业治疗。您会发现本书中的许多练习（第八章"运动让生活更轻松"），和您在治疗中做的一样。如果您还在接受康复治疗或做家庭锻炼计划,和治疗师谈谈增加一些新的活动。如果您现在正在自行做一些锻炼,可以使用本书中的练习继续提高灵活性、力量、耐力和平衡力。

如果您的手臂或腿部无力,或平衡有问题,在运动时一定要注意安全。为了更好地满足锻炼需求,建议如下:当锻炼时,让一个人陪着您,您要坐着而不是站着进行锻炼,利用稳定的桌子、坚实的椅子或墙、栏杆来支撑自己。您也可以想办法利用您的有力部位协助锻炼无力部位。例如,在自行车踏板上安装一个固定的脚踏套,可以让您有力的一条腿带动另一条,从而实现双腿锻炼。手臂练习可以双手握着拐杖或毛巾使双臂都得到锻炼。记住,即使您手臂或腿部的无力是永久性的,您仍然可以通过锻炼来增加体力活动和提升健康水平。

4. 周围血管疾病(跛行)患者的运动　运动过程中产生的腿痛(跛行)通常限制了周围血管疾病(PVD)患者的运动。好消息是,对大多数人来说,体能训练可以帮助提高耐力,减少腿部疼痛。从短距离步行或骑自行车开始。运动时,当您开始出现腿疼时请停下来、休息或放慢速度,直到不适缓解,然后再开始。刚开始运动时,重复该循环 5~10 分钟,随着不适感逐渐消失,再慢慢增加时间。许多人发现可以用这种方法舒适地运动,并且逐渐增加运动时间。最好能够实现步行或骑自行车至少 30 分钟这样一个目标。您可以一次性完成这个目标,也可以分 3 次完成,每次 10 分钟,对血液循环和健康水平都有好处。如果腿部疼痛继续阻碍您进行体育活动,应咨询医生您还有哪些选择。记住,手臂运动通常不会引起腿部疼痛,所以一定要把手臂运动作为您整体训练计划的重要部分。

二、慢性肺部疾病

如果您患慢性肺部疾病,常见症状包括气短、胸闷、喘息、持续咳嗽和浓痰等。当肺功能出现问题时,身体其他器官可能无法获得足够的氧气,体内二氧化碳等废气可能也不易顺利排出。肺部疾病有很多种,最常见的是哮喘、慢性支气管炎和肺气肿,这些疾病都是由于某种原因阻碍了气流进出肺部。通常将慢性支气管炎和肺气肿称为慢性阻塞性肺疾病(chronic obstructive pulmonary disease,COPD)。哮喘、慢性支气管炎和肺气肿经常重叠,所以可能同时患有一种或多种肺部慢性疾病。

肺功能测试(pulmonary function tests,PFTs)或肺活量测试可以评估肺部问题,也可以帮助找到合适的治疗方法。虽然治疗方法因具体症状和疾病而有所不同,但许多慢性肺部疾病的管理原则和策略是相似的。自我管理包括服用适当的药物,调整和管理自身用药,自我监测症状和肺功能,避免刺激物,呼吸练习,调整身体活动和锻炼。

(一) 了解哮喘

哮喘发作时,气道炎症和肿胀导致气道壁肌肉收缩(支气管痉挛)(图 4-2)。肺部气道(支气管)非常敏感,烟雾、花粉、灰尘或冷空气等刺激物使肺肌肉收缩,气道狭窄(图 4-3)。当气道变窄时,空气流动受阻,导致哮喘发作,表现为气短、咳嗽、胸闷和喘息(喘息是当空气通过狭窄气道时听到的高音啸声)。哮喘发作也被称为支气管哮喘发作。治疗目的是放松暂时紧张的气道肌肉。

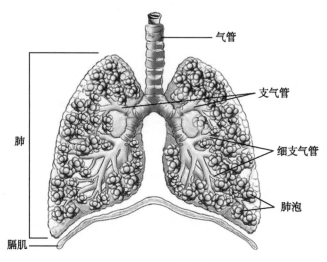

气管

支气管

细支气管

肺

肺泡

膈肌

图 4-2　正常的肺

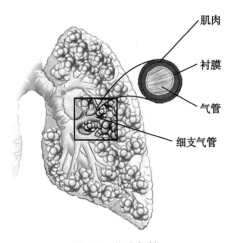

肌肉

衬膜

气管

细支气管

图 4-3　细支气管

刺激物(有时称为诱发因素)使肌肉收缩,也引起气道炎症(更多关于刺激物和诱发因素的信息请参见第 54~55 页)。当这种情况发生时,气道肿胀并产生黏液。更糟糕的是,气管内壁还会释放化学物质,使其对刺激物更加敏感,形成恶性循环,导致更多的支气管痉挛和更多的炎症。

放松气道肌肉的药物(支气管扩张剂)可以治疗哮喘急性发作,但这远远不够。有效的治疗必须包括避免接触刺激物和使用抗炎药物,如糖皮质激素。发作后,即使没有任何症状,也需要服用消炎药,可以减轻气道肿胀、炎症和过度敏感。

哮喘因人而异,症状可能包括夜间轻微的气喘或呼吸短促(哮喘症状往往在睡眠时更严重)。症状可能是轻微的、偶尔的,也可能是严重的、危及生命的。哮喘是可以控制的,但必须保持积极的心态。了解诱发因素并避免接触它们,采取措施预防症状和急性发作。医护人员也会教您监测自己的肺功能,和医生共同制定一个计划来识别和治疗症状。学习如何呼吸顺畅,正确运动,有效使用药物,虽然这些措施不能完全治愈或逆转疾病,但可以帮助您减轻症状,过上充实、积极的生活。积极的自我管理能让您充分参与工作和休闲活动,夜晚休息时不会咳嗽或气喘,减少紧急就医的次数。

(二) 了解慢性支气管炎

如果您患慢性支气管炎,气管内壁会肿胀和增厚,这种炎症使气道变窄,妨碍呼吸。炎症还导致气道内的腺体产生大量黏液,引起慢性咳嗽,产生大量浓痰,导致呼吸短促。

吸烟是慢性支气管炎的主要原因,空气污染物、灰尘和有毒气体也会导致气道炎症和肿胀。管理的关键是戒烟、使用支气管扩张药物、寻求肺部康复服务、避免二手烟和其他刺激物。如果您能做到这些,尤其是在疾病早期,一般都可以防止病情恶化。如果您患慢性支气管炎,建议接种肺炎球菌疫苗并每年接种一次流感疫苗。如果您患肺病或超过65岁,可能需要接种第二剂肺炎疫苗。尽量避免与普通感冒或流感患者接触,这些感染会使支气管炎症更加严重。医生也可能会建议使用药物来稀释和液化黏液,如果症状恶化,可以适当使用抗生素和类固醇治疗。症状包括咳嗽加重伴黄棕色痰、呼吸急促加重或发热。

(三) 了解肺气肿

肺气肿会损害呼吸道最末端的微小气囊(肺泡)(图 4-2),气囊失去自然弹性,过度拉伸,经常断裂。当气囊受损时,血液很难获得氧气和排出二氧化碳。最细小的呼吸道也会变窄,失去弹性,呼气时容易引起塌陷,这样会把污浊的空气困在气囊里,新鲜空气难以进入。

在症状出现之前,肺气肿就会破坏大量的肺组织。大多数人的肺活量都超过需求,只有当肺活量逐渐下降,达到一定程度时,您才会发现自己在活动或锻炼时开始出现呼吸短促。随着病情发展,即使活动量越来越少也会引起呼吸急促;即使在休息时,也可能会咳嗽咳痰。

吸烟是引起肺气肿的主要原因,是目前最常见、最危险的肺气肿病因,吸电子烟、抽雪茄和抽烟斗同样有危害。即使您不吸烟或不吸电子烟,二手烟也会伤害您的肺,在家中、车内和工作场所禁烟很重要。还有一种罕见的遗传性肺气肿,称为 α-1 抗胰蛋白酶缺乏症,患者缺乏保护肺部弹性组织的酶。

随着时间的推移,特别是如果您继续吸烟,肺气肿会越来越严重,防止肺气肿恶化的关键是不吸任何类型的烟和电子烟,积极锻炼身体。戒烟越早越好,在疾病的任何阶段戒烟都有助于保护肺功能。肺气肿患者可以从各种自我管理技能中受益,包括适当的呼吸和锻炼。

自我管理技能可以帮助您过上积极的生活,每天 20 分钟体力活动,如步行,可以减缓慢性支气管炎和肺气肿进展。

(四) 慢性肺部疾病的药物治疗

药物不能治愈慢性肺部疾病,但可以帮助您更轻松地呼吸。有效的肺部疾病管理往往涉及治疗药物,如果医生给您开了几种药物,也不要担心。根据肺部疾病的类型,医生可能会给您开以下处方:

1. 常见药物 支气管扩张剂、抗炎药物、黏液溶解剂和祛痰药、特定抗生素。这些药物通常是吸入的,作为快速作用的"救援"或"快速缓解"吸入剂,用于治疗突然恶化的症状或在运动前使用。常见的支气管扩张剂有沙丁胺醇吸入器,随身携带这些"救援"或"快速缓解"药物,一旦出现症状可第一时间用于急救。长效支气管扩张剂可与类固醇药物联合使用,以帮助频繁发作的患者。

2. 抗炎药物 有时称为症状"预防剂"或"控制剂",可以逐渐减少呼吸道炎症和肿胀,降低对刺激物和过敏原的敏感性。最常用的抗炎药物包括各种糖皮质激素和白三烯抑制剂。长效支气管扩张剂也有抗炎作用,但无速效作用,因此无法用于严重哮喘发作的快速治疗。然而,有时连续几天或几周口服或静脉注射糖皮质激素药物可以治疗更严重的哮喘发作。非常重要的是,应每天严格按照处方服用糖皮质激素药物,不能突然停用。糖皮质激素药物通常是安全的,与一些运动员禁用的"合成类固醇"完全不同。

3. 黏液溶解剂和祛痰剂 可以使黏液变稀,更容易咳出。

4. 慢性支气管炎或肺气肿患者,有时还会长期使用特定的抗生素,防止发作。

有些药物可以缓解症状,有些药物可以预防症状,而有些药物用于治疗和预防症状。当药物被用于预防症状时,即使当前没有症状,也必须定期服用。很多时候,人们停止服药是因为自我感觉好多了。当您症状改善时,与医生讨论哪些药物需要继续服用,哪些可以停用。

有些人担心会对药物上瘾,或可能产生"耐受",使药物不再有效果。用于治疗肺部疾病的药物都不会上瘾,患者也不会对药物"耐受"。如果服用的药物对您的症状无效,请咨询医生,以便进行调整。持续关注药物信息,新药物有望改善慢性肺病。

(1) 计量吸入器:您可以吸入一些肺部药物,包括支气管扩张剂和糖皮质激素,它们装在一个叫作"计量吸入器"(metered-dose inhaler, MDI)的特殊罐子里。如果使用得当,吸入器是快速传递药物的一种非常有效的方式。药物通过吸入直接进入肺部,而不是以药片的形式口服进入身体,进入血液的药物减少,产生的副作用也小。吸入也能让更多的药物迅速进入肺部。使用 MDI 的关键是首先轻轻呼气,使肺部空出,然后在按压 MDI 罐释放药物的同时,用嘴缓慢吸入。屏住呼吸 10 秒,然后等待 1 分钟,再呼吸,使前一次吸入的药物有时间发挥作用。

有很多不同的设备可以传送药物。有些设备有一个间隔器或腔室,需要先将吸入器中的药物喷入其中,然后再从间隔器中吸入药物。间隔器使您更有可能将更小、更轻的药滴吸入呼吸道。这种间隔器还能收集一些更大、更重的药物液滴,否则这些液滴会落在您的嘴里或咽部,这可以减少副作用,如吸入类固醇药物造成的口腔真菌感染。

干粉吸入器(dry powder inhalers,DPIs)以粉末形式提供药物,使用时没有间隔器。使用干粉吸入器时,先呼气,然后快速深吸。注意,与计量吸入器的缓慢吸入相比,干粉吸入器需要快速吸入。许多吸入器内置计数器,可以很容易地知道还有多少剂量。

如果医生给您开了一个吸入器,一定要让医生教您正确使用。药剂师或其他卫生专业人员可以帮助您学习最有效和安全的技术来使用吸入器。正确使用吸入器比吞下药片困难得多,需要适当的指导和练习(详见正确使用吸入器的注意事项)。一项研究表明,尽管98%的患者说他们知道如何正确使用吸入器,但94%的患者在使用时犯错误。所以,即使您认为自己很专业,也要让医护人员经常检查一下您的使用方法。市场上有很多不同的设备,一定要弄清楚您使用的设备类型,吸入器使用不当是难以控制疾病症状的主要原因之一。您也可以通过互联网搜索观看使用吸入器的视频。如果您同时使用两种吸入器,请先使用"快速缓解"药物(支气管扩张剂),等待几分钟,打开呼吸道,"控制"药物(吸入消炎药)可以更好地进入肺部。使用吸入器后应用水漱口,这对吸入消炎药来说尤其重要。

正确使用吸入器的注意事项

一定要注意:

1. 摇匀吸气罐;

2. 将吸入器倒置(吸口应在底部);

3. 用吸入器吸气前先呼气;

4. 用鼻子慢慢吸气;

5. 屏住呼吸10秒;

6. 不要使用空吸入器。

(2) **雾化器**:雾化器以细雾的形式提供"快速缓解"药物,诊所或急诊室用雾化器进行5~10分钟的"呼吸治疗"。一些不能使用带有间隔器吸入器的患者也可以在家使用雾化器。当症状突然发作时,雾化会很管用。通过雾化器给药的药品通常价格较低,多数患者都负担得起。然而,如果操作正确,用吸入器吸入4~6口"快速缓解"药物的效果和用雾化器进行呼吸治疗一样好。

(3) **氧疗法**:一些慢性肺病患者由于肺部受损,不能从空气中获得足够的氧气。如果您因为血液中氧含量太低而感到疲劳和呼吸短促,医生可能会给您安排吸氧。氧气只有在您含氧量低时才有用,且不会上瘾。但有些患者因为害怕吸氧产生依赖性而尽量不吸,有些患者不喜欢被人看到带着氧气设备。补充氧气可以为您的身体提供额外的动力,使您保持舒适,让您做想做的事情且不会出现呼吸极度短促。最重要的是,氧疗可以减缓疾病症状,让大脑功能更好。有些患者可能需要持续吸氧,而有些患者可能只在进行某些活动时需要吸氧,如锻炼或睡眠。

氧气可以装在压缩气体的大罐里,也可以装在便携式的小罐里,可以是气体,也可以是液体。如果您目前正在接受氧疗,一定要知道正确的使用剂量(流速、何时使用、使用多长时间),如何使用设备以及何时补充订购。不要担心,您的氧气罐不会爆炸或燃烧。然而,氧气可以助燃,所以应让氧气罐远离任何明火至少3m,包括远离香烟(希望您周围没人吸烟!)。最近轻便的氧气浓缩器已经问世,方便随时使用。

(4) 引起症状的药物:一些抗炎药物如阿司匹林、布洛芬、萘普生和 β 受体阻滞剂如普萘洛尔,能引起哮喘、气短和咳嗽。胆碱酯酶(ACE)抑制剂类药物如赖诺普利,用于治疗高血压和充血性心力衰竭,还可以保护糖尿病患者的肾脏,但也可能导致干痒的慢性咳嗽。如果您怀疑自己有与药物相关的症状,不要擅自停药,一定要尽快告知医生具体情况。

(五) 慢性肺部疾病患者的自我管理技能

除了服用适当的药物,慢性肺部疾病的自我管理还包括戒烟,积极运动,避免刺激物、诱因和感染,以及管理压力。

1. 戒烟 吸烟是慢性支气管炎和肺气肿的主要原因,也是哮喘的主要诱因。无论您自己吸烟还是周围人吸烟,都会刺激并损害肺部。纤毛是呼吸道中的细小毛发状"清扫器",帮助清除灰尘、黏液和细菌。然而,烟雾中的有毒气体会使纤毛瘫痪。烟草烟雾中的一氧化碳夺走了血液中的氧气,使您感到疲劳和呼吸短促。吸烟的刺激更容易导致感染,同样的刺激会对您肺部的气囊造成永久性损害。糟糕的是,一旦气囊被破坏就无法修复了。好消息是,这些有害影响大部分可以通过戒烟、戒电子烟和避免二手烟来消除。

如果您试过戒烟但失败了,不要放弃,戒烟失败很常见。您可以寻求帮助,向卫生专业人员咨询如何戒烟,这不是您一个人要做的事。

2. 身体活动 增加身体活动对慢性肺病患者有很大帮助。有规律的身体活动可以增强心肺功能,提高幸福感。在运动前,可以选择身体活动类型(第 59~60 页)和调整用药,以防止运动诱发哮喘。您应该经常与医生、运动教练或体能训练师、康复专家讨论,如何将身体活动融入您的生活,要学会用身体活动来应对肺部疾病。

3. 空气污染 汽车尾气、工业废物、家用产品(包括家具、油漆等)、喷雾剂和木材烟尘都会刺激敏感的呼吸道。雾霾特别严重时,请关注空气污染预警信息;或在美国 AirNow.gov、加拿大环境与气候变化网站、中国气象局网站等查看天气,可以按省份搜索。如空气质量欠佳,尽量待在室内。

4. 寒冷的空气或湿气　对一些人来说,非常寒冷的空气会刺激呼吸道。如果您无法避免接触寒冷空气,可以试着戴保暖口罩(大多数药店都能买到)或围巾。对一些患者来说,蒸汽(比如淋浴时产生的蒸汽)也可能是诱因。

5. 过敏原　过敏原是任何能引发过敏反应的物质。如果您有哮喘,几乎任何您过敏的东西(室内和室外)都可能引起哮喘发作,您需要尽全力避免过敏原。以下办法可以显著降低风险。

为了避免室外过敏原,当花粉和霉菌孢子数量高时,关闭窗户,使用空调。对一些人来说,主要的过敏诱因是室内的尘螨、动物皮屑和霉菌。通常宠物(猫、狗、鸟)不能养在室内,至少不能进卧室;每周给狗和猫洗澡以减少过敏原。室内尘螨生活在床垫、枕头、地毯、软垫家具和衣物中,如果尘螨是诱因,应用吸尘器吸床垫和枕头,然后用密封罩盖住;每周用热水清洗被褥,包括毯子和床单;避免睡在或躺在软垫家具上;把卧室的地毯拿掉;如果可能,用湿拖把代替除尘和吸尘,每月更换供暖和空调过滤器。所有这些都需要时间,但从长远来看,努力会有回报。

香水、房间除臭剂、新刷的油漆和一些清洁产品会引发哮喘。有时室内空气净化器有助于减少空气中的过敏原。食物对某些人来说是诱因,花生、豆类、坚果、鸡蛋、贝类和奶制品是最有可能引发哮喘的食品。食品添加剂(如葡萄酒和杏干中的亚硫酸盐)有时也会引发哮喘。

如果您不能确定过敏诱因,可以进行过敏测试。免疫疗法("脱敏针")可以帮助一些患者对某些过敏原脱敏。

除了呼吸问题,一些慢性肺部疾病患者还有胃酸反流。如果您有胃酸反流,胃酸会倒流刺激食管和呼吸道,可能引起胃灼热症状,呼吸道刺激可能引起咳嗽或呼吸困难。治疗胃酸反流,可以在睡觉时保持头部和胸部抬高;避免吸烟、咖啡因和刺激胃的食物;必要时,服用抗酸剂和抗酸药物。

6. 感染　对于肺部疾病患者,普通感冒、流感、鼻窦感染以及呼吸道和肺部的感染会使呼吸更加困难。虽然不能预防所有的感染,但可以降低风险,如接种流感和肺炎疫苗;尽量避开感冒患者;勤洗手,不要用手揉鼻子和眼睛等。如果您感染了相关病原体,请咨询医生如何调整用药。早期治疗往往可以预防严重疾病,避免住院。

7. 精神压力　压力不会导致慢性肺部疾病,但会使疾病症状恶化,因为压力会使呼吸道收紧,呼吸变得快速和浅。本书有许多呼吸练习(放松和冥想练习,见第五章"了解和管理常见症状和情绪"),可以防止症状变得严重。学习如何管理您的疾病也可以帮助您获得掌控感和减轻压力。

（六）慢性肺部疾病患者的自我监测

肺部疾病会随时间而改变，有时候控制得好，有时控制得不好。通过监测个体症状，可以预测什么时候会发作，并采取行动防止病情恶化。

自我监测肺部疾病有两种方法，最少要使用其中一种。为了获得最佳效果，应同时使用症状监测（用于哮喘、COPD、支气管炎和肺气肿）和峰值流量监测（用于哮喘）。

1. 症状监测（用于哮喘、COPD、支气管炎、肺气肿） 症状监测要求关注症状及其变化情况。以下迹象提示，病情即将发作：

（1）症状（咳嗽、喘鸣、气短、胸闷、疲劳、痰液增多或变浓、新发发热）比平时更严重、更频繁。

（2）"快速缓解"药物（如沙丁胺醇吸入器）需要比平时多吸几次，或每周两次以上（运动期间除外）。

（3）出现一些使您更频繁地醒来，干扰工作、上学或家庭生活的症状。

如果您出现上述任何症状，请及时向医生或其他卫生专业人员咨询并制定行动计划（第 27 页）。

2. 峰值流量监测（用于哮喘） 这种自我监测方法需要使用峰流速仪，用于测量呼吸道是否足够开放以进行正常呼吸。峰值流量测量可以让您知道病情何时开始发作（甚至在症状增加之前），还可以帮助您判断突发情况有多严重。

如果您有中度或重度哮喘，峰流速仪可以成为您最好的朋友。峰流速仪可以帮助您更好地管理哮喘，在问题变得严重之前提醒您；可以帮助您和医生确定什么时候应该增加或减少药物使用；可以帮助您区分恶化的哮喘和由焦虑或换气过度引起的呼吸困难。

如果您没有峰流速仪或不确定如何使用，请咨询卫生专业人员。使用峰流速仪，需要在您感觉良好并处于症状良好控制时，衡量个人的最佳高峰流量。这种个人最佳测量方法可以让您在流量峰值开始下降时迅速采取行动。因为不同仪器会给出不同的读数，所以要一直使用同一种仪器。

当流量峰值读数接近个人的最佳测量值时，呼吸道会更开放，哮喘会得到更好的控制。当高峰流量读数与个人的最佳测量值相差很远时，呼吸道变得更窄。所以，即使您自我感觉还好，较低的流量峰值测量结果警示：病情严重了。这意味着您需要采取行动并调整用药，详见"哮喘自我管理行动计划"。

在哮喘日记（医生会给您一个，您也可以自己制作）中记录症状和流量峰值。哮喘日记可以帮助您弄清楚是什么引发了哮喘，药物是否起作用，以及病情什么时候会发作。

尽快与医生制定一个个人行动计划（参见"哮喘自我管理行动计划"）。如果您的症状恶化，治疗会更难，早期行动和药物调整非常有意义。

3. 改善呼吸 除了药物治疗，还有其他方法可以改善呼吸。本部分将描述一些自我管理策略,以帮助您在患慢性肺部疾病的情况下更好地呼吸。

(1) 呼吸练习:一个人每天呼吸近 18 000 次。呼吸是肺部疾病患者最关心的问题,然而,令许多人感到惊讶的是,正确的呼吸是一种必须学习的技能。正确的呼吸对肺部疾病患者尤为重要,呼吸顺畅会增强呼吸系统功能。

当哮喘或慢性阻塞性肺疾病患者呼吸短促时,缩唇呼吸法(吹口哨)可以有所帮助。这个技巧有助于控制呼吸短促,提供一种快速简单的方法来放慢呼吸节奏,而且每次呼吸更有效。使用这个简单的技巧,首先用鼻子自然吸气,就像在闻玫瑰花一样;然后通过紧闭的嘴唇(噘嘴)慢慢呼气,就像吹灭蜡烛一样(见第 84 页)。

横膈膜呼吸法或腹式呼吸法加强了呼吸肌(尤其是横膈膜),并将不新鲜的、滞留的空气从肺部排出。肺部疾病患者感到呼吸短促和似乎不能吸入足够空气的一个主要原因是不能把旧空气排出。呼吸练习可以帮助您更完全地清空肺,并充分利用肺活量(参见第 84 页关于"横膈膜呼吸"的内容)。

(2) 好的姿势:如果您无精打采或弯腰驼背,吸气和呼气就会变得非常困难。某些体位更容易呼吸,例如,如果正坐着,将臀部向前倾,挺直背部,可能会呼吸得更好;把前臂放在大腿上,或在桌子上放一个枕头,把头、肩膀和手臂放在枕头上也会有帮助;或者晚上睡觉多垫几个枕头让呼吸更顺畅。了解更多信息请参阅第 83 页相关内容。

(3) 清理肺部:当多余的黏液阻塞呼吸道时,呼吸会变得困难。医生可能会推荐某些运动、体位或设备帮助您清除黏液,有些设备在医疗保险范围内。询问医生、护士是否有任何技术或设备可能对您有帮助。还要记住,每天至少喝六杯水可能有助于溶解和清除黏液(除非有脚踝肿胀或医生告诉您应限制液体摄入)。了解更多信息请参阅第 83~85 页相关内容。

哮喘自我管理行动计划

和医生共同制定一个关于您应该在什么时候采取什么具体行动的计划。这个行动计划就是一个开始。

管理哮喘:日常自我管理计划

1.继续保持

您哮喘控制得很好。

没有症状

(1) 您可以好好休息。

(2) 您没有咳嗽、气喘、胸闷或气短。

（3）"快速缓解"药物使用每周不超过 2 天（运动期间除外）。

（4）您可以参加大多数活动而没有哮喘症状。

（5）您没有缺勤或缺课。

（6）您很少需要紧急护理。

（7）高峰流量是您个人最佳流量的 80%~100%。

继续保持，每天按医嘱服药，避免引发过敏。

2. 注意

有轻微的哮喘。

可能的症状：

（1）正在咳嗽。

（2）有轻微气喘。

（3）有轻微胸闷。

（4）休息时呼吸可能会比正常时稍快一些。

（5）需要每周使用"快速缓解"药物超过 2 天（运动前除外）。

（6）高峰流量是您个人最佳流量的 50%~80%。

注意

（1）必要时每 4 小时服用一次"快速缓解"药物以缓解症状。

（2）增加吸入的"控制剂"或"预防剂"药物剂量，直到不再需要"快速缓解"药物。不要服用额外的长效支气管扩张剂，如利代韦、赛福或福地尔。这些长效支气管扩张剂起效不够快，如果您哮喘发作也无济于事。

（3）如果症状持续超过 2 天或每隔不到 4 小时就需要服用"快速缓解"药物，请参见下方"停止并采取行动"说明。如果需要，可以打电话寻求建议。

3. 停止并采取行动

您有严重的哮喘发作。

可能的症状：

（1）正在经历持续的咳嗽或喘息。

（2）休息时呼吸困难。

（3）咳嗽、喘息或呼吸短促使您无法入睡。

（4）呼吸比平时快。

（5）"2. 注意"相关症状 2 天后没有好转。

（6）高峰流量不到您个人最佳流量的 50%。

采取行动

如果您需要每2~4小时服用一次"快速缓解"药物,而且还有上述可能的症状,采取以下行动:

(1) 立即服用"快速缓解"药物。如果20分钟后症状仍未改善,再次服用药物。如果20分钟后症状仍未改善,请第三次服药并联系医生。

(2) 开始服用医生开具的口服糖皮质激素药物。记住,这种药可能需要4~6小时才能起作用。

(3) 如果您已经采取了第1步和第2步,但症状仍然没有缓解,那么您患有严重的哮喘发作。立即去最近的急诊科或拨打120,并继续服用"快速缓解"药物。

(七) 慢性肺部疾病患者的运动与健康饮食

健康饮食和运动是两个重要的自我管理工具,可以让慢性肺部疾病患者状态更好,生活更健康。

1.慢性肺部疾病患者的运动　运动是最简单也是最好的改善慢性肺部疾病患者生活质量的方法。体育活动可以增强肌肉,改善情绪,增加活力,提高心脏和肺部的效率。虽然运动不能逆转疾病对肺部造成的损害,但可以提高肺功能。

刚开始锻炼时,先做低强度(例如,慢走而不是快走)和短时间的运动非常重要。当发现自己可以做更多运动而不那么呼吸急促时,可以逐渐增加运动量。如果您能与医生沟通,管理症状和调整用药,您将从运动计划中获得最大的益处和乐趣。

以下是针对慢性肺部疾病患者的运动建议:

(1) 一些哮喘患者在运动时可能会咳嗽或气喘。如果有此症状,咨询医生,是否可以在开始运动前15~30分钟使用两剂起效迅速的"快速缓解"支气管扩张剂,如沙丁胺醇。

(2) 运动过程中出现轻微的呼吸短促是正常的,但如果稍微增加运动量就出现严重的呼吸短促,您可能需要调整用药了。这需要您花一些时间找到正确的运动量和药物的组合,以保持您的舒适。

(3) 在体能训练中,应花大量时间做热身和整理运动。热身和整理运动包括练习噘嘴呼吸、横膈膜呼吸或腹式呼吸等(见第84页)。

(4) 如果您害怕呼吸太短促,可能会担心运动。甚至在运动开始之前就经历了正常的"预期"心跳和呼吸频率的增加。噘嘴式和横膈膜式呼吸可以帮助您放松和保持平静。

（5）注意呼吸。确保呼吸是深而缓慢的，当呼气时，使用噘嘴呼吸（见第 84 页），呼气时间比吸气时间长 2~3 倍。例如，如果您走得很快，注意您吸气的时候走两步，噘起嘴唇在 4~6 步的时候呼气。慢慢呼气可以帮助您更好地换气，还可以增加耐力。

（6）记住，手臂运动可能会比腿部运动更快地引起呼吸短促和心率加快。

（7）寒冷干燥的空气会使呼吸和运动更加困难，这就是为什么游泳对慢性肺部疾病患者来说是一项特别好的运动。在寒冷的天气里使用围巾或口罩可以防止冷空气引发哮喘。

（8）力量运动如健美操、轻举重和划船可能有帮助，特别是那些由于药物或其他原因而变得虚弱或身体状况不佳者。

选择任何您喜欢且可以耐受的身体活动（如散步、园艺或骑自行车），最重要的是去做。

2. 严重肺部疾病患者的运动　如果您还能起床，您就能每天锻炼 10 分钟。每小时站起来，慢慢地穿过房间或绕桌子走 1 分钟，每天这样做 10 次可以让您有 10 分钟的锻炼时间。随着您感觉身体状态更好、运动舒适度增加，可以逐渐增加日常锻炼的时间和距离。当您开始更积极地运动时，需要记住以下几点：

（1）不要着急。许多患者想赶在喘不过气之前完成锻炼。最好是放慢速度，慢慢地移动，边走边呼吸。这需要真正的努力，通过练习，您会发现您可以走得更远更舒适。如果您不敢独自尝试，可以让别人陪您一起走，带一把椅子（折叠椅更方便），或使用带座位的助行器，以便在必要时可以坐下来休息。

（2）当您开始感觉更强壮、更自信时，每小时步行 2 分钟。您的运动量增加了一倍，现在每天达到了 20 分钟。当您感觉舒适时，改变您的习惯，每隔一小时走 3~4 分钟。再坚持一两个星期，然后每天尝试 3~4 次，每次 5 分钟。接下来，每天尝试 2~3 次，每次 6~7 分钟。大多数严重肺部疾病患者可以在几个月内，每天步行 1~2 次，达到 10~20 分钟。

（3）如果您站立困难，耐力不行，也没有能辅助您站立的工具，或害怕摔倒，尝试使用修复器（便携式自行车曲柄和踏板）会非常有用。修复器可以让您坐在现在的位置，用腿来踩踏板，这是在安全的氛围中建立自信和习惯身体活动的好设备。

3. 肺部疾病患者的健康饮食　改变饮食习惯并不能治愈慢性肺部疾病，但可以帮助您改善状态。良好的营养能让您更容易活跃起来，还能帮助您控制情绪，抵抗感染。最重要的是，如果您肥胖，通过健康饮食（见第 220 页），即使轻微的体重减轻也能极大地改善呼吸。如果您体重过轻或体重正在下降，请向医生寻求指导。

通过自我管理，哮喘、慢性支气管炎和肺气肿都能明显改善。与医疗团队合作，制定一个个人计划，以减轻症状，提高生活质量。这样做的目的是要对自己能够控制病情和症状有信心，使您可以进行日常活动、锻炼、舒适地睡觉，并且不必去医院或急诊室。

睡眠呼吸暂停综合征

如果您打鼾并且在白天感到困倦,可能患有一种叫作"睡眠呼吸暂停综合征"的呼吸疾病。如果您患睡眠呼吸暂停综合征,喉咙会在睡眠时阻塞空气流动。短时间内(10秒或更长),您可能会停止呼吸(称为呼吸暂停)。如果您患睡眠呼吸暂停综合征,可能直到有人告诉您关于您打鼾的事情才知道。这是目前很常见的严重健康问题之一,但常常被忽视。

睡眠呼吸暂停可能会导致您醒来时感到疲倦或头痛,让您感到困倦或一整天都无法集中注意力。睡眠呼吸暂停还会导致更严重的问题,如高血压、心脏病和脑卒中,甚至可能引发痴呆和阿尔茨海默病出现的记忆问题。睡眠呼吸暂停综合征可以通过在实验室进行睡眠测试或在家里佩戴一个小型监测器来诊断。

您可以在家里通过改变生活方式来治疗睡眠呼吸暂停。如果需要,减肥非常重要。侧卧睡,不喝酒,不吸烟,用药物缓解鼻塞和过敏可能也有帮助。在测试之后,医生可能会建议您使用呼吸设备。这些持续正压(continuous positive air pressure, CPAP)设备使用温和的气压来防止咽部组织阻塞气道,这对睡眠质量和白天的精力有很大益处。医生可能也会建议使用牙科设备(口腔呼吸装置)或做手术来保持气道畅通。

三、慢性关节炎和骨质疏松

关节炎是指各种原因引起的人体关节炎性疾病或损伤。虽然大多数类型的关节炎无法治愈,但可以想办法减轻疼痛,保持活动能力,使用药物控制症状,控制并减缓疾病。

最常见的慢性关节炎是骨关节炎。骨关节炎是一种随着人们年龄增长而发生的关节炎,症状包括手指关节突出、臀部疼痛、膝盖肿胀或背部疼痛。骨关节炎不是由炎症引起,尽管有时它也可能导致关节发炎。骨关节炎包括关节末端缓冲作用的软骨磨损以及关节周围骨骼、韧带和肌腱的退化。骨关节炎的病因尚不完全清楚。

许多其他类型的慢性关节炎都由炎症引起。当炎症是由免疫系统攻击关节引起时,最常见的形式是风湿性关节炎和银屑病关节炎。痛风或假性痛风,关节中的结晶体会引起炎症。对于这些炎症性疾病,关节衬里的薄膜(滑膜)变得发炎和肿胀并产生多余的液体,因此,关节变得肿胀、发热、发红、压痛,可能活动受限。如果持续下去,炎症性关节炎也会导致软骨和骨骼的损伤,如果不停止这种损伤,最终会导致关节畸形和功能丧失。

关节炎不仅影响关节,还会导致软骨剥脱和附近的骨骼、韧带和肌腱损伤。附着在肌肉上的肌腱可以活动关节,韧带有稳定关节的作用。当关节内膜发炎或肿胀或变形时,肌腱、韧带和肌肉都可能受到影响,肌腱、韧带和肌肉可能会发炎、肿胀、拉伸、移位、变薄甚至撕裂。润滑的表面使得肌腱、肌肉彼此间的运动更加容易,这些表面被称为黏液囊。黏液囊也可能发炎或肿胀,引起黏液囊炎。因此,任何类型的关节炎都不仅影响关节,而是影响关节周围的所有结构。

(一) 了解关节炎

1. 骨关节炎 由于软骨无法自我修复引起,损伤发展缓慢,几乎没有炎症。

2. 炎症性关节炎 是一种自身免疫性疾病,由身体免疫系统不适当地攻击并使关节内膜发炎而引起。炎症性关节炎一般有三种类型:类风湿关节炎、银屑病关节炎和脊椎关节炎。在炎症性关节炎中,关节损伤可迅速发生,因此及早发现并开始治疗很重要。一些类型的炎症性关节炎,如莱姆病、链球菌和病毒疾病,可能出现感染,通常会随着抗生素治疗或时间的推移而好转,但有时会变成慢性疾病。类风湿性关节炎是一种由人体免疫系统引起的疾病,也被称为自身免疫疾病。

3. 痛风性关节炎 是由于关节内形成晶体而引起的剧烈急性炎症,这种关节炎的常见名称是痛风和假性痛风。

风湿性纤维肌痛是一种有时伴随慢性关节炎的疾病,但也可以单独存在。风湿性纤维肌痛虽然不是炎症性的,但会引起肌肉和软组织的疼痛以及关节疼痛。风湿性纤维肌痛的病因尚不清楚,可能与神经系统处理疼痛信号的方式有关。尽管度洛西汀、加巴喷丁或普瑞巴林等药物可以减轻疼痛,但很多时候消炎药不起作用。对慢性关节炎患者有益的自我管理技能(尤其是锻炼)对风湿性纤维肌痛患者同样有益。

(二) 关节炎:不止是疼痛

关节炎的刺激、炎症、肿胀或关节畸形都会引起疼痛。疼痛可能一直存在,也可能只是有时存在,如关节活动时。在关节炎的所有症状中,疼痛是最常见的。关节炎也会限制运动,这种限制可能是由于疼痛、肿胀(阻止正常弯曲)、关节韧带或肌腱畸形或附近肌肉无力引起的。

此外,关节炎会在远离关节的部位引起问题。例如,如果关节炎影响到一条腿的关节,您可能在走路或其他运动时偏爱另一条腿,这会改变您的姿势,给其他肌肉和关节增加额外的负担,进而导致您身体的另一侧或关节炎部位之外的其他部位疼痛。

关节炎也会造成关节和肌肉僵硬,特别是在睡眠和久坐等休息之后。关节和肌肉僵硬,动起来很困难。如果您可以开始锻炼，或可以加热关节和肌肉（用热水淋浴），僵硬感可能会减轻或消失。对于大多数骨关节炎患者来说，休息后的僵硬通常只持续很短时间（30~60 分钟）。相反，由炎症引起的关节炎，如风湿性关节炎或银屑病关节炎，僵硬通常会持续 1 小时以上，或持续一整天。

关节炎的另一个常见后果是疲劳。炎症本身会导致疲劳，慢性疼痛也会导致疲劳，关节和肌肉活动出现问题时身体活动也会导致疲劳。此外，疲劳还可能由经常伴随关节炎的忧虑和恐惧引起。无论其原因是什么或由多种原因共同引起，疲劳都是许多关节炎患者必须面对的问题。

抑郁症也可能伴随慢性关节炎。慢性关节炎患者经常在做需要做或想做某事情时遇到麻烦，感到无助、愤怒和孤僻，可能会导致抑郁。抑郁还会加重疼痛、疲劳和残疾等其他症状，影响工作或社交能力，破坏家庭关系，以及独立生活的能力。通常这种类型的抑郁是由关节炎引起，而不是精神上的。通常这种抑郁症会随着关节炎的改善而改善，您也可以通过自我管理实践（见第五章"了解和管理常见症状和情绪"相关内容）来解决这种抑郁。如果需要，还可以使用抗抑郁药物。

（三）关节炎：您将面对怎样的未来

适当的自我管理可以极大地改善和预防关节炎造成的残疾。成功的自我管理在很大程度上取决于关节炎患者的参与，有时也取决于患者家人的参与。对任何人来说，准确预测病情的发展是不可能的，这不仅取决于医疗，而且取决于个人的自我管理能力，有时还要靠运气。

如果不治疗，不同骨关节炎患者会有不同的结果。对一些患者来说，情况会稳步发展，导致残疾的可能性增加。对另一些患者，骨关节炎的病情会出现反复，可能会恶化，但也可能不会。通过治疗，大多数患者可以减少关节炎的限制，部分患者通过治疗可以减轻或消除关节炎症状。然而，对于慢性感染性关节炎（如风湿性关节炎或银屑病关节炎）来说，炎症导致的关节损伤可能发生在疾病早期。感染性关节炎可以有效治疗，患病后尽早去看医生很重要（参见第 65 页相关内容）。

任何形式的慢性关节炎都不可能完全治愈。药物可以抑制炎症，改善症状，但对于炎症性关节炎或痛风，必须长时间持续用药。

大多数慢性关节炎患者通过正确使用药物和自我管理，可以过上正常或接近正常的生活。不要放弃重大的人生计划，调整它们以满足您的治疗需要，并记住，您可以改变治疗计划以满足您的特殊需要或愿望。虽然关节炎有非常严重的损害作用，但可以做很多事情来降低或消除这些影响。

（四）骨关节炎的治疗

骨关节炎是关节软骨和骨骼退行性变化的结果。软骨可以缓冲骨骼末端,让它们在彼此之间平稳移动。由于这种退化,骨骼表面变得粗糙,导致运动时产生疼痛。粗糙也可能刺激您的关节衬里(滑膜),导致产生过多的关节液,多余的液体会导致肿胀。偶尔,小块受损的软骨脱落,漂浮在液体中,附着在移动的表面上会增加疼痛。此外,骨末端可能会生长小刺(称为骨刺),这些骨刺在手指、臀部、膝盖和脊柱部位最常见,骨关节炎患者的手指多节。虽然骨关节炎可以影响任何关节,常见的是影响手、膝盖、臀部、肩膀和脊柱。一般来说,骨关节炎的症状随着年龄的增长而增加。

骨关节炎在软骨不能自我修复的时候发生。目前还没有专门的药物来预防或阻止软骨改变,所以,慢性关节炎不能被完全治愈,治疗的目标是维持关节功能和减少疼痛。令人惊讶的是,许多患者在检查结果和 X 线片上可能表现出明显的骨关节炎,但他们几乎没有表现出症状或活动受限。

即使您患骨关节炎,"用进废退"这个观点也是特别正确的。如果您不使用受影响的关节,它们就会慢慢失去灵活性,周围的肌肉和肌腱也会变得虚弱。幸运的是,运动不会使骨关节炎恶化,随着运动的改善和周围组织的加强,疼痛通常会减轻。因此,锻炼是治疗中最重要的部分,后续第七章"保持身体活力"和第八章"运动让生活更轻松"有具体描述。超重会增加负重关节的疼痛,比如臀部和膝盖。减重,即使只是轻微减轻,也能减轻骨关节炎常见的关节疼痛。

软骨的功能需要关节运动和一些负重来保持。因为骨关节炎会损害关节软骨,所以运动项目也能保护软骨。就像海绵吸收并挤出水分一样,当您移动关节时,关节软骨吸收营养物质和液体,并通过挤压排出废物。如果您的关节不经常活动,软骨就会退化。

针对骨关节疼痛,最好的药物是对乙酰氨基酚和阿司匹林。其他药物如布洛芬和萘普生也有效。阿司匹林、布洛芬和萘普生都是非甾体抗炎药,您可以服用片剂的非甾体抗炎药,也可以直接在皮肤上涂抹凝胶形式的非甾体抗炎药。如果是非炎症性关节炎(如骨关节炎的常见情况),非甾体抗炎药的抗炎活性就不重要,但对减轻疼痛有效果。

采用热敷和减轻疼痛的措施(如放松和转移注意力)非常有帮助(参见第五章"了解和管理常见症状和情绪",和第六章"运用思维去处理症状"相关内容)。运动前热敷通常会使运动更容易;对于夜间手、脚或膝盖疼痛,戴上手套、袜子和在膝盖上戴上护膝通常可以改善睡眠。如果您侧卧睡觉,在膝盖之间放一个枕头也会有帮助。支架或其他辅助设备,如治疗膝关节或髋关节的拐杖或治疗某些膝关节炎的膝关节支架,可以减轻疼痛并增加活动能力。

因刺激或轻微炎症而发生肿胀时,通常可以通过引流关节并注射糖皮质激素药物纠正,有时也会带来长期收益。

如果骨关节炎进展为畸形、不适和无力，无法正常生活，手术干预（如关节置换或关节改造）可能是一种选择。关节置换术，如膝关节或髋关节置换术，可以减轻疼痛，增加功能。虽然关节手术治疗骨关节炎是有效的，但只有在其他治疗方法不能令人满意时，才应该考虑手术。

另外还有两种治疗骨关节炎的方法，两者都可以改善或替代受损的软骨，分别是氨基葡萄糖（每天以药丸形式服用）和透明质酸（作为润滑剂注射到关节）。研究表明，氨基葡萄糖可以短期缓解一些患者的症状，类似于低剂量的阿司匹林。然而，这些疗法的长期受益还有待进一步研究。幸运的是，氨基葡萄糖似乎没有明显的副作用。透明质酸的使用更为复杂，因为其需要在关节内注射，价格昂贵。到目前为止，氨基葡萄糖和透明质酸似乎对大多数骨关节炎或其他类型的关节炎患者都没有作用。

（五）感染性关节炎和痛风性关节炎的治疗

治疗感染性关节炎和痛风性关节炎最常见的药物分为以下几类：

1. 非甾体抗炎药 非甾体抗炎药（nonsteroidal anti-inflammatory drugs，NSAIDs）能减轻疼痛，如果剂量足够大，还能消炎，因其有效性而且几乎没有严重的副作用，通常是治疗炎症性关节炎的首选药物。非甾体抗炎药包括阿司匹林、布洛芬、萘普生、美洛昔康、塞来昔布、舒林和双氯芬酸。对乙酰氨基酚不是一种非甾体抗炎药，但也可用于减轻疼痛，其没有抗炎作用。24 小时内服用对乙酰氨基酚的量不要超过 4 000mg，如果您有慢性肝病，服用量要减少一些。大多数非甾体抗炎药会引起恶心或胃部不适，但可以通过餐时服药或服用奥美拉唑等药物来减轻不适。

2. "改善病情"的抗风湿药物 "改善病情"意味着减慢或逆转炎症性关节炎进展，但完全逆转通常不会发生。较新的药物针对人体产生的导致炎症的物质。一些抗风湿药物（"disease-modifying" antirheumatic drugs，DMARDs）通过静脉注射，另一些是皮下注射或口服。当其他疗法无效时，这些新疗法非常有用，但偶尔也会引起严重的感染或毒副作用。此外，大多数 DMARDs 非常昂贵。有时 DMARDs 起初可能有效，后来就没有效果了，需要使用其他药物，DMARDs 不用于治疗骨关节炎。

近年来，有证据表明早期使用 DMARDs 可以减缓疾病的进展。由于非甾体抗炎药不能达到这样的效果，大多数类风湿性关节炎患者目前在疾病早期接受疾病修饰剂治疗。DMARDs 的早期益处可能也适用于其他类型的慢性感染性关节炎，这些药物的使用应咨询风湿病专家（在治疗关节炎及相关疾病方面受过专门训练）。

3. 糖皮质激素 糖皮质激素是强大的抗炎药物，也会抑制身体免疫系统。这两种效果对炎症性关节炎都有帮助，尤其对风湿性自身免疫性疾病，因为这种疾病是由人体免疫系统异常引起。大多数糖皮质激素是一种被称为皮质醇的正常人类激素，这种激素存在于我们的身体中。糖皮质激素是抗关节炎药物中作用最快和最有效的,但长期使用可能会造成严重的副作用。泼尼松是最常见的糖皮质激素,通常与另一种消炎药一起服用,以加快反应。糖皮质激素可以以药片的形式服用,也可以注射到关节或肌肉中。

4.治疗痛风的药物　急性痛风会引起一个或多个关节的严重炎症,可用消炎药如非甾体抗炎药、糖皮质激素(药丸形式,关节或肌内注射)或秋水仙碱治疗。一旦炎症得到治疗,用药可以逐渐减量直至停药。如果急性痛风反复发作,可以通过药物降低血尿酸水平,防止痛风发作。别嘌呤醇和非布索坦可降低慢性或复发性痛风患者的血尿酸水平。一旦开始服用,这些药物必须定期服用,以防止发作。

对于炎症性关节炎,片剂的药物,如甲氨蝶呤、羟氯喹(血小板)或来氟米特(阿拉瓦),经常与依那西普(恩布瑞)或阿达木单抗等自我注射药物联合使用,医生会根据您的个人反应确定最佳组合。最新证据表明,没有哪一种组合明显优于其他组合。

当前,许多药物可用于任何类型的炎症性关节炎,药物的选择取决于个人的状况和反应。通常情况下,先使用药性较温和的药物,当药性较温和药物失效时,再使用药性更强的药物。正如前面提到的,目前在类风湿或银屑病关节炎早期经常使用药性更强的药物来防止关节损伤。

任何一种药物的疗效都无法完全预测。因此,药物治疗慢性关节炎是一个反复试验的过程。对于慢性炎症性关节炎,除糖皮质激素外的药物只能偶尔发挥立竿见影的疗效。糖皮质激素作用迅速,DMARDs通常需要几周到几个月的时间才能看到药物的全部效果。

所有药物都有帮助但同时也有副作用。有时一种药物治疗关节炎很有效,但却导致很多副作用,因此不能选择。预测哪些药物会对哪些患者产生副作用是不可能的。使用一些药物,患者可能不会意识到副作用,在这些情况下,医护人员必须通过肝脏或肾脏检查、血液或尿液检查或其他检查来监测患者的反应。如果您开始对慢性关节炎进行药物治疗,一定要了解潜在危害的体征和症状,包括皮疹或胃部不适。如果出现这些症状,请告知医生。同时,询问医生您是否需要定期验血或尿检来监测药物的毒性作用。

有时,尽管接受了药物治疗,关节还是会受到损伤,无法正常活动。幸运的是,许多类型的关节炎可以通过外科技术进行置换,显著缓解疼痛和改善功能,特别是臀部和膝盖。

(六) 慢性关节炎患者的自我管理技能

慢性关节炎患者也能够拥有富有成效的、满意的、独立的生活,实现这一目标最重要的步骤是积极进行自我管理。除了药物治疗或手术,自我管理技能也可以帮助您在患慢性关节炎的情况下过上健康和积极的生活。正确管理的目标不仅是避免疼痛和减少炎症,也尽可能最大限度保留关节的功能。这包括保持关节的最大运动以及关节周围的肌肉、肌腱和韧带的最大力量。关键是运动,这是任何好的自我管理计划的重要组成部分。运动应该是有规律的、持续的、在您能忍受的范围内。运动不会使您关节炎加重,事实上,缺乏运动反而会加重关节炎的症状,因为关节失去活动能力和身体状况恶化。有规律的关节活动可以减少关节疼痛和肿胀。

长时间坐或躺着会使姿势变差,降低关节灵活性,甚至导致非关节炎引起的关节无力。一段时间不活动后,很容易出现僵硬,尤其是在睡觉之后。您可以在起床前在床上做一些温和的运动,或洗个热水澡减轻僵硬感。对于一些患者来说,睡前做一些温和的运动也可以减少第二天早上的僵硬感。

您可以在后续章节中找到关节炎患者的具体锻炼信息,第七章"保持身体活力"和第八章"运动让生活更轻松"中详细描述了适当的锻炼计划。为了保持正常的身体状况,您需要锻炼尽可能多的关节,包括未患关节炎的关节。慢性关节炎会影响颈部的骨骼,因此,最好避免极端的颈部运动或可能对颈后部或头部造成压力的姿势。

在您感觉身体暖和的时候进行运动。例如,在洗澡期间或洗澡后进行锻炼;或对于手和手腕部,洗碗后锻炼。除了改善活动能力,热敷还有助于减轻关节和肌肉的疼痛,即使是暂时性的。休息的时候进行热敷有镇痛舒缓作用,有些人发现冰敷关节也很有帮助。

控制疲劳很重要。活动和夜间安稳睡眠之间的休息时间很重要(了解如何有更好的睡眠,请参阅第五章"了解和管理常见症状和情绪"相关内容)。当疼痛在夜间影响睡眠时,不同类型的床(硬床、泡沫床、充气床)会有很大帮助。对部分关节炎患者来说,睡前低剂量的抗抑郁药物可以有效控制夜间疼痛和改善睡眠。

当关节功能仍然有限时,辅助设备可能有用。许多类型的设备都很常见,包括支架、拐杖、特殊的鞋子、抓手、把手和步行器。详见第九章"享受轻松和安全的生活",了解有关辅助设备的信息。

如果您超重,减轻体重(即使是很小的重量)可以大大减轻关节的疼痛和额外的负担,尤其是承受重量的关节,比如臀部、膝盖和脚。有证据表明,食用某些类型的鱼油对类风湿性关节炎患者有好处,但作用不大。饮食对大多数类型的慢性关节炎,尤其是骨关节炎和类风湿性关节炎几乎没有影响。然而,饮食对痛风很重要,酒精和某些肉类会导致痛风发作,痛风患者应和医生讨论饮食相关问题。

有时在与关节炎的斗争中,人们变得抑郁。通常这种抑郁与慢性关节炎的后果直接相关,而不是精神疾病的迹象,认识到抑郁症并向卫生专业人员寻求建议很重要。有很多方法可以对抗抑郁症。您可以在第五章"了解和管理常见症状和情绪"中阅读更多关于抑郁症的内容。

（七）了解和治疗骨质疏松症

骨质疏松症不是关节炎，这是一种影响骨骼的疾病，通常由衰老导致。如果您患有骨质疏松症，您的骨骼会有钙流失，变得更加脆弱。骨质疏松症患者比正常人更容易骨折。

正常的骨骼结构主要靠钙和维生素 D 的摄入和身体活动来维持。对于女性来说，雌激素也会影响骨骼结构。绝经后，雌激素分泌下降，女性骨质疏松的风险增加。随着年龄的增长和体力活动的减少，骨骼衰弱的可能性就会增加。其他会增加骨质疏松症风险的因素包括吸烟和酗酒、一些内分泌疾病、长期使用糖皮质激素等。对于经常使用糖皮质激素治疗的炎症性关节炎患者，糖皮质激素的作用尤为重要。

虽然骨质疏松症会引起骨痛，但通常不会引起特定的症状。骨质疏松症通过检测骨密度（DXA）进行诊断，大多数医生使用骨密度检测来确定患骨质疏松症的风险。骨密度检测结果可明确诊断，判断严重程度，并指导治疗。由于骨密度变化非常缓慢，骨密度检测的间隔应至少为两年，以检测骨密度的变化。

预防和治疗骨质疏松症包括服用膳食补充剂，并采取第 69 页"预防或减缓骨质疏松症"所列的步骤，摄入适量的钙和维生素 D 尤为重要。如果这些步骤对您的骨质疏松症都不起作用，或情况更严重，可以通过药物来增强骨骼。双膦酸盐，如阿仑膦酸（福善美）、伊班膦酸（Boniva）、利塞膦酸（Actonel）、依替膦酸（加拿大为 Didrocal）和唑来膦酸（加拿大为 Reclast 或 Aclasta）可以治疗骨质疏松症。这些药物以片剂形式每周服用一次（阿仑膦酸和利塞膦酸）、每月服用一次（伊班膦酸）或通过静脉输注（唑来膦酸）每年一次。如果您不能耐受双膦酸盐，或因为其他医学原因不能服用，医生可能会根据骨质疏松症的严重程度和您是否有其他疾病开出其他类别的骨质疏松症治疗药物。

骨质减少指骨骼中的钙流失，但没有达到骨质疏松症的钙流失水平。DXA 扫描也可以诊断骨质减少。您通常可以通过服用补充剂并遵循第 69 页方框中的建议来控制骨质减少。除非骨质持续减少，否则不需要药物治疗。

（八）慢性关节炎和骨质疏松症患者的运动

定期锻炼对治疗各种类型的慢性关节炎和骨质疏松症至关重要。

1.骨关节炎患者的运动 骨关节炎最初是关节软骨的问题，所以锻炼计划应该包括保护软骨。保护关节软骨需要进行关节运动和一些负重，正如之前所注意到的，就像海绵吸收并挤出水分一样，关节软骨吸收营养物质和液体，并在移动关节时通过挤压排出废物。如果关节不经常活动，软骨就会退化。良好的姿势、强壮的肌肉和良好的耐力，以及减震的鞋子，都是保护软骨和减少关节疼痛的重要方式。

预防或减缓骨质疏松症

1.摄入足够的钙。50岁以下的成年人，推荐摄入量是每天1 000mg；50岁及以上者，推荐摄入量为每天1 200mg。钙的最好来源是牛奶及其制品。如果您因为不喜欢而不吃奶制品，不吃动物制品，或乳糖不耐受，您仍然可以从饮食中获得足够的钙。试着吃少量的奶制品，或同时吃其他食物，比如加牛奶的麦片。如果您有乳糖不耐受，可以使用乳糖酶片帮助消化乳糖，或尝试吃一些乳糖含量较低的食物，比如酸奶。一些水果和蔬菜富含钙，包括羽衣甘蓝、白菜、西蓝花、钙处理过的豆腐和煮熟的干豆等；也有添加钙的食物，如豆奶、果汁、谷物和面食。大多数专家一致认为，摄取钙的最佳和最安全的方式是通过饮食，而不是服用补充剂。如果您认为自己可能没有获得足够的钙，与医生或注册营养师谈谈您的饮食，他们会告诉您是否需要补钙。

2.摄入足够的维生素D。虽然可以从一些食物和阳光中获得维生素D，但您可能需要服用维生素D补充剂。美国国家骨质疏松症基金会的建议是50岁以下成年人每天400~800IU，老年人每天800~1 000IU（加拿大卫生部建议50岁以上男性和女性每天服用400IU维生素D补充剂）。最有效的维生素D形式是D_3。服用一种补充剂之前，请咨询医生，因为推荐量可能会改变。

3.体力活动充足。步行、骑自行车或跳舞，做肩部、手臂和上背部的强化训练也很重要。

4.避免举起重物和高强度运动，尤其如果您患骨质疏松症。

5.坐直，别无精打采。良好的坐姿对背部的压力较小。

6.站着时不要弯下腰去碰脚趾。这会给您的背部带来不必要的压力，如果您想伸展腿或背部，请仰卧，把膝盖朝向胸部。

7.男性饮酒平均每天不超过1~2杯，女性每天不超过1杯。

8.不要吸烟，包括电子烟。如果吸烟，应戒烟或减少吸烟量。

9.防止摔倒，保护自己免受伤害的方法如下：

(1) 移走地毯、电线和楼梯上可能使您跌倒的物品。

(2) 确保家里灯光充足，包括楼梯间和入口。

(3) 不要在冰上、光亮的地板或其他光滑的表面行走。

(4) 不在不熟悉的地方行走。

(5) 如果平衡能力不好，请使用拐杖或助行器。

(6) 安装扶手，特别是在浴室，以保证在家中的安全。

（7）穿有足弓支撑和橡胶鞋底的低跟鞋。

（8）检查视力，如果看不清楚就换新眼镜。

（9）恢复并保持平衡。可参照第八章"运动让生活更轻松"平衡练习相关内容。

10.与医生讨论药物是否可以增强脆弱的骨骼。

通过每天数次全方位的运动来活动所有患骨关节炎的关节，以保持灵活性和软骨健康。判断活动水平，这样运动就不会增加疼痛。如果臀部和膝盖受伤了，应限制行走和站立时间，每次2~4小时。站立一段时间之后，至少花一个小时休息，这可以给软骨减压的时间。如果一个膝盖或一条腿比另一个更糟糕，可在疼痛膝盖的一边使用拐杖来减少关节的压力，应确保手杖的高度适合。走楼梯时，上楼梯用好腿牵引，下楼梯用坏腿牵引。某些类型的膝盖支架也有帮助。每天做膝关节强化练习（第八章第164页的图8-21和图8-22）可以帮助减轻膝盖疼痛，保护关节。如果臀部疼痛，可在同侧或对侧尝试使用拐杖，探索哪种方式更适合您。

2.慢性炎症性关节炎患者的运动　运动对所有类型的慢性炎症性关节炎都很重要。运动能保持关节的活动性，增强关节周围的韧带和肌腱，还能维持或增加活动关节的肌肉力量。温和的柔韧性锻炼也可以帮助缓解晨僵。当关节发炎时，适度的运动是有益的，而不会损伤慢性关节炎患者的关节。运动不应该是痛苦的，药物可以减轻炎症，让您更容易运动。试一试第八章"运动让生活更轻松"的一些练习，锻炼每个受影响的关节。当关节变得更灵活和疼痛减轻时，可加强运动，逐渐增加对抗重量、橡皮筋、可压缩球和弹簧器械的抗阻能力。其目标是为受影响的关节实现最大限度的舒适功能。

3.骨质疏松症患者的运动　经常进行负重运动对预防骨质疏松症和增强骨骼有重要作用。对于出现骨质疏松症症状的人来说，耐力和强化运动是最有效的方法。负重运动会给骨骼带来压力，并有助于维持和促进骨骼中的钙含量。这就是为什么游泳虽然是一种极好的运动方式，但由于没有负重，对骨质疏松症患者可能没有较大的帮助。

---

[1] 特别感谢 Eleanor Levin 医学博士，梅奥诊所正念呼吸实验室 Roberto Benzo 医学博士，Stanford Shoor 医学博士和 Jeffrey Brown 医学博士对本节的贡献。

[2] 由于药物和治疗的研究日新月异，药物名称和所选择的药物可能与本章提供的信息有所不同。如果要获得最新信息，请咨询医生、药剂师，查阅最新的药物参考书，或网上搜索药物参考说明。但请记住，最新的治疗方法并不总是更有效。与已经使用多年的药物相比，新的治疗方法可能缺乏足够的药物安全性以及药物之间相互作用的信息。

灵活性和加强背部及腹部的锻炼对于保持良好的体态很重要。参照第八章"运动让生活更轻松"中"VIP"练习来选择强化练习,开始并保持一个有规律的锻炼计划,包括散步和一般的灵活性(general flexibility)练习,加强肩膀、臀部、背部和腹部肌肉训练。

■ ■ ■

虽然慢性病,如心脏病、肺部疾病和关节炎是不可治愈的,但本章中的自我管理技能可以减轻症状,预防并发症,并帮助患者与医疗保健团队合作。

本章中讨论了一些常见的慢性病,包括心脏病、肺部疾病和关节炎。慢性疾病的自我管理技能大同小异,您可以使用本章的信息和自我管理工具来成功地管理自身的慢性病。

第五章

了解和管理常见症状和情绪

如果您患有慢性病,您的身心通常会出现一些症状。症状是身体发出的信号,表明有不同寻常的事情发生了,包括疲劳、压力、呼吸短促、疼痛、瘙痒、愤怒、恐惧、抑郁和睡眠问题等。有些症状有时很难被外人察觉、有些症状很难描述,您也可能掌握不了这些症状发生的规律。但有些症状很常见,大多数和您患同样疾病的人都有这些症状。然而,常见症状发生在您身上的时间以及影响您的方式是非常个体化的。症状之间会相互影响,让您的情况变得更糟。当症状相互作用时,还可能引起新的症状。您会发现自己陷入了一系列症状的恶性循环中(图 5-1)。

但您可以找到打破症状恶性循环的方法。无论引起症状的原因是什么,处理方法通常都是相似的。您需要管理症状的技巧,请阅读第二章"成为一个积极的自我管理者"中的自我管理技巧箱,去学习和掌握这些知识和技能。

本章讨论一些常见症状、引起症状的原因以及可以用来管理这些症状的工具。第六章"运用思维去处理症状"将讨论更多思考的技巧——用心理来管理症状的方法。

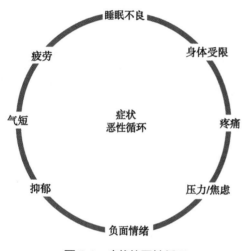

图 5-1 症状的恶性循环

自我管理工具

身体活动

药物治疗

决策

行动计划

呼吸技巧

了解情绪

使用辅助设备

与卫生保健提供者合作

解决问题

心理调节

健康睡眠

交流

健康饮食

体重管理

不吸烟

一、处理常见症状

学习管理症状很像在第二章"成为一个积极的自我管理者"中讨论的解决问题。首先，请说出您所经历的症状。然后，弄清楚为什么您现在会有这种症状。这听起来可能很简单，但做到并不容易。您可能会有很多不同的症状，每个症状可能有各种原因，并与其他症状相互作用，这些症状影响您生活的方式也各不相同。这使得问题变得非常复杂，就像一个很难解开的结。

(一) 记录症状日记

要管理症状，了解如何解开构成"结"的线很有帮助。可以通过每天写日记来记录症状。例如表 5-1 中记录的症状，每天在日历上写下您的症状，然后添加一些注解。写下症状开始或恶化前您在做什么可能会有帮助。一两周后，您可能会发现其中的规律。例如，您每周六晚上出去吃饭，晚上醒来时肚子疼。过了几个周末，您会意识到当您出去吃饭的时候，您吃得太多了，这是导致疼痛的原因。一旦您知道了这一点，下次您可以试着少吃点。或者您可能注意到，每次您去跳舞时，您的脚都很疼。但您走去公园时，这种情况不会发生，是因为您走路和跳舞穿的鞋子不一样吗？对许多人来说，发现规律是有效控制症状进行自我管理的第一步。

在阅读本章时您将注意到，不同的问题可能导致类似的症状，而且许多症状具有相同的原因。您还可能注意到，一个症状可能引发了其他症状，例如，疼痛可能会改变走路的方式，疼痛使您避免疼痛臀部或膝盖一侧的用力。但这种新的走路方式可能会改变您的平衡能力，进而引起新的疼痛或导致摔倒。当您认识到您的症状并了解引发症状可能的原因时，将能找到更好的方法来处理它们。您也可以找到预防或减轻某些症状的方法。

表 5-1　症状日记

周一	周二	周三	周四	周五	周六	周日
杂货店购物	照顾孙子(孙女)后感到疼痛	感觉疲惫	水上运动感觉很好	(感觉关节等)有点僵硬打扫房间	外出就餐感觉不好	感觉疲惫
周一	周二	周三	周四	周五	周六	周日
杂货店购物	照顾孙子(孙女)后感到疼痛	感觉疲惫	水上运动感觉很好	打扫房间	感觉很好	感觉很好外出就餐感觉很差有睡眠问题

(二) 使用不同的症状管理方法

回顾第 22 页的方法,记住以下的技巧并开始使用它们:

1.选择一种方法尝试。一定要有耐心来测试该方法,建议至少练习两周以确定该方法是否有用。

2.尝试其他方法,给每个方法一个试用期。重要的是要尝试多个方法,因为某些方法可能对某些症状更有用。您可能还会发现,自己更喜欢其中的某些方法。

3.考虑如何以及何时使用每种方法。例如,某些方法可能比其他方法更需要改变生活方式。最好的症状管理人员会学习使用各种方法,这取决于个人情况以及每天想做什么和需要做什么。

4.在家里和工作场所放置一些提示标识,提醒您练习自我管理方法。练习和经常使用对掌握新技能很重要。例如,把贴纸或便条贴在能看到的地方,镜子上、电话旁、办公室里、电脑上或汽车仪表盘上等。定期更换标签,这样就不会忽略它们。

5.尝试将每个新方法的实践与已经做过的事情联系起来。例如,练习放松呼吸的技巧,作为锻炼后的整理运动环节。或让朋友或家人提醒您每天练习,您可能会找到志同道合的人一起练习!

常见症状

以下列出了本章所讨论的一些常见症状,并标注了页码,以便您可以快速找到。

(1) 疲劳(第 75 页)

(2) 疼痛(第 76 页)

(3) 呼吸短促(第 81 页)

（4）睡眠问题（第 88 页）

（5）抑郁（第 91 页）

（6）愤怒（第 96 页）

（7）压力（第 98 页）

（8）记忆问题（第 103 页）

（9）瘙痒（第 103 页）

（10）尿失禁（第 105 页）

（11）口腔健康问题（第 106 页）

二、疲 劳

疲劳是由于精神、身体活动或疾病引起的极度疲劳。疲劳可能是慢性病患者最常见的症状，慢性病会耗尽人的精力。对许多人来说，疲劳是一个非常现实的问题，而不像有人说的"疲劳仅仅是一种感觉"，事实上疲劳会让您无法做想做的事情。

没有慢性病的人通常看不到您的疲劳，配偶、家庭成员、朋友和同事并不总是了解疲劳对您的影响。他们可能会认为您只是对某些活动不感兴趣，或您想一个人待着。有时您甚至不知道什么时候疲劳让您感觉不好或不开心，或选择避开他人。

以下几种情况会导致疲劳：

1.疾病本身　无论您有什么疾病，都要用更多的能量来完成日常活动。当您患慢性病时，身体不能很好地利用能量，然而为了应对带病时日常活动，身体需要额外的或特定的能量。疲劳的一个原因是，身体可能正在释放化学信号，以节省能量，让您休息得更多。一些慢性病也会引起贫血（红细胞中的血红蛋白含量低），而贫血会引起疲劳。在第四章"了解和管理常见的慢性病"中讨论了疾病管理相关内容。

2.不活动　不经常使用的肌肉会变得不健康，也不能正常工作。退化的肌肉比正常的肌肉更容易疲劳。您的心脏，也是肌肉，也会变得不健康。当这种情况发生时，心脏就不能很好地泵血，血液可以把必需的营养物质和氧气输送到身体的其他部位。当肌肉得不到这些必要的营养和氧气时，它们就不能正常工作，您就会感到疲劳。第七章"保持身体活力"和第八章"运动让生活更轻松"将讨论活动和锻炼相关内容。

3.营养不良　食物是基本的能量来源。如果您的营养不佳，或消化不好，就会导致疲劳。维生素缺乏引起疲劳很少见。对一些人来说，超重会导致疲劳，如果您体重超标，会增加您所需的能量。体重过轻也会导致疲劳，患慢性阻塞性肺疾病（肺气肿或慢性支气管炎）者尤其如此。许多慢性阻塞性肺疾病患者由于饮食习惯的改变，体重减轻，他们感到疲劳是因为身体缺氧,以及摄入的维持身体运转的能量更少。第十章"健康饮食"将讨论营养相关问题。

4. 休息不足 由于各种原因,有时您可能会睡眠不足或睡得不好,这会导致疲劳。本章第 88 页将讨论如何处理睡眠问题。

5. 情绪 压力、焦虑、恐惧、担心和抑郁也会导致疲劳。您可能知道压力和疲劳经常相伴而生,但您知道疲劳是抑郁症的主要症状吗?本章重点讨论情绪,第六章"运用思维去处理症状"将讨论压力管理和放松技巧。

6. 药物 有些药物会导致疲劳。如果您认为自己服用的药物可能会导致疲劳,请告诉医生。医生可以调整您的用药,每天的服药时间或剂量,以缓解疲劳。

如果您有疲劳问题,那就开始寻找原因。本章前面讨论过的症状日记是一个很好的开始。从您能做的最简单的事情开始,控制或改善疲劳。您的饮食健康吗?您锻炼了吗?您有足够的高质量睡眠吗?您有管理自身的压力吗?如果您对这些问题中的任何一个回答是否定的,那么您就已经找到了一个或多个导致疲劳的原因。

关于疲劳,最重要的是要记住,它可能是由疾病以外的原因引起的,也可能是您的疾病造成了部分疲劳。为了对抗和预防疲劳,您必须对其可能的原因采取一些措施,这意味着要尝试几种自我管理工具。

例如,如果疲劳是由于吃了太多垃圾食品或喝了太多酒而导致的营养不良,解决办法可能是多吃高营养的食物,少吃垃圾食品,或少喝酒。如果您的问题是食欲不振,可能没有摄入足够的营养和卡路里。第十章"健康饮食"将讨论一些与饮食有关的问题,并提供了健康饮食的建议。

有些人经常说不锻炼是因为太累了,这种想法产生了一个恶性循环:因为缺乏锻炼而感到疲劳,而又因为疲劳而不锻炼,让自己做些运动可能就会解决这个问题。不必非得跑马拉松或每天上举重课,重要的是行动起来。试着去户外散散步,如果不行,在您的房子里走动或尝试用椅子做一些简单的练习。即使在您醒着的时候,每一小时动一分钟也会有很大的影响。详细信息请参见第七章"保持身体活力"和第八章"运动让生活更轻松",了解更多关于开始锻炼计划的信息。

如果情绪导致疲劳,休息可能不会有什么帮助。事实上,休息可能会让您感觉更糟。如果疲劳是抑郁导致的,情况更是如此,本章后续部分将讨论抑郁症。如果您觉得自己的疲劳可能是压力造成的,请阅读本章的"处理压力"和第六章"运用思维去处理症状"第 127 页的"积极的想法和自我对话"相关内容。

三、疼　痛

疼痛是慢性病患者的另一个常见症状。虽然疼痛的来源可以是任何地方(头痛、膝关节炎、腹部痉挛），但直到信号到达大脑，您才会感到疼痛。幸运的是，研究表明，当面对疼痛时，人体并不是无助的，大脑可以调节疼痛信息的流动。大脑会发出电信号和化学信号来打开和关闭痛觉开关"，您可以学着控制这些"痛觉开关"。您如何集中注意力、您的情绪是什么、您看待自己处境的方式等可以打开或关闭疼痛开关。

例如，大脑会产生强大的阿片类化学物质，比如内啡肽，有助于关闭疼痛之门，阻挡痛苦。您可能听说过一些受重伤者在专注于生存的同时并没有感到太多的疼痛。此外，疼痛和抑郁的信号来自大脑的同一个部位，所以这两种症状经常同时出现也就不足为奇了。

需要注意的是，并不是说疼痛都在您的脑海里。真实的情况是，除非疼痛信号从身体的其他部位传到大脑，然后大脑再把信号发送回疼痛的源头，否则就没有疼痛。大多数的疼痛治疗都是干扰这些信号。

和慢性病的大多数症状一样，疼痛有很多原因，以下将逐一讨论。导致疼痛的原因与疲劳很相似，这两种症状常常同时出现。

1.疾病本身　疼痛可能来自炎症、关节和组织损伤、肌肉或器官缺血或神经受到刺激，也可能是其他原因，这取决于您的情况和病情的进展。

2.紧张的肌肉　当身体的某个部位受伤时，受伤部位的肌肉就会变得紧张，这是身体对疼痛的自然反应。为了保护疼痛的部位，人体会紧张起来。压力也会导致肌肉紧张，肌肉紧张会引起疼痛。

3.肌肉适应性退化　当您患慢性病时，可能会减少身体活动，这会导致肌肉无力。如果肌肉无力，运动的时候就会失调，这就是为什么即使很小的活动有时也会导致疼痛和僵硬。这等同于"用进废退"的道理，因此，让肌肉习惯锻炼十分重要。

4.缺乏睡眠或睡眠质量差　疼痛会让您难以获得足够高质量的睡眠。更糟糕的是，睡眠质量差也会加剧疼痛，使疼痛更难应对。

5.压力、焦虑、抑郁和不良的情绪，如愤怒、恐惧和挫折　慢性病患者有不良的感觉和情绪是正常的，情绪上的感受会让疼痛加剧。当您感到有压力、生气、害怕或沮丧时，包括自己疼痛在内的一切都会变得更糟。通常，这些情绪会让人们把周围的一切都往坏处想。例如，当悲伤的时候，您可能会认为已经很糟糕的疼痛只会变得更糟。

6.药物　药物有时会引起胃部或身体其他部位疼痛，还会导致疲劳或思维改变。如果您认为药物会引起疼痛，可以去找医生谈谈。

（一）慢性（长期）疼痛和身心联系

如果您仔细阅读这部分内容，您可能有长期或慢性疼痛。医生通常很难解释持续数月甚至数年的疼痛。大多数专家认为，几乎所有无法解释的慢性疼痛都是由某种生理问题引起的，如神经、血管、肌肉或其他组织受损或发炎。慢性疼痛不是想象出来的，只是这些生理上的问题无法被明确诊断。

您每天的疼痛程度是基于大脑和身体对疼痛的反应。例如,当身体某一部位受伤时,身体的其他部位会迅速调整并试图限制受损区域的移动。这会导致肌肉紧张,从而导致更多疼痛。患有慢性疼痛的人有时不想走动,肌肉可能会变得虚弱,稍用力就会疼痛。

抑郁、焦虑、愤怒、沮丧和失去控制会增加您对疼痛的感受。疼痛不是"全在您的脑海里",然而,情绪和感觉会影响对疼痛的感觉。这并不意味着疼痛是不真实的,而是表明情绪会让疼痛加剧。正如之前提到的,疼痛和抑郁的信号来自大脑的同一个部位。

以下四个例子展示大脑和身体的相互作用:

1.不活动 如之前提到的,疼痛会导致您减少身体活动;不运动会使您失去力量和灵活性。身体越虚弱,越不健康,就越感到沮丧。这些情绪会打开疼痛之门,导致疼痛或使其更糟。

2.运动过量 您可能下定决心要证明自己仍然可以运动,所以您运动过量,这会增加疼痛,导致更多的不活动、更多不良的情绪(如挫折和愤怒)和更多的疼痛。

3.误解 朋友、家人、老板和同事可能不理解您正处于痛苦之中,他们可能认为您的痛苦不是真实的,这会带来更多负面情绪。

4.过度保护 朋友、家人和同事可能会纵容您,为您找借口,这会让您感觉和行为上更依赖别人,更无能。

然而,消极的身心互动循环是可以被打破的。患有疼痛并不意味着未来一片黯淡,相反,未来可以是一个新的开始。您可以学习一些下面列出的知识和技能,把这些都放在您的自我管理工具箱里面:

(1)将注意力转移到控制疼痛上;

(2)挑战那些会加重疼痛的消极想法;

(3)培养更多的积极情绪;

(4)慢慢地增加活动,重新调整自己。

可以通过写疼痛日记来帮助了解自己的情绪、活动和疾病是如何影响疼痛的。从本章前面讨论过的症状日记开始(见第74页),每天记三次日记:

(1)记录日期和时间。

(2)描述情景或活动(看电视、做家务、在电脑前工作、争吵或任何您正在做的事情)。

(3)用0分(无痛)到10分(最痛)为您的疼痛打分。

(4)请描述疼痛感觉,例如左下背部深层疼痛。

(5)用0分(没有困扰)到10分(非常困扰)为您的情绪困扰打分。

(6)描述情绪困扰的类型,例如感到非常愤怒或想哭。

(7)如果有的话,请描述一下您做过什么来缓解疼痛(吃药、按摩、做放松运动、散步等),并记录下这些是否有帮助,或没有影响。

疼痛日记写了一周之后,寻找您在日记中所记录下来的规律。例如,坐了很长时间后,您的疼痛是否更严重？当您做最喜欢的事情时,疼痛会减少吗？当您和家人争吵时,是否会突然感到疼痛？或当您付账单的时候？

您注意到的疼痛程度因您的情绪、疲劳和肌肉紧张程度而有所不同。区分身体疼痛感(身体刺痛、灼烧、疼痛感)和情感困扰(愤怒、焦虑、沮丧或悲伤)很重要。因为即使您的身体疼痛不能减轻,也可以做一些事情来帮助减轻对疼痛的焦虑,这意味着可以减少痛苦、焦虑、无助和绝望。

您已经从疼痛日记中学到了东西,是时候看看您的自我管理工具箱中的工具了。

(二) 管理疼痛的方法

仅仅用一把螺丝刀是建不了房子的,您还需要一把锤子和一把锯子。同样,您需要几个工具来管理疼痛。幸运的是,有很多方法可以管理疼痛。

1. 运动　运动和身体活动是很好的止痛药。第七章"保持身体活力"和第八章"运动让生活更轻松"将讨论锻炼的好处和开始锻炼计划的建议。如果因为身体的限制而不能做您想做和需要做的事情,理疗师可能会给您提供帮助。记住,对大多数人来说,锻炼最危险的环节就是不去锻炼。

2. 心理疗法　可以通过放松、想象、可视化和分散注意力来用大脑控制疼痛(详见第六章"运用思维去处理症状"相关内容)。积极思考是挑战痛苦的另一种有力方式,学习如何监控和挑战消极的想法、最坏的想法以及自言自语。当您感到疼痛时,您会有最消极的想法吗？如果有,试着去改变。您是否在痛苦中醒来,对自己说:"我今天要过得很痛苦,我什么事也做不成",如果是,试着告诉自己:"今天早上我有些疼痛,所以我要从一些放松和伸展运动开始,然后先做一些这周需要完成的简单的事情"。

3. 保持社交　患慢性疼痛的人常常变得孤立。有时,即使您和一群朋友在一起,您也会感到孤独。您可能认为,即使是那些非常帮助和关心您的人,有时也"不理解"您正在经历什么。如果您有这种感觉,可能会给您带来更多的痛苦。研究表明,情绪会加剧疼痛。孤立会带来沮丧和愤怒。即使身心不适,也要努力和其他人保持联系和积极交流。与其他遭受痛苦的人联系也会有很大帮助,他们与您处境相同,所以会更理解您。也许您认识其他慢性病患者,也许他们能给您一些支持和建议,教您如何应对,或许您也能帮助他们。订阅一个关于疼痛的实时信息推送或加入一个关于疼痛的支持小组,或参加在线讨论组,不要试图独自处理您的疾病和痛苦。

4. 冷敷、热敷和按摩　如果疼痛是局部的,比如背部或膝盖,热敷、冷敷和按摩可能会有帮助。这三种方法通过刺激疼痛部位周围的皮肤和其他组织来起作用,增加流向这些区域的血液流量,或阻止疼痛在身体神经中的传递。

使用加热垫,或洗个热水澡 / 淋浴(让水直接流向疼痛部位)。将大米或干豆子放在袜子里,打个结,放入微波炉中加热 3~4 分钟,在把它放到皮肤上之前,一定要测试一下温度,以免烫伤自己。不要用爆米花!您可能更喜欢凉的,尤其是当您有炎症的时候,一袋冷冻豌豆或玉米可以做成便宜的、可重复使用的冷敷袋。无论您用热敷还是冷敷,应在皮肤和冷 / 热敷包之间放一条毛巾,同时,将时间限制在 15 或 20 分钟(更长时间会灼伤或冻伤皮肤)。

按摩是最古老的疼痛管理方式之一。您可以自我按摩,轻轻按压来刺激皮肤、组织和肌肉。有些人喜欢使用带自我按摩功能的薄荷油,因为其有清凉的效果。

不是所有类型的疼痛都需要按摩。不要自我按摩"发热的关节"(摸起来红肿的关节)。不要对感染部位进行自我按摩,如果您有静脉炎、血栓性静脉炎、皮疹或红斑,也不要自我按摩。

5. 药物治疗 突然或意外的疼痛,比如受伤时的疼痛,通常用止痛药会有效。止痛药包括从治疗头痛的轻度非处方药物到治疗手术和癌症疼痛的强效麻醉药。有些药物可以打开心脏血管或肌肉,减轻疼痛。消炎药可以治疗某些类型的慢性疼痛和关节炎。令人惊讶的是,一些最初用于治疗抑郁症的药物,使用较低的剂量就能缓解疼痛。有时局部麻醉注射或外科手术可以阻断疼痛区域的疼痛信号,能暂时甚至持久地缓解慢性疼痛,这些药物不会上瘾。

麻醉剂或阿片类药物会导致成瘾。如对乙酰氨基酚氢可酮(维柯丁)、羟考酮(奥施康定)和芬太尼(强效止痛药),通常不适合治疗长期疼痛,尽管有些人确实受益。随着时间的推移,这些药物的效果会变差,需要增加剂量。长期使用这些药物治疗,疼痛可能会变得更糟。阿片类药物也会引起呼吸、平衡、跌倒、便秘和睡眠问题,还会影响情绪和清晰思考的能力。有些人喜欢阿片类药物带给他们的感受,因此上瘾。当人们上瘾时,阿片类药物的使用会干扰他们需要和想要做的事情。如果您正在使用阿片类药物,最好尽量少用。剂量越低对健康的危害越小,特别是对老年人。目前麻醉药品的处方被严格限制。

滥用处方麻醉药是一个大问题,处方麻醉药通常用于减轻受伤或其他问题引起的疼痛。滥用麻醉止痛药是一个复杂的问题,请务必与医生讨论处方麻醉药以及其他有强大成瘾性药物的使用。有关麻醉药物的更多信息,请参阅本章末尾的附录 A:关于阿片类药物使用的说明。

长期服用处方阿片类药物的提示

虽然逐渐减少阿片类药物的使用可能很难,但减少使用不会导致更多的疼痛或副作用。和医生商量,不要自行减少阿片类药物。

使用阿片类药物常见的三个问题:

1. 过去阿片类药物的处方过于随意,目前可能也存在这种情况。阿片类药物只对剧烈疼痛有效,对其他疼痛并不是很有效,而且还会引起其他问题。与此同时,许多人没有被告知如何在没有阿片类药物的情况下处理慢性疼痛。

2. 出于公共政策的考虑和人们的恐惧心理,应该有意识地让长期使用处方阿片类药物的人不再使用这些药物(解除处方)。有时解除处方会让患者感到恐惧,可能健康专家也不知道如何帮助他们。有两种策略可以让人们远离阿片类药物的同时仍能缓解疼痛:一是在医疗监督下逐渐减少使用阿片类药物(随着时间的推移,阿片类药物的使用量会越来越少),二是帮助人们学习应对疼痛的新方法。帮助人们学习应对疼痛的自我管理工具是编者写本书的原因之一。

3.使用街头(非法)阿片类药物是十分不明智的。购买非法阿片类药物者不清楚药物的质量,甚至不知道他们正在服用什么药物,这经常会导致死亡。对阿片类药物上瘾者需要接受医学监督的治疗方案。

(三) 疼痛管理的三条建议

1. 如果您家里有止疼药,把它放在儿童或客人接触不到的地方。滥用处方药最常见的来源是家庭药柜。

2. 不要分享处方药物。您不知道您的药物会如何影响别人,他们可能有某种原因不能使用,比如有溃疡或出血的问题。分享药物会给您自己惹麻烦,您会因此为别人出现的严重不良反应(甚至更糟的情况)而担责。

3. 如果您或您关心的人接近生命的尽头(估计只有 6 个月或更少的时间)时有疼痛问题,请考虑姑息治疗或临终关怀。临终关怀单位配备了由卫生专业人员组成的特别小组,是缓解临终痛苦的专家,帮助人们缓解疼痛的同时保持清醒。在人生的这个阶段,对晚期患者来说上瘾(addiction)不是一个问题,患者舒服就好。

几乎所有的疼痛都是可以控制的。管理疼痛有很多可用的工具,包括非药物治疗和药物治疗。您和医生可以找到适合您的工具。如果您有疼痛的情况,应该成为一个主动的疼痛自我管理者。如果疼痛继续对您的生活产生重大影响,和医生讨论您的选择,也可以要求转诊到疼痛管理诊所。

四、呼吸急促(气促)

当肺不能正常工作时,身体就不能获得所需的氧气;当身体试图获得更多的氧气时,就会出现呼吸急促。和其他症状一样,呼吸急促有多种原因,如肺部或心脏疾病、压力。

超重可导致呼吸急促。体重增加会增加人体消耗的能量和需要的氧气量,超重也会增加心脏的负担。

肌肉退化也可导致呼吸短促,甚至呼吸肌也会退化。当肌肉退化时,就不能做其应该做的事情,需要更多的能量(和氧气)。呼吸肌退化时,问题更加复杂。如果呼吸肌不够强壮,咳嗽和清除肺内黏液就会更加困难。当肺里有黏液时,新鲜空气的空间就少了。

就像呼吸急促有不同的原因一样,您可以做很多事情来控制它。

当您感到呼吸急促时,不要停止正在做的事情或匆忙完成,要学会慢下来。如果气短继续,休息几分钟;如果仍然气短,请服用医生开的药物。呼吸急促可能很可怕,您感到的恐惧会导致另外两个问题。首先,当您害怕时,人体会释放荷尔蒙,如肾上腺素,这会导致更多的呼吸急促。其次,可能会因为害怕伤害自己而停止活动,如果每次这种情况发生时您都停止运动,将无法建立必要的耐力来更轻松地呼吸。慢慢来,一步一步来,但不要停下来,除非不得不停下来。

逐渐增加运动量,通常每周不超过25%。如果您现在可以舒服地完成20分钟园艺工作,那么下周就把园艺时间增加5分钟。一旦您可以舒适地完成25分钟园艺工作,再增加几分钟。如果您能在健身自行车上骑4分钟,那就太好了!下周增加1分钟。慢而稳则胜。

不要吸烟或吸电子烟,同样重要的是,远离吸烟者。这可能很难,吸烟的朋友或家人可能没有意识到是如何影响您生活的,您的工作就是告诉他们并向他们解释,二手烟会给您带来呼吸问题,您将会非常感激他们不在您身边吸烟。同样,把您的房子、车设为"禁烟区",让人们到室外吸烟(更多戒烟技巧请参考第85~87页)。

如果有肺部黏液和分泌物,请大量饮水(除非医生告诉您要限制液体摄入)。液体有助于稀释黏液,使咳嗽更容易;使用加湿器可能也有帮助。请咨询医生,这些简单的自我管理步骤对您是否有帮助。

按照医嘱使用药物和氧气。确保正确使用吸入器,许多人认为其可以正确使用,但往往不能(参见第53页"正确使用吸入器的提示")。我们经常听说药物是有害的,且被过度使用,这在许多情况下是正确的。然而,当患有慢性疾病时,药物治疗往往非常有用,甚至可以挽救生命。但也不是用药越多越好,不应服用超过医嘱的量。如果您认为自己需要调整用药,请咨询医生并请医生作决定,详细可参见第十三章"治疗方案和药物的管理"相关内容。

户外空气污染提示

每次离开家,您都暴露在室外空气污染中。这种污染来自私家车、公共汽车和卡车的废气,发电厂、工厂、烟雾、森林大火、沙尘暴、化学反应等的颗粒和气体的混合物。污染会给每个人带来问题,尤其对有呼吸问题的人。可访问 https://www.airnow.gov 查看所在地区每日空气质量的彩色地图;在加拿大,请访问加拿大环境和气候变化网站。

如何避免空气污染带来的风险：

(1) 空气污染风险高的日子应待在室内。

(2) 炎热及有雾霾的天气，应关闭窗户及使用空调。

(3) 避免在交通拥堵道路或污染源（如工厂和发电厂）附近运动。

(4) 避免使用柴火炉、壁炉，远离二手烟。

(5) 按照医生的指导使用药物。

为了帮助自己和他人，尽自己的一份力量减少污染：如果可能的话，少用一点能源，少开车，开省油的车，多乘坐公共交通工具，不要吸烟或电子烟。

(一) 呼吸练习的自我管理工具

本部分将讨论几个可以帮助轻松呼吸的工具，第十五章"慢性病患者的工作和生活"中将找到更多的工具。如果不确定如何采取这些呼吸技术，可向卫生专业人员咨询正确的练习方法。如图 5-2 所示，如果您呼吸困难或气短，以下姿势会有所帮助。

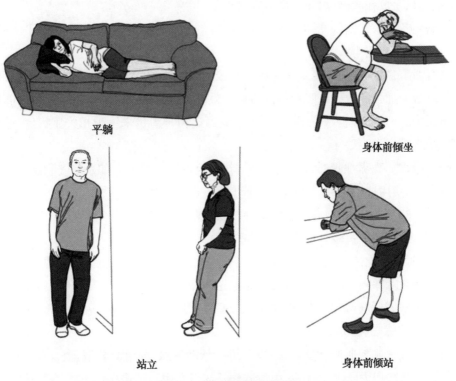

平躺

身体前倾坐

站立

身体前倾站

图 5-2　有助于呼吸的姿势

1. 横膈膜呼吸（腹式呼吸） 横膈膜呼吸也称为腹式呼吸。如果您做得正确，胃会随着每次呼吸而膨胀。横膈膜是当呼吸时从肺下进入腹部的肌肉。大多数人用上肺部和胸腔呼吸。因为横膈膜呼吸或腹式呼吸更深，需要练习来学习如何充分扩张肺部。深呼吸增强了呼吸肌，使其工作得更好，所以呼吸更容易。导致呼吸短促的原因之一是胸部膈肌和呼吸肌的退化，尤其是肺气肿、慢性支气管炎或哮喘患者。当您的肌肉变弱时，肺就不能正常工作了，肺部不能很好地填充新的空气，也不能清除陈旧的空气。

请观察熟睡的婴儿呼吸，是典型的横膈膜呼吸的样子。随着成长，大多数成年人都忘记了怎样进行腹式呼吸。请遵循以下步骤正确地进行腹式呼吸：

（1）仰卧，在头和膝盖下各放一个枕头。

（2）将一只手放在腹部（胸骨底部），另一只手放在胸部上部。

（3）通过鼻子慢慢吸气，让胃向外扩张。想象一下，肺部正从底部向上充满新鲜空气。放在腹部的手应该向上移动，放在胸部上的手不要移动或只轻微移动。

（4）慢慢呼气，通过噘起的嘴唇（见后文"2. 噘嘴呼吸"）。同时，用手轻轻向内向上推腹部。

（5）每天练习 3~4 次，每次 10~15 分钟，直到成为习惯。如果开始感到有点头晕，放慢呼吸或休息。

您也可以在椅子上练习腹式呼吸：

（1）放松肩膀、手臂、手和胸部，不要抓着膝盖或椅子的扶手。

（2）把一只手放在腹部，另一只手放在胸部。

（3）用鼻子吸气，让空气充满腰部。放在胸部的手应保持静止，放在腹部的手应移动。

（4）呼气时不要用力。

一旦习惯了，您可以随时随地练习腹式呼吸，躺着、坐着、站着或走路的时候都可以。腹式呼吸可以帮助加强和改善呼吸肌肉的协调和效率，同时减少呼吸所需的能量。同时，可以快速缓解压力，并可与任何放松技巧一起使用，通过精神力量来管理相关症状（可参见第六章"运用思维去处理症状"相关内容）。

2. 噘嘴呼吸 噘嘴呼吸通常发生在肺部排空有问题者身上。如果您呼吸急促或上气不接下气，也可以使用这个工具。请遵循以下步骤进行噘嘴呼吸：

（1）吸气，然后噘起嘴唇，好像要吹蜡烛或吹口哨。

（2）使用腹式呼吸法，轻轻地通过双唇呼气。

（3）呼气时放松胸部、肩膀、手臂和手，检查张力，呼气时间应比吸气时间长。

通过掌握噘嘴呼吸，并在做其他活动时也这样做，就能更好地控制呼吸短促症状。美国胸科学会关于腹式呼吸和噘嘴呼吸的 you-tube 视频链接可以在 www.bullpub.com/resources 上找到，标题是"哮喘和肺部疾病"。

3. 吐气 吐气和控制咳嗽这两个技巧，可以帮助清除分泌物（黏液、痰）。吐气结合横膈膜呼吸进行一两次用力吐气，对清除小气道分泌物很有用。请遵循以下步骤学习吐气：

（1）像腹式呼吸一样做一次呼吸。

（2）屏住呼吸一会儿。

（3）张开嘴，同时挤压胸部和腹部肌肉以挤出空气（有点像气喘）。

（4）如果可能，在再次呼吸之前再做一次吐气。

（5）做 2~3 次腹式呼吸。

（6）吐气 1~2 次。

4. 控制咳嗽　控制咳嗽可以帮助清除大气道的分泌物（痰）。请遵循以下步骤联系控制咳嗽：

（1）做一个完全的、缓慢的腹式呼吸。

（2）保持肩膀和手放松。

（3）屏住呼吸一会儿。

（4）咳嗽（收紧腹部肌肉，迫使空气出来）。

注意：为了防止或停止无法控制的咳嗽，以下方法可能会有帮助：

（1）避免非常干燥的空气或气流。

（2）一开始咳嗽就做吞咽动作。

（3）喝一口水。

（4）吃含片或硬糖。

（5）尝试横膈膜呼吸，确保通过您的鼻子吸气。

（二）吸烟与呼吸问题

如果您吸烟（或使用替代烟草产品，如口嚼烟、电子烟、水烟或雪茄），此部分内容适合您阅读。编者的目的并不是责备您，只是想给您提供一些方法，添加到您的自我管理工具箱中。请考虑以下有关烟草使用的事实：

（1）与非吸烟者相比，吸烟者患慢性病的风险更大，包括类风湿关节炎、心脏疾病、肺部疾病以及许多其他疾病。

（2）患慢性病的吸烟者比非吸烟者更容易发生并发症。

（3）无论与哪类吸烟者共处一室（老烟民或偶尔吸烟者），问题都很糟糕。

（4）吸烟会使几乎所有的慢性病症状恶化。

1. 戒烟的建议　和吸烟者在一起不利于您的健康，也不利于您的孩子、孙子、同事和朋友的健康。当然，每个人都知道烟草没有好处，但戒烟却很难。尼古丁是烟草中的主要成分，其和海洛因一样容易上瘾。好消息是您可以戒掉，很多人已经戒烟成功。即使您过去戒烟失败，今后也可以成功戒烟。事实上，每尝试一次戒烟，您成功的机会就会增加！

在明确哪些方法可以帮助戒烟之前，请先看看关于戒烟的信息：

（1）对大多数人来说，最成功的戒烟方法是将咨询或戒烟课程与 1~2 种药物（如尼古丁贴片）结合起来。更多资源请访问 https://smokefree.gov/。

（2）只有少数人能"立刻戒烟"（100 人中不到 5 人），即能够停止吸烟且不会复吸。大多数人需要更多的支持，需要帮助是正常的。

（3）电子烟不是一种非常有效的戒烟方式，其和普通香烟一样容易上瘾，而且有许多相同的风险和问题。

（4）如果喝酒影响到了健康，请不要喝酒了。戒烟并不需要依赖喝酒。

采取以下积极的自我管理步骤，可以让您在决定戒烟时取得成功：

（1）在未来 2~3 周内定好开始日期，给自己足够的时间准备。

（2）制定行动计划，回顾第二章"成为一个积极的自我管理者"相关内容。

（3）告诉朋友和家人您的计划，并获得他们的支持。

（4）扔掉家中所有烟草产品和电子烟。

（5）如果您和吸烟者住在一起，让他们去其他地方吸烟，将您的房子和汽车设为无烟区。

（6）通过咨询、课程、支持小组或研讨会来寻求戒烟帮助。

（7）在戒烟的第一个星期里会遇到一些挑战，包括尼古丁戒断症状，如易怒、焦虑、不安、饥饿、抑郁、对烟草强烈的渴望、头痛和失眠。

（8）向专业人员咨询尼古丁替代疗法或其他可以帮助戒烟的药物。

（9）最重要的是，在戒烟的前几个月保持不吸烟的习惯。一旦度过了最初的几个月，长期成功的机会就会大大增加！

2. 尼古丁替代药物　尼古丁替代药物，如尼古丁贴片，可以帮助您戒烟并保持不吸烟的状态。最常见的药物可以代替从烟草中获得的尼古丁。您可能想知道为什么含有尼古丁的药物比香烟更好，香烟中除了尼古丁，还有很多有害化学物质。不吸烟，就不会吸入这些有害化学物质，即使您的身体仍然从尼古丁替代药物中获得少量的尼古丁。尼古丁替代药物可以逐渐减少，这意味着随着时间的推移可以逐渐减少用药，确保摄入的尼古丁越来越少，身体正在适应无尼古丁状态。

一些人认为吸电子烟可以达到与尼古丁替代药物相同的效果，这是不正确的，即使电子烟制造商声称其产品会帮助您减少吸烟。遗憾的是，目前还没有可靠的科学研究表明电子烟能帮助人们戒烟。的确，电子烟不像香烟那样含有那么多其他有害化学物质，但其尼古丁含量不稳定。这意味着当吸电子烟时，您无法控制尼古丁的含量。减少烟草使用的唯一方法是减少使用所有的烟草产品、无烟烟草和电子烟草产品，直到彻底戒烟。

尼古丁替代药物有多种形式：贴片、含片、口香糖、鼻喷雾剂和吸入器。不同的替代药物有各自的特点，选择产品时应考虑以下信息：

（1）贴片需要 3~12 小时达到最高剂量。一旦达到峰值，贴片会在皮肤上持续提供稳定剂量的尼古丁。

(2) 尼古丁口香糖大约需要 30 分钟达到尼古丁的峰值水平,然后在 2~3 小时后逐渐下降。嚼口香糖前 20 分钟、嚼口香糖时以及嚼完 15 分钟内不要吃或喝东西。

(3) 尼古丁含片的作用和口香糖差不多,应把含片含到溶解为止。含片向身体释放的尼古丁比口香糖多 25%。

(4) 鼻喷雾剂或口腔吸入器比口香糖起效更快。对贴片反应不佳或不喜欢口香糖或含片味道的人来说,这是一个很好的选择。吸入器的形状像香烟,为尝试戒烟的吸烟者提供了一种熟悉的替代品。

虽然您可以在没有处方的情况下购买尼古丁替代药物,但编者强烈建议您在使用这些产品之前咨询专业医护人员,原因如下:

(1) 使用一种以上的尼古丁替代药物通常是有用的。一些能帮助戒烟的药物只能凭处方购买,而且可能很有帮助。只有您和医生一起才能作出最适合的决定。

(2) 在美国,如果医生给您开了尼古丁处方,保险可能会支付尼古丁替代治疗的费用。

3. 处理戒断反应和预防复发　在戒烟过程中,肯定会有想抽烟的时候。无论之前您是个重度吸烟者、抽烟 30 年的老烟枪,还是只抽了 6 个小时烟的新手,在戒烟时都会有复吸的冲动,这很正常。这些冲动会随着时间的推移而减少,但不可否认的是,确实会发生。当这种情况发生时,考虑以下技巧:延迟、远离、回避、转移注意力和替代,英文简称为 DEADS。

(1) **延迟**:如果您能坚持住的话,吸烟的冲动通常会在 5~10 分钟内消失。告诉自己:"这种冲动会消失的,我不抽烟,因为我不需要",详见第六章"运用思维去处理症状"相关内容。

(2) **远离**:当您感到压力或周围有人吸烟时,您会有吸烟的冲动。无论哪种情况,离开触发您渴望的环境,出去散步或干脆离开房间,您可能很快就会觉得自己准备好了,回到原来的状态。

(3) **回避**:避免待在您有吸烟欲望的地方和场合。如果您总是在喝咖啡休息时吸烟,那就去一个无烟的地方休息一下吧,刚开始戒烟时更应如此。您可能会发现,当脱离了常规生活后,戒烟会更容易。

(4) **转移注意力**:如果有吸烟的冲动,马上找其他的事情去做。选择一项必须在禁止吸烟的地方进行的活动,例如去洗个澡或在禁止吸烟的地方读书。

(5) **替代品**:咬一根牙签,吃一片水果,或嚼无糖口香糖。用一些东西来代替香烟,但注意不要用纯热量食物如糖果或薯片来代替烟草。

4. 嚼烟草　有人认为嚼烟草不像吸烟那样对健康有害,然而事实并非如此。咀嚼烟草引起的问题和吸烟引起的问题是一样的。此外,嚼烟草还会导致口腔癌和喉癌。好消息是,您可以使用上述建议来停止口嚼烟草。

五、睡眠问题

当您睡觉的时候，维持身体机能并不需要太多的能量，所以在睡眠期间身体可以集中精力恢复。当睡眠不足时，您可能会出现其他症状，如疲劳、注意力不集中、易怒、疼痛和体重增加。这并不意味着所有这些症状都是由睡眠不足引起的，记住，慢性病的症状有很多原因。但是改善睡眠质量可以帮助您控制许多症状。

（一）充足的睡眠

不同的人需要不同的睡眠时间，大多数人为 7~9 小时。有些人只需睡 6 小时就会感觉神清气爽，但有些人则需要睡 8~10 小时。如果您白天思维敏捷，精力充沛，身体功能良好，那么您基本上睡眠充足。

睡眠是一种基本需求，就像食物和水一样。一个晚上睡得少不是什么大问题，但如果您经常睡不好，生活质量和情绪都将受到影响。

随着年龄的增长，人们往往更难入睡，也更难保持睡眠状态。一个常见的误区是，随着年龄的增长，人们需要的睡眠越来越少，这是不正确的。许多老年人觉得自己白天状态不是特别好，而且容易感到累。

（二）睡个好觉

本书提供的改善睡眠的自我管理技巧是经过科学验证的，可以帮助大多数人睡得更好。它们不像安眠药那样"快速见效"，但从长远来看，会带给您更好（更安全）的结果。给自己至少 2~4 周的时间来看看是否有所改善，10~12 周实现长期改善。

1. 睡觉前的准备工作

（1）**找一张舒服的床**：舒服的床意味着要有一个高质量、坚固的床垫来支撑您的脊柱，不让您的身体滚到床的中间。气垫床或泡沫床垫对一些慢性疼痛患者很有帮助，因为它们会贴合人体体型来平衡体重。电热毯或电褥，设置为低档加热温度，可以很好地在您睡觉时提供热量，特别是在寒凉或潮湿的夜晚；还可以选择非电热的羊毛床垫来保暖。如果您决定在床上使用电子加热产品，一定要仔细按照说明书使用，防止烧伤。

（2）**用手套/袜子温暖手和脚**：如果膝盖疼痛，可以把暖和的袜子的脚趾部分剪掉，然后把剪掉的袜子用作护膝。

（3）**找一个舒服的睡姿**：最佳的姿势取决于您和您的身体状况，有时将小枕头放在合适的地方可以缓解疼痛和不适。尝试不同的姿势和枕头，也可以咨询医生，以获得针对自身情况的具体建议。

(4) **将床头抬高 10~15cm,让呼吸更容易**:如果您有胃灼热或胃酸反流,这样做特别有用。有用于增高的床脚垫,高度通常可以调节,把增高垫放在床头的床腿下面。把枕头放在头和肩膀下对一些患者也有帮助。

(5) **把房间保持在舒适的温度**:舒适的温度可以是暖的也可以是凉的,人们喜欢不同的温度睡觉。

(6) **如果生活的地方空气干燥,可以使用加湿器**。温暖、湿润的空气可以使呼吸和睡眠更好。

(7) **让您的卧室安全舒适**:床边放一盏灯和一部电话,如果您使用拐杖或助行器,也放在床边,这样晚上起床时就可以使用。一定要把拐杖或助行器放在不会被绊倒的地方。

(8) **把眼镜放在床边**:如果您需要在半夜起床,可以很容易地戴上眼镜。

2. 睡觉之前不要做的八件事

(1) **避免进食**:睡眠让身体有时间休息和恢复。消化食物需要时间和能量,会干扰休息。如果空腹睡觉让您感到饥饿、睡不着,试着在睡前喝一杯热牛奶。

(2) **避免饮酒**:您可能认为酒精有助于睡得更好,因为它让您感到放松和困倦,但事实上,酒精会扰乱睡眠周期。睡前喝酒会导致浅睡和夜间频繁醒来。

(3) **避免在傍晚时候摄入咖啡因**:咖啡因是一种兴奋剂,而兴奋剂会让您保持清醒。咖啡、茶、可乐和其他苏打水,还有巧克力都含有咖啡因,傍晚或更早的时候要小心,不要进食含咖啡因的食物。

(4) **不要吸烟或电子烟**:吸烟本身会导致问题,使慢性病恶化。吸烟时入睡可能会造成火灾危险。此外,香烟和电子烟中的尼古丁是一种兴奋剂。

(5) **不要服用减肥药**:减肥药通常含有兴奋剂,这可能导致入睡和保持睡眠困难。

(6) **避免服用安眠药**:虽然"安眠药"听起来是解决睡眠问题的最佳方法,但随着时间的推移,其效果会变差。此外,许多安眠药有反弹效应,也就是说,如果您停止服用,会更难入睡。在服用安眠药之后,您可能会出现比刚开始服用时更多的问题。可以使用非药物改善睡眠的技巧,而不必服用安眠药。

(7) **睡前一小时不要使用电脑、平板电脑或手机,也不要看电视**:来自电脑和电视屏幕的光会扰乱自然睡眠节奏。

(8) **睡前避免服用利尿剂**:早上服用利尿剂可能是更好的选择,这样睡眠就不会因为频繁上厕所而中断。除非医生有其他建议,否则不要减少您的液体摄入量,液体对健康很重要。但是,您应该在睡觉前限制饮水量。

3. 如何养成规律睡眠

(1) **保持有规律的休息和睡眠时间**:每天晚上在同一时间睡觉,每天早上在同一时间起床。如果您想在白天小睡一会儿,那就在下午吧。晚饭后不要小睡,要保持清醒,直到您准备上床睡觉。避免零星小睡,对一些人来说,午睡"重置"了他们的生物钟。午睡后,您的身体可能会认为它可以再清醒 16 个小时。

(2) **必要时重新建立生物钟**:如果您的睡眠时间偏离轨道(例如,您早上 4 点睡觉,一直睡到中午),就需要重置睡眠生物钟。试着每天早睡或晚睡一个小时,直到达到您想要的就寝时间。这听起来可能很奇怪,但这是重建睡眠生物钟的最好方法。

(3) **每天定时锻炼**:锻炼可以帮助您获得高质量的睡眠,也有助于为您建立一个有规律的模式。但是,不要在睡前运动。

(4) **每天早上到太阳下走走**:即使只有 15 或 20 分钟,这有助于您的生物钟和节奏变得有规律。

(5) **每晚睡觉前做同样的事情**:这可以是任何事情,从收听广播新闻到阅读一本书的章节,再到洗个热水澡。通过养成并坚持"准备睡觉"的习惯,告诉您的身体是时候放松了。

(6) **如果可能,卧室只用来睡觉和性生活**:如果您发现您躺在床上无法入睡,那就起床。进入另一个房间,直到您再次感到困倦。晚上醒来的时候把灯调暗。

4. 当您不能入睡的时候,可以做什么

很多人安然入睡,却在"午夜忧虑"中醒来。他们的脑海中总是浮想联翩,然后他们变得更担心,因为无法再入睡。如果您醒了,让您的大脑忙于愉快或有趣的想法,这将赶走烦恼,帮助您重新入睡。尝试一种分散注意力的方法来让您的大脑安静下来,比如从 100 开始,每次减去 3 计数(100,97,94…),或按字母表中的每个字母命名一朵花。第六章"运用思维去处理症状"中的放松工具,也可能有帮助。如果您真的在短时间内无法入睡,那就起来做点什么,读一本书,洗个热水澡,或玩个纸牌游戏(不是在电脑上),15~20 分钟后,再去睡觉。

有些人发现设定一个"担忧时间"很有帮助(请参阅第六章"运用思维去处理症状"第 132 页中的"担忧时间")。如果思绪纷乱让您无法入睡,那就在每天睡觉前安排一个"担忧时间",把问题和烦恼写下来,列个清单,把它们从脑海中赶走。这样您就可以晚上放松并睡个好觉,因为您知道可以等到明天的"担忧时间"再去想这些。

(三)睡眠呼吸暂停综合征和打鼾

您是"头碰到枕头"就睡着了,还是经常看电视就睡着了?当您在一夜酣睡早上醒来时,您是否感到疲倦?如果您对以上任何一个问题的回答是肯定的,那么您可能患有睡眠障碍。最常见的睡眠障碍——阻塞性睡眠呼吸暂停综合征患者通常并不知道自己患这种疾病,当问及他们的睡眠情况时,他们说"我睡得像个婴儿"。有时候,唯一的线索就是被别人抱怨鼾声很大。睡眠专家认为,阻塞性睡眠呼吸暂停是非常普遍的,大多数人从未发现自己患这种疾病。

睡眠呼吸暂停综合征患者,在睡眠过程中喉咙或鼻子的软组织会放松,堵塞呼吸道,需要非常努力地呼吸。患者挣扎着呼吸一分钟,在要醒来前刚好能呼吸到空气,然后又回到睡眠中,再次开始这个循环。他们不记得自己在夜里醒过几十次,无法获得恢复身体能量和帮助康复过程所需的深度睡眠。这反过来又会导致更多的症状,如疲劳和疼痛。

睡眠呼吸暂停综合征可能是一个严重的甚至危及生命的医学问题,这可能是导致人在睡梦中死去的原因之一。睡眠专家建议,如果在一晚的睡眠后总是感到疲倦,或者现在比年轻时需要更多的睡眠,应该检查一下是否有睡眠呼吸暂停综合征或其他睡眠障碍。如果打鼾,这一点尤其重要。在得到帮助后,大多数人会说:"我不知道情况这么糟,现在我感觉好多了。"

(四) 睡眠问题何时需要专业帮助

您可以用这一节中讨论的工具和技术来解决大多数睡眠问题,但有时您需要专业的帮助。**以下情况应该寻求帮助:**

1. 如果失眠症在 6 个月后仍然没有好转,自我管理办法或自助工具也不起效。

2. 如果睡眠不足导致您白天的活动(如工作或社交关系)出现严重问题。

3. 如果您白天不能保持清醒,特别是如果白天的困倦导致或几乎造成了事故发生。

4. 如果睡眠被呼吸困难所干扰,包括大声打鼾并长时间停顿、胸痛、胃灼热、腿抽搐、过度疼痛或其他身体状况(询问家人或伴侣)。

5. 如果在抑郁的时候有睡眠困难。

6. 如果在饮酒、服用安眠药或阿片类药物后出现睡眠问题。

如果您真的有睡眠问题,请向健康护理专家寻求睡眠诊所的专家帮助。不要拖延,大多数睡眠问题是可以解决的,一旦这些问题解决了,您会享受更好的睡眠和健康。

六、抑　郁

大多数慢性病患者有时会感到抑郁。就像疼痛一样,抑郁也分不同的程度。抑郁症可以从偶尔感到悲伤或忧郁到严重的临床抑郁症。有时人们并不知道自己得了抑郁症,更多时候,他们可能不想承认这一点。如何管理抑郁会导致不同的结果。

(一) 什么是抑郁

难过有时候是很自然的。"正常"的悲伤是一种暂时的感觉,它通常发生在特定的事件或损失之后。人们有时会用"郁闷"这个词来描述悲伤或失望的感觉:"错过了和朋友一起出游的机会,我真的很郁闷。"您可以感到悲伤或沮丧,但仍可以与他人交往,并在生活的其他领域找到快乐。

有时抑郁症状持续的时间更长,比如当您失去了一位亲人或被诊断出患有严重疾病。如果抑郁或悲伤情绪严重、持久或经常发生,那么您可能患了临床抑郁症。严重的抑郁症剥夺了生活的乐趣,会让您感到绝望、无助和毫无价值。严重抑郁症患者可能会变得情绪麻木,甚至哭也无济于事。抑郁影响着一切,包括思维方式、行为方式、与他人的互动方式,甚至身体的运作方式。

并不是所有的抑郁行为都是不好的。有时不切实际的快乐掩盖了人的真实感受,聪明的观察者会发现这种情绪是假的或脆弱的。即使您明显很需要帮助,却拒绝接受别人提供的帮助,人们往往没有意识到这也是抑郁症的一种常见症状。

(二)抑郁的原因

抑郁不是由个人的软弱、懒惰或缺乏意志力引起的,遗传、慢性病和药物都会对抑郁症产生影响。消极的想法也会导致长期抑郁的情绪,您会被消极的想法困在无限循环中,一次又一次地自动发生。以下感觉和情绪也会导致抑郁或使其更糟:

1. 对未来的恐惧、焦虑或不确定　对经济状况、疾病或治疗的担忧,或对家庭的担忧,都可能导致抑郁或使其更糟。最好是尽快面对这些问题,这样,您和家人可能会减少忧虑,用更多的时间享受生活。直面您所担忧的问题有助于缓解抑郁情绪,第十六章"为未来做打算:恐惧与现实"将详细讨论这些问题以及如何应对它们。

2. 沮丧　导致沮丧的原因可能有很多。您可能会想,"我就是不能做我想做的事""我感到很无助""我过去就能做到""为什么没有人理解我",您关注这些感觉的时间越长,就可能感到越孤独和孤立。

3. 考虑最坏的情况　人们有时会想到最坏的事情。例如,如果疼痛没有好转,您可能会认为以后都将在轮椅上度过了或者待在家里无法出门。您一直在想,直到您相信最坏的事情会发生,医生们称之为"灾难化",第六章"运用思维去处理症状"讨论这个问题,应用大脑来控制症状。草率地得出最糟糕的结论并专注于此,可能会导致或增加许多症状。糟糕情绪的影响是巨大的,会使症状恶化。

4. 失去对生活的控制　很多事情会让您觉得您正在失去控制。您可能需要依靠药物治疗,定期看医生,并改变饮食习惯。您可能不得不依靠别人帮您做一些事情,比如准备饭菜、洗澡、穿衣、购物和约会。这种失去控制的感觉会让您对自己和自己的能力失去信心。然而,您可以做一个自我管理者,并且为家人、朋友和医护人员做出好的榜样。即使您不能事事亲力亲为,但是您仍然有管理自己的责任。

抑郁情绪会导致退缩、孤立和缺乏身体活动,这些行为会带来更多的抑郁情绪。您越是这样,就越有可能把支持您、安慰您的人赶走。朋友和家人想要帮忙,但他们往往不知道该怎么做。当他们安慰别人的努力被拒绝时,可能会放弃并停止尝试。然后抑郁症患者最后会觉得,没人在乎我,这再次强化了失落感和孤独感。

所有这些因素,以及其他因素,都会导致大脑中神经递质的失衡。这种失衡会对思考、感受和行动的方式产生负面影响。但是,积极地改变自己思考和行为的方式是一种有效的方法,可以让大脑化学物质变得更好,减轻抑郁和坏情绪,详见后文减轻抑郁和坏情绪相关内容。

(三) 我抑郁了吗

以下列出了一个针对抑郁症的快速测试:先问问自己,做什么能使您快乐。如果您不能很快地回答这个问题,那么考虑一下这里列出的其他抑郁症症状。

考虑您过去两周的情绪,您经历过以下哪一种情况:

1. 对做某事没有兴趣或乐趣 不享受生活或不和他人分享可能是抑郁的迹象。症状包括不想和任何人说话,不想出去,不想接电话、收邮件或给访客开门。

2. 情绪低落、沮丧或绝望 长时间感到忧郁可能是抑郁的症状。

3. 入睡困难、睡不安稳或睡得太多 醒来后睡不着或睡得太多、不想下床都是出现问题的信号。

4. 感到疲倦或精力不足 疲倦,总是感到疲倦,通常是抑郁的明显症状。

5. 食欲不振或暴饮暴食 这种变化可能从对食物失去兴趣到进食异常不规律或过量。

6. 为自己感到难过 您是否觉得自己是个失败者,让自己或家人失望了?您是否感到自己毫无价值,对自己的身体有负面的看法,或怀疑自我价值?如果是这样,这可能是抑郁症的征兆。

7. 注意力不能集中 包括看不进去书或看不进去电影。

8. 嗜睡或烦躁不安 您是否行动或说话太慢,以至于别人都注意到了?或者恰恰相反,您是否比平时更加焦躁不安?这两种情况都可能是抑郁症的征兆。

9. 希望自己受到伤害或更糟 认为自己死了会更好或想要伤害自己的想法通常是严重抑郁症的一个重要信号。

抑郁的人还可能经历体重的增加或减少,对性或亲密行为失去兴趣,对个人护理和打扮失去兴趣,无法作出决定,以及更频繁地出现其他状况。

如果您有上述几种症状,请向医生、家人、好朋友、心理学家或社会工作者寻求帮助,不要什么也不做就等着这些感觉过去。如果您正在考虑伤害自己或他人,请立即寻求帮助。不要让悲剧发生在您和您爱的人身上。您可以拨打北京回龙观医院北京心理危机研究与干预中心（WHO 心理危机预防研究与培训合作中心）北京市心理援助热线：座机　800-810-1117，010-82951332。

幸运的是，治疗抑郁症的方法非常有效，可以减少抑郁症的频率、时长和严重程度。您可以控制自己的抑郁，就像控制其他症状一样。

（四）缓解抑郁或不良情绪

治疗抑郁症最有效的方法是药物治疗、心理咨询和自我调节。

1. 抗抑郁药物　抗抑郁药物非常有效，通过帮助平衡大脑化学物质而起作用。大多数抗抑郁药物在药效开始前需要几天到几周的时间，然后通常会带来显著的症状缓解。如果医生给您开了抗抑郁药，但您并没有马上感觉好起来，不要灰心，坚持下去。您可能需要服用某些药物至少 6 个月才能更好地恢复。

抗抑郁药的副作用通常在前几周最明显，然后会减轻或消失。如果副作用不是特别严重，请继续服用药物。当您的身体习惯了药物，会开始感觉更好。记住，每天服用抗抑郁药物是很重要的，如果您因为感觉好些（或更糟）而停止服药，抑郁症可能会复发。抗抑郁药物不会让人上瘾，但在停药或调整剂量之前应咨询医生。服用这些药物并不是什么可耻的事，其实身边有很多人都服用这种药，包括您认识的人。

2. 心理咨询　有几种类型的心理治疗对抑郁症很有效。心理咨询和谈话治疗可以缓解 70% 的抑郁症状。和药物治疗一样，心理咨询很少有立竿见影的效果，可能需要几周（或更长的时间）才能看到改善。治疗通常包括每周 1~2 个疗程，持续几个月。通过学习新的思考和与他人相处的方法，心理治疗也可以帮助降低抑郁症复发的风险。

3. 自我调节　自我调节也可能出奇地有效。您可以自己学习很多成功的心理治疗技巧，对于轻度到中度抑郁，或仅仅为了改善情绪会很有效。一项研究表明，阅读和运用自我调节的方法可改善近 70% 患者的抑郁症。

以下技巧和策略可以单独使用，也可以与药物治疗和心理咨询联合使用：

（1）**消除负面情绪**：独自一人的时候，如果经常哭泣、生气和大喊大叫，把自己的失败或坏情绪归咎于他人，或使用酒精或其他药物，通常会让您感觉更糟。您是否正在服用镇静剂或麻醉止痛药，如地西泮、利眠宁、瑞康、维柯丁、可待因、安眠药或其他"镇定剂"，这些药物会使抑郁症恶化或可能由于副作用而引起抑郁症。在咨询医生之前不要停止服药，继续服用可能有重要的原因，或者可能会有戒断反应。

您喝酒是为了自己感觉更好一点吗？酒精也是一种"镇定剂"。想减轻抑郁，重要的是避免负面物质和影响。对大多数人来说，晚上喝一两杯酒没什么问题，但如果您的大脑在白天大部分时间里都受酒精影响，那么就存在饮酒过量的问题。可以咨询医生，或者考虑参加一个匿名戒酒会。

(2) 制定娱乐计划: 当您感到忧郁或沮丧时,可能倾向于退缩、孤立自己并限制活动,但这恰恰不是您应该做的事情。维持或增加活动是治疗抑郁症最好的方法之一,散步、欣赏日落、看一部有趣的电影、做做按摩、学一门外语、上烹饪课或者参加一个社交俱乐部,都可以帮助您振作精神、远离抑郁。

然而,有时享受乐趣并没有那么简单。您可能需要刻意努力去计划一些愉快的活动,即使您不想这么做,也要努力按照计划去做。您可能会发现,在大自然中散步、喝杯茶或听半个小时的音乐会改善您的情绪,即使您原本认为这些事情没什么用,但做事情不要碰运气。为每周的空闲时间制定一个时间表,并计划在这期间要做的积极的事情。

如果您情绪低落,感觉世界没有任何色彩,就要努力做出改变。去书店浏览您最喜欢的书架陈列的书的标题;听一些欢快的音乐或去跳舞;锻炼身体或让别人给您按摩;吃一些辛辣的食物;洗个热水澡或冷水澡;去花园散步或闻一闻花香。

制定计划并执行,展望未来,种一些花草。即使您自己的孩子还在上高中,您也要期待您孙子的大学毕业典礼。如果您知道一年中的某个时候特别难熬,比如圣诞节或生日,那就为这段时间制定具体的计划。不要被动地等待,应该提前做好准备。

(3) 采取行动: 继续您的日常活动。每天穿好衣服、整理床铺、走出家门、购物、遛狗、做饭。强迫自己做这些事,即使您不喜欢。立即采取行动解决问题能最有效地缓解坏心情。建立信心的感觉来自成功地改变一些事情,包括任何事情! 比起您改变了什么或改变了多少,更重要的是采取行动。即使做一件简单的事情也可以提升您的心情。比如整理一下衣橱,或打电话和朋友聊聊天。

注意不要设定困难的目标或承担太多的责任。把大任务分成小任务,设定优先级,然后尽您所能去做第二章"成为一个积极的自我管理者"中已经证实有效的行动计划。

抑郁的时候最好不要做重大决定。例如,如果没有在一个新城市待过几周的话,不要贸然搬家过去。搬家可能是退缩的表现,当您离开朋友和爱人时,抑郁往往会加剧。而且,您的"麻烦"不会随着搬家而消失,一旦搬家了,原本能帮助您解决问题的人也已经被您"抛弃"了。

(4) 社交: 不要孤立您自己。寻找积极、乐观的人来减轻沉重的情绪。参加读书俱乐部、社区大学课程、自助课程、锻炼或烹饪课程等;如果您无法出门,则考虑加入一个网络团体。在加入任何网络团体前,请确保这个互联网组织是经过审查的,需要有人负责执行这些规则。

(5) 转移不良情绪:身体活动可以转移抑郁和消极情绪。抑郁的人经常抱怨感觉太累了,无法锻炼。但当您抑郁时,您所感受到的疲劳感并不是由于身体上的疲惫。试着每天至少锻炼 20~30 分钟,任何一种活动都可以提升您的情绪,从坐在椅子上锻炼到步行,再到水上运动。如果您让自己动起来,可能会发现自己有更多的能量,详见第七章"保持身体活力"相关内容。

（6）积极思考：很多人可能会对自己太过挑剔，尤其是在抑郁的时候。您可能会发现自己的想法毫无根据、消极、不真实，例如，您认为自己的健康状况永远不会好转，您认为您永远不能做您过去常做的事情了，凡事往坏处想会让消极或悲伤的感觉更严重。

当您挑战自己的自主消极想法时，开始"重写"您告诉自己的消极故事（见第六章"运用思维去处理症状"第127页积极的想法和自我对话）。例如，您的一个信念可能是"除非我把每件事都做得完美，否则我就是个失败者"，把这句话改成"成功就是尽我所能做到最好"。此外，当您情绪低落时，很容易忘记曾经发生过的美好事情，请列出您生活中一些美好的或积极的事情。

（7）为他人做点什么：伸出援助之手是改变坏心情的好方法之一。但在改善抑郁症时这个办法常常被忽略。帮朋友或亲戚看小孩，帮别人遛狗，给生病的人讲故事，或去做志愿者等，帮助别人有助于您理解自己的处境，您的问题可能不会显得那么难以解决。帮助别人是帮助自己最可靠的方法，具体参见第六章"运用思维去处理症状"第134页的实践善行相关内容。

如果需要一段时间才能感觉好起来，那也不要灰心。如果这些自助工具还不够，可以向医生或心理健康专家寻求帮助。谈话疗法或抗抑郁药物（或同时采用这两种措施）对缓解抑郁症大有帮助。寻求专业帮助和服药并不是懦弱的表现，它们是坚强的象征。

七、愤　怒

愤怒是慢性病的常见反应。带着慢性病生活的不可预测性可能会威胁到您的独立性和控制力。您可能会问："为什么是我？"这是对慢性病的正常反应，有些人通过愤怒来表达他们的抑郁或焦虑。

您可能会生自己的气，生家人的气，生朋友的气，生医生的气，生整个世界的气。例如，您可能会因为没有好好照顾自己而生自己的气；您可能会对您的家人和朋友生气，因为他们没有按您想要的方式做事；您可能会对医生生气，因为他们不能解决您的问题。有时您的愤怒可能会转移到另一个目标，比如您会对着狗大喊大叫。

有时健康状况本身会引起愤怒，例如，脑卒中或阿尔茨海默病会影响人的情绪，导致一个人无缘无故地哭泣或发脾气。

首先，承认您生气了。然后，需要弄清楚您为什么生气，愤怒的对象是谁或什么。这些是学习如何管理自己愤怒情绪的重要步骤。最后，您需要找到更积极的方式来表达情绪，化解愤怒。

化解怒气

研究显示,发泄愤怒的人会变得更愤怒,但压抑愤怒也不是解决问题的办法。压抑的愤怒情绪往往会在过后突然爆发。有两种基本策略可以帮助您减少愤怒:

(1) 提高您愤怒的阈值。也就是说,告诫自己没有什么事情能够让您发脾气,不要沾火就着。

(2) 当您生气时,您可以选择这样做,既不否认您的感觉,也不向其屈服。

这听起来很简单,但是阻碍我们的是人们倾向于把愤怒看作是来自自己之外的东西,是几乎无法控制的东西。您可能认为自己是一个无助的受害者。您可能会责怪别人说"你让我很生气!"您可能会勃然大怒,然后说:"我忍不住。"您可能认为朋友自私、麻木不仁,老板仗势欺人,朋友不重视您。看起来您唯一的选择就是发泄您的愤怒,但只要稍加练习,即使是一个很容易冲动的人也能掌握一套新的健康和更有效的应对方法。

这里有几种方法可以帮助您控制自己的愤怒。

1.劝慰自己 您如何看待并理解发生在周围的事情会决定您是否会生气。可以通过学习暂停和质疑自己产生愤怒的想法来化解愤怒。如果您改变了想法,您就能改变您的反应。您可以决定是否要生气,然后再决定是否采取行动。

当开始有生气的迹象时,慢慢数到三,然后问自己以下三个问题:

(1) **这事重要到让我生气吗?** 也许任何让您生气的事情都没有严重到需要花费时间和精力去生气。

(2) **我有理由生气吗?** 您确定您知道发生了什么吗? 您可能需要收集更多的信息,更好地理解情况,不要匆忙下结论或误解他人的意图或行动。

(3) **生气会有所不同吗?** 通常,生气和冲动是不起作用的,甚至可能引发不好的结果。爆发或发泄会增加您的愤怒情绪,使人际关系紧张,并可能损害健康。

2.冷静 任何放松或分散注意力的方法,比如冥想或散步,都能帮助您平静下来。缓慢、深呼吸是最快、最简单的冷静方法之一。当您注意到愤怒情绪在积聚时,在回应前做三次缓慢、放松的呼吸。有时暂时放下和独处一段时间可以缓解压力。此外,运动是释放压力和愤怒的好途径。

3.表达需要而不是指责 学习如何表达您的愤怒是很重要的,最好不要指责或冒犯他人。这可以通过使用"我"(而不是"你")来表达自己的感受。详见第十一章"与家人、朋友和医护人员交流"中关于"我"信息的讨论相关内容。

如果您选择用言语来表达愤怒,要知道很多人是无法帮助您的。很多人都不太善于与愤怒的人打交道,这是真的,即使愤怒是正当的,或者您使用"我"的信息。这种情况下,进行咨询或加入一个支持小组会很有帮助。

4.改变期望 您可能会从改变您对生活的期望中受益。改变您的期望可以减少愤怒。

人的一生中期望总是不断调整和改变的,例如,当您还是个孩子的时候,认为自己长大后可以做任何职业,消防员、芭蕾舞演员或医生。然而,随着年龄的增长,您重新评估了这些期望,以及您的能力、天赋和兴趣。通过重新评估,您可以更改自己的期望和计划。

您可以用类似的方式处理慢性病对自己生活的影响。例如,期望"一切都会好起来"可能是不现实的,然而,仍然期望做许多令人愉快的事情是很现实的。这可以影响病情的发展。您可以使用管理技巧来减缓自身的衰退,防止症状或疾病恶化。改变期望也能改变您的观点,与其纠结于那 10% 您不能再做的事情,不如想想那 90% 您还能做的事情。

愤怒是慢性病患者的正常反应。学习慢性病管理包括承认您的愤怒和寻找建设性的方法来处理它。

八、压 力

无论您是否患有慢性病,压力都是普遍存在的。什么是压力呢? 20 世纪 50 年代,生理学家汉斯·塞利(Hans Selye)将压力描述为"身体对任何需求作出的非特异性反应"。另外一些研究者则扩展了这一定义,以解释身体会适应需求,无论需求是好是坏。您可能会在发生负面事件后感到压力,比如爱人去世。但您也可能在一些好的事情上感到压力,比如孩子结婚。人们往往认为压力和痛苦是同一件事,但是压力可以帮助我们专注、成长和应对挑战。

(一) 身体如何应对压力

您的身体习惯了您每天的活动。当您改变某些活动时,身体必须随之调整以满足需求,会出现以下一些表现:心率增加,血压升高,颈部和肩膀的肌肉紧张,呼吸加快,消化减慢,口腔干燥,您可能开始出汗,这些都称为压力的信号。但您如何应对压力取决于您把它视为威胁还是挑战。

为什么会这样? 要采取行动,您的肌肉需要氧气和能量;呼吸增加,以吸收尽可能多的氧气,排出尽可能多的二氧化碳;心率加快,以输送氧气和营养到肌肉。非即刻需要的身体功能(如食物的消化和身体的自然免疫反应)都会减慢。

这些反应会持续多久? 一般来说,它们只持续到压力事件过去,然后身体就会恢复正常。但有时身体无法恢复正常。如果压力持续了一段时间,身体就会开始适应它。这种持续的压力会导致或恶化一些慢性症状,还会让您的症状更难控制。

虽然压力可能有害,但在有些情况下,压力是有好处的。压力可以帮助您准备好接受精神和身体上的挑战,激发必要的生活方式的改变,并建立适应能力。压力对健康的影响会受到个人对压力的看法或"思维方式"的影响。您认为压力是不好的,是应该避免的吗?或者您认为压力可以促进您的健康、成长和表现?有"压力会是动力"思维方式的人在有压力的情况下比那些认为压力会让他们生病、应该避免和减少压力的人做得更好。有"压力是有害的"思维方式的人在有压力的情况下会过得更艰难。您可以改变面对压力的心态,这样做可以帮助您更好地应对压力。

(二) 常见的压力来源

压力源通常不会单独出现,几个压力源可以同时发生。一个压力源可能导致其他的压力源,甚至使现有的压力源影响更糟。例如,呼吸短促会导致焦虑、沮丧、运动不积极和身体耐力的丧失。本部分将介绍一些最常见的压力来源。

1.**身体压力源** 生理的应激源可能来自愉快的事情,比如抱起您新出生的侄女;也可能很平常,比如日常去商店购物。慢性病的症状也可能是身体上的压力源。人的身体需要额外的能量来处理生理应激源,无论它们是愉快的还是不愉快的。如果身体还没有准备好应对这些,可能会导致肌肉酸痛、疲劳,甚至某些症状的恶化。

2.**精神上和情绪上的压力源** 精神和情绪上的压力也许会令人感到愉快,也可能带来不舒服。当您看到您的孩子毕业或认识新朋友时,您所感受到的快乐可能会引起类似您感到沮丧或担心疾病时的压力反应。

3.**环境压力源** 来自周围环境的压力也有好的和坏的。环境压力源可能是多种多样的,比如一个炎热的日子,一只鸣叫的鸟儿,凹凸不平的人行道,刺耳的交通噪声,恶劣的天气,打鼾的配偶,或者二手烟。每一种都会产生刺激,触发压力反应。

4.**化学物质压力源** 某些化学物质也会增加压力,如尼古丁、酒精和咖啡因。吸烟、喝一杯葡萄酒或啤酒、吃巧克力或喝一杯咖啡或许可以缓解紧张,但这些也会增加压力。消除或减少这些压力源会有所帮助。

(三) 有益的压力

正如之前所说的,有些压力可能是好的,比如工作晋升、婚礼、度假或一段新友谊。这些压力源使您感到快乐,但仍然会引起身体变化。另一个好的压力源是锻炼。

锻炼或任何类型的身体活动都对身体有要求。心跳加快将血液输送到肌肉,肺部更努力工作,呼吸加快以满足肌肉对氧气的需求;肌肉努力工作,以跟上大脑发出的继续运动的信号。

当您坚持一个锻炼计划几周后,您会发现变化。曾经几乎不可能的事情变得更容易了。您的身体已经适应了这种压力,心脏、肺部和其他肌肉的压力较小,它们更有效率,您也更健康。同样的情况也会发生在心理压力上,许多人在适应了情绪压力源后,情绪变得更稳定。

(四) 识别压力

没有压力的生活是不可能的。压力能让您的生活更有效率,只要没有超过身体的极限,压力是有帮助的。有时候您可以承受比其他时候更多的压力。但有时,如果您没有意识到不同类型的压力,超过了临界点,就会感觉自己的生活失控了。有时候您很难意识到自己承受了太多的压力。以下是一些警告信号:

- 咬指甲,揪头发,跺脚,或其他重复的习惯;
- 磨牙,咬紧牙关;
- 头、脖子、肩膀紧张;
- 焦虑,紧张,无助,易怒;
- 经常发生事故;
- 忘记您通常不会忘记的事情;
- 难以集中精力;
- 疲劳和疲惫。

当您感到压力时,可以控制自己。如果您感到紧张,花几分钟想想是什么让您感到紧张。做几次深呼吸,试着放松。同时,快速的身体扫描(第六章"运用思维去处理症状")可以帮助您识别身体的压力。在第六章中您会发现很多应对压力的好方法。

(五) 应对压力

应对压力并不复杂,可以从三个简单的步骤开始:

1. 说出您的压力源并做一个列表　考虑生活的方方面面:家庭、人际关系、健康、工作、经济保障、生活环境等。

2. 压力分类　对于您清单上的每一个压力源,问问自己:它是重要的还是不重要的? 能改变还是不能改变? 压力源分为四类(图 5-3):

(1) 重要可改变;

(2) 重要不可改变;

(3) 不重要可改变;

(4) 不重要不可改变。

例如,需要戒烟是可以改变的,而且对大多数人来说,这很重要。失去所爱的人或工作是重要且不可改变的。您最喜欢的运动队比赛失败、交通堵塞或者坏天气这些事情都是不可改变的,可能重要,也可能不重要,完全取决于您对每个压力源的看法。

分类生活中的问题

重要可改变	不重要可改变
➤和伙伴争论	➤恼人的电话
➤和老板关系紧张	➤跑腿
➤到了工作截止日期	➤做家务
➤戒烟	➤不必要的会议
重要不可改变	**不重要不可改变**
➤爱人去世	➤天气糟糕
➤失去工作	➤食物洒在了衣服上
➤患严重疾病	➤交通堵塞
➤自然灾害	➤邻居提意见

您可以写下您自己的问题

重要可改变	不重要可改变
➤	➤
➤	➤
➤	➤
重要不可改变	**不重要不可改变**
➤	➤
➤	➤
➤	➤

图 5-3　压力源分类

　　3. 将策略与每个压力源相匹配　不同的策略适用于不同的压力源,以下这些方法可以更有效地管理每种类型的问题。

　　(1) **重要且可改变的压力源**:您可以通过采取行动来更好地管理这类型的压力。帮助解决问题的技能包括计划和目标设定(第二章"成为一个积极的自我管理者"相关内容)、想象(见第 120 页)、积极的想法和自我对话(见第 127 页)、有效沟通和寻求他人支持(第十一章"与家人、朋友和医护人员交流"相关内容)。

　　(2) **重要且不可改变的压力源**:这类压力是最难管理的,会让您感到无助和绝望。无论您做什么,您都不能让别人改变,不能让别人起死回生,也不能从您的生活中删除痛苦的经历。您无法改变这种情况,但您可以尝试以下一种或多种策略:

　　1) 改变您思考问题的方式。例如,想想它可能会更糟糕,关注积极的方面和学会感恩(见第 133 页),否认或忽视问题,转移注意力(见第 125 页),或接受您不能改变的东西。

　　2) 找到问题中可改变的那部分。例如,您不能阻止飓风,但您可以采取措施重建它所造成的破坏。

3）根据您的整体生活和事情的轻重缓急,重新评估该问题的重要性(例如,也许您邻居的批评根本就没那么重要)。

4）改变您的情绪反应来减少压力。您无法改变已经发生的事情,但您可以让自己感觉不那么痛苦。试着写下您最深层次的想法和感受(见第135页),寻求他人的支持,帮助他人,享受您的感官,放松,使用想象,享受幽默,或锻炼。

5）寻求专业帮助。有时人们需要心理学家或其他咨询师的帮助。训练有素的心理健康护理专业人员可以帮助您应对重要的不可改变的压力源。

（3）**不重要且可改变的压力源**:如果压力是不重要的,首先试着放下它,或者推迟到以后再做。或者,如果您不用太费力就能控制它,那就去处理它。解决小问题会提高您的技能和信心,从而解决大问题。适用于重要且可改变的问题的策略,也同样适用于不重要且可改变的压力源。

（4）**不重要且不可改变的压力源**:对于不重要且不可改变的问题,最好的解决办法是忽略它们。从现在开始,您可以放下不重要的担忧,这些都是常见的麻烦,每个人都有,不要让它打扰您。用幽默、放松、想象或专注于更令人愉快的事情来转移自己对这些问题的注意力。

（六）用解决问题的方法来应对压力

您可以通过改变情况来成功地管理一些类型的压力。但其他压力也会在您没有预料到的时候悄悄接近您。如果您知道某些情况会给您带来压力,在其发生之前就想办法解决。试着在脑海中演练,当这种情况发生时您会怎么做,这样您就能做好准备。

您可以为一些未来的压力状况做准备,比如堵车、旅行或准备一顿饭。首先,看看是什么让您产生了压力。是因为您不喜欢迟到吗? 还是因为您不确定旅行目的地在哪里? 做饭是否涉及太多步骤,需要太多力气而有压力?

一旦您确定了问题所在,请开始寻找减少压力的可能方法。您能早点出发吗? 您能让别人开车吗? 您能打电话给目的地的人询问有关轮椅通行、当地公共交通和其他问题吗? 您能在早上准备食物吗? 下午早些时候您能小睡一会儿吗?

确定了一些可能的解决方案后,选择其中一个,下次遇到这种情况时再试一试,然后评估结果。这是第二章"成为一个积极的自我管理者"中讨论的解决问题的方法。

应对压力的技巧包括充足的睡眠、锻炼、吃得好和思考技巧。许多应对抑郁和不良情绪的技巧也可以应对压力。但有时压力太大,这些技巧是不够的。此时,优秀的自我管理人员需要寻求咨询,如咨询师、社会工作者、心理学家或精神科医生。

像其他症状一样,压力的出现也是很多原因造成的,因此可以通过很多方式来控制。这需要您审视压力这个问题,并试图找到满足您的需求和适合您生活方式的解决方案。记住,压力可以帮助您集中注意力、成长和应对挑战。

九、记忆力问题

随着年龄的增长,许多人会担心记忆力的变化。每个人都有健忘的时候,但也有一些疾病会导致越来越严重的记忆力丧失。这些疾病包括阿尔茨海默病和其他类型的痴呆症,这不是衰老的正常情况。阿尔茨海默病和痴呆症的症状各不相同,但许多人首先注意到的是健忘。记忆力问题可能严重到影响人们家庭、工作或享受终身爱好的能力。阿尔茨海默病和类似的疾病可能会使人感到困惑,在熟悉的地方迷路,把东西放错地方,或有语言障碍。随着时间的推移,这种疾病会变得更严重。

如果您怀疑自己或认识的人有阿尔茨海默病或类似疾病的症状,尽早就诊很重要。目前还没有治愈痴呆症的方法。然而,早期诊断可以让您从现有的治疗中获得最大的好处。这些治疗可能会缓解一些症状,帮助您保持更长时间的自主生活。早期诊断可以让您参与有关医疗、交通、生活选择、财务和法律问题的决定。您也可以尽早开始建立一个社交网络,增加您参与药物临床试验的机会,这也有助于推进相关研究。

如果您担心阿尔茨海默病或类似的情况,可登录阿尔茨海默病防治协会——国际老年痴呆协会中国委员会主办的阿尔茨海默病防治协会网 http://www.caad.org.cn/ 查询相关信息。

十、瘙 痒

瘙痒是最难解释的症状之一,指任何引起挠痒冲动的感觉。像其他症状一样,瘙痒有很多不同的原因。其中一些原因是可以解释的,当您被昆虫咬伤或接触有毒植物时,身体会释放一种叫作组胺的化学物质,组胺刺激神经末梢,引起瘙痒;当一个人的肝脏受损时,无法代谢胆汁,胆汁淤积在皮肤上,引起瘙痒。其他引起瘙痒的原因还不太清楚。肾脏疾病患者,可能会出现严重瘙痒,但原因尚不明确。还有一些其他情况,比如牛皮癣,引起瘙痒的原因也很难解释。无论什么原因导致瘙痒,诸如保暖、羊毛衣物和压力等因素都会让情况变得更糟。以下将讨论一些止痒的方法。

(一) 保湿

干燥的皮肤容易发痒。每天涂抹几次保湿乳液或面霜,以保持皮肤湿润。选择润肤霜的时候,一定要小心,看一下配料表,避免使用含有酒精或其他含醇类成分的产品,因为其容易使皮肤干燥。一般来说,产品越油,保湿效果越好。面霜或软膏是比乳液更好的保湿剂。

凡士林、橄榄油和蔬菜起酥油等产品也很有帮助。

洗澡或淋浴时,用温水浸泡 10~20 分钟,可以在水中加入浴油、小苏打。家用沐浴油可自行制作,在一大杯牛奶中搅拌加入 2 茶匙橄榄油即可。当您沐浴完毕,请立即擦干身体,并使用保湿乳。

如果瘙痒是由于过敏反应中组胺的释放或接触了刺激性物质引起,将油脂或刺激性物质洗掉,然后进行冷敷,可服用苯海拉明或其他抗组胺药。

在寒冷的天气对付瘙痒尤其困难,因为室内加热会使皮肤干燥。如果您有这个问题,加湿器可能会有所帮助。同时,尽量让家和办公室保持舒适和凉爽。

(二) 选择合适的衣服

衣服会增加您的瘙痒感。最好的经验是穿舒服的衣服,不要穿面料粗糙的衣服。大多数人发现柔软的天然纤维,如棉制品,可以让皮肤更好地"呼吸",对皮肤的刺激最小。

(三) 瘙痒的药物治疗

如果瘙痒是由组胺释放引起的,抗组胺药会有所帮助。您可以在药店买到抗组胺药,包括苯丙啶(actifed)、苯海拉明(benadryl)、马来酸氯苯那敏(chlor-trimeton)、西替利嗪(zyrtec)、非索非那定(allegra)和氯雷他定(claritin)。

您也可以买一些帮助舒缓神经末梢的乳膏,含有苯佐卡因、利多卡因或帕莫辛的止痒霜也有效果。但要小心,有些人会对这些止痒霜过敏,尤其是苯佐卡因。辣椒素乳膏也可以帮助止痒,尽管会引起灼烧感。含有可的松的类固醇乳膏也有助于缓解某些类型的瘙痒。如果您不知道买什么非处方药,请咨询医生或药剂师。

除保湿霜外,在未取得医生同意的情况下,任何霜剂都不能长期使用。如果您还在发痒,请咨询医生,试试药效更强的处方药物。

(四) 降低压力、减轻瘙痒

任何可以减轻压力的方法都有助于减轻瘙痒。前面已经讨论了一些应对压力的方法,第六章"运用思维去处理症状"中讲解了更多的减压技巧。

(五) 不要抓挠

您可能想抓挠瘙痒的地方,但这真的没有帮助,特别是慢性瘙痒,越抓越痒,会导致恶性循环。您挠得越多,就越痒,而且皮肤很容易被抓伤。当您觉得需要抓挠时,试着按压或轻拍皮肤。如果您自己忍不住,请咨询皮肤科医生,帮助您找到控制瘙痒的其他方法。

无论对患者还是医生来说,瘙痒都是一种常见的、麻烦的症状。如果这里描述的自我管理技巧没有帮助,就需要寻求医生的帮助。通常,医生可以开具一些药物来缓解某些类型的瘙痒。

十一、尿 失 禁

尿失禁指您无法控制膀胱,会不小心漏尿,很多人都存在这个问题,也都在试着处理这个问题。虽然尿失禁在男性和女性中都可能发生,但在女性中更为常见。

在怀孕期间或之后、绝经期、衰老或体重增加时出现尿失禁是常见的。增加膀胱压力的活动,如咳嗽、大笑、打喷嚏和身体活动,都可能导致尿漏。尿失禁可能与激素变化、骨盆区域肌肉或韧带弱化或某些药物的使用有关。男性尿失禁可能与前列腺肥大有关。膀胱感染也会引起暂时性尿失禁。

尿失禁会影响生活质量,并导致其他健康问题。因尿失禁而感到尴尬的人会避免社交活动或性行为;有些人会因为尿失禁而失去信心,变得抑郁;漏尿还可能引起皮肤刺激和感染;经常想着要小便会影响睡眠,在冲进洗手间的时候被漏尿滑倒会导致受伤。

在许多情况下,尿失禁不能完全治愈,但可以控制,其中很多都是您在家就能完成的小事。如果以下方法都不能解决这个问题,您可以向医生咨询其他治疗方法,不要觉得不好意思,医生帮助了太多类似的患者,他们早已熟知这些情况和问题。

以下列出了持续性或慢性膀胱控制障碍的三种类型:

• **压力性尿失禁**,指在运动、咳嗽、大笑、打喷嚏或其他挤压膀胱的运动中少量尿液漏出。凯格尔运动可以改善这种情况。

• **急迫性尿失禁**,指过度充盈的膀胱,急需排尿,以至于来不及去厕所。

• **溢流性尿失禁**,指由于膀胱无力或男性前列腺肥大导致膀胱溢满而引起的渗漏。

(一) 尿失禁的家庭疗法

生活方式或行为的一点点有效改变是治疗尿失禁的第一步。对许多人来说,这些治疗有效地控制或治愈了尿失禁。

凯格尔运动可以增强骨盆底肌肉,从而更好地控制尿流,防止尿漏。学习凯格尔运动需要一些练习和耐心,可能需要几周时间才能感觉症状有所改善。

按照以下步骤进行凯格尔运动：

1.首先,找到控制您小便的肌肉。这样做的方法是在尿到中段时反复停尿,然后重新开始,把注意力集中在您感觉到挤压尿道和肛门周围的肌肉上。

2.在排尿时甚至不排尿时也可以练习挤压这些肌肉。如果您的腹部或臀部跟着运动,说明没有使用正确的肌肉。

3.挤压肌肉,保持3秒,然后放松3秒。

4.每次练习重复10~15次。

每天至少做30次凯格尔运动。凯格尔运动最好的一点就是您可以随时随地做,看电视广告的时候或等红灯的时候都可以,没有人知道您在做什么,除了您自己。

对于急迫性尿失禁,重新训练膀胱可能会有帮助。采取以下步骤重新训练您的膀胱:

1.练习"双排空"。尽量排空膀胱,放松一分钟,然后再试着排空它。这有助于完全排空您的膀胱。

2.练习在排尿前等待一定时间。这将逐渐重新训练膀胱的敏感性,延长排尿间隔时间。

3.训练自己有规律地排尿,每天每2~4小时排尿一次,无论您是否有排尿冲动。如果您现在需要每30分钟排尿一次,您可以从每40分钟排尿开始,然后慢慢地每2~4小时排尿一次。

一些生活方式的改变也可以帮助治疗尿失禁,包括:

1.少喝刺激膀胱和尿液产生的饮料,如酒精、咖啡、茶和其他含有咖啡因的饮料,这可以减少您上厕所的次数。

2.如果您超重,减肥可以减轻膀胱的压力。研究表明,减轻10%的体重可以改善许多人的尿失禁问题。

3.穿纸尿裤并不能治疗尿失禁,但有助于控制病情。

(二) 尿失禁的治疗方法和药物

如果生活方式或行为的改变不能缓解尿失禁,其他治疗可能会有帮助,包括药物的使用,如子宫托(一种薄而灵活的环,可以戴在阴道内以支持盆腔区域),或在某些情况下进行手术治疗。如果您有尿失禁,您不必默默忍受,请向医生咨询。

十二、口腔健康问题

健康的口腔对身体健康很重要。许多慢性病和药物会使口腔健康问题恶化。有证据表明,口腔疾病,如牙龈炎症(牙龈炎),可能会导致糖尿病、心脏病和脑卒中。良好的口腔健康也使人们更容易获得良好的营养和健康的饮食。

以下预防措施可以帮助您终身保持口腔和牙齿健康:

1. 每天用软毛刷或电动牙刷刷牙两次,每次至少 2 分钟。如果您觉得握牙刷有难度,可以使用大手柄牙刷。

2. 每天至少用牙线小心地剔牙一次。使用一个有角度的牙线架可以使牙线用起来更容易。水牙线对很多人也是有效的。

3. 选择含有氟化物的牙膏可以防止蛀牙。牙医可能也会推荐含氟漱口水或处方牙膏,以增加对蛀牙的防护。

4. 定期进行预防性口腔检查和洗牙,至少一年一次(如果需要可以增加频次)。让牙医或牙科保健师告诉您如何刷牙和用牙线洁牙以获得最佳效果。

5. 避免吸烟和咀嚼烟草,它们会导致口腔癌。

6. 如果您牙痛、对冷热敏感、牙龈红肿或出血、舌头或脸颊上有肿块或持续口干,立即寻求牙医的治疗。这些可能是龋齿、感染甚至口腔癌的早期迹象,早期发现和治疗非常重要。

7. 如果您有口干,请咨询医生,很多药物都会导致这种情况。白天要经常喝水。牙医可能也有其他建议。

本章讨论了一些慢性病患者最常见的症状和情绪的常见原因,描述了自我管理工具箱中的一些工具,您可以使用它们来处理自己的症状。需要每天都采取行动来控制症状,但有时这似乎还不够。有些时候,您可能想逃离周围的环境,享受"自己的时间"。这段时间可以让您将清思路,获得新的视角。下一章将讨论不同的方法来补充本章的管理工具与思考工具。运用您的思想力量可以帮助减少甚至预防一些症状。

■■■

正如本章中所指出的,滥用处方麻醉品和麻醉止痛药是一个复杂的问题。关于麻醉药物的更多信息,请参考附录 A(关于阿片类药物的使用说明),可以在自我管理资源中心的网站搜寻:www.selfmanagementresource.com/resources。

附录 A ▶ 关于阿片类药物的使用说明

当前,阿片类药物的过度使用是一个问题。许多阿片类药物是处方药,这是合法使用的。还有些人偷窃或从某些"特殊途径"购买阿片类药物,这些是非法的。阿片类药物的使用如此广泛,关于它们有许多传言和半真半假的说法。以下信息是为正在使用处方阿片类药物的患者,或知道有人正在使用它们的人提供的。

很多人都听说过阿片类止痛药,也有很多人去医院开过阿片类药物,或认识的人中有使用阿片类药物的(请注意,这里不包括滥用者)。像所有处方药一样,这类药物是有用的,但也会导致许多问题。许多合法使用阿片类药物的人希望减少使用阿片类药物或彻底不用阿片类药物,但他们害怕疼痛、戒断反应,甚至害怕让医生知道他们的这种想法。可能没有一组药物信息像阿片类止痛药那样不为人知,无论是公众还是卫生专业人员。以下内容将详细介绍处方阿片类药物的使用。

(一) 什么是阿片类镇痛药物

阿片类药物是最常用的处方止痛药。在美国,阿片类药物的医疗使用需要处方,没有处方就不能在柜台上购买阿片类药物。处方阿片类药物包括:

1. 对乙酰氨基酚 / 氢可酮(维柯丁,氢可酮)
2. 对乙酰氨基酚 / 羟考酮
3. 羟考酮(奥施康定,盐酸羟考酮制剂)
4. 羟吗啡酮(奥帕纳)
5. 芬太尼(芬太尼贴剂,芬太尼透皮贴剂)
6. 氢化吗啡酮(盐酸二氢吗啡酮)

虽然阿片类药物是最常见的,但其并不是医生开具的唯一止痛药,也有非阿片类药物可以帮助缓解疼痛,其作用方式与阿片类药物不同。例如,其他镇痛药物通过针对神经递质、其他引起疼痛的原因(如炎症),或通过处理加重疼痛的症状(如睡眠不足、压力或抑郁)来帮助缓解疼痛。这些药物不是阿片类药物。

(二) 如何使用阿片类药物

阿片类药物对通常由疾病、损伤或手术引起的急性疼痛特别有用。一旦开始服用,通常在几天后疼痛开始好转,就不再需要阿片类药物。有时对疼痛的恐惧比疼痛本身更可怕。有充分理由开始服用阿片类药物者,担心在手术或事故后立即出现的剧烈疼痛会再次出现,因此他们会继续服用药物。大多数情况下,当一个人在急性发作后停止服用阿片类药物时,会出现疼痛,但不是强烈的急性疼痛。这种疼痛通常可以用非处方止痛药来解决,比如对乙酰氨基酚、布洛芬、萘普生,或者最好的止痛药之一——阿司匹林。

就像身体需要时间来治愈,疼痛也需要时间来减轻,这不是一下子解决的。然而,许多人(甚至包括一些健康专业人士)都认为阿片类药物可以消除所有疼痛。当这种情况没有发生时,人们可能会要求医生开具更多的阿片类药物,而如果疼痛没有完全消失,则会要求加量。

阿片类药物使用存在问题的另一个原因是，人体会对阿片类药物产生耐药性。耐药性意味着药物效果不佳，因此错误地认为需要服用更多的药物来缓解疼痛（耐药性和上瘾是不同的）。在过去，医生为了帮助患者，会继续给患者使用阿片类药物，当患者持续疼痛时，会增加剂量。意识到这种情况可能发生，您就可以避免这种误区和随之而来的风险。

更高剂量的阿片类药物并不能更好地缓解疼痛。一个鲜为人知的事实是，服用阿片类药物超过几周后，疼痛减轻幅度仅为 25%~30%。与其采取更多的不太有效的措施，不如考虑其他低风险的疼痛治疗，如睡眠、物理治疗、锻炼、保持社交活动和放松。本书中描述了所有这些有效的方式。

（三）长期服用阿片类药物会出现什么问题

长期使用阿片类药物会有很多副作用和问题，这就是为什么人们如此关注这个问题。奇怪的是，您服用阿片类药物的时间越长，这些症状就会越严重。**这些问题包括：**

1.睡眠障碍（还记得前文描述的"症状的恶性循环"吗，睡眠障碍实际上会增加您的疼痛）。

2.心情不好/抑郁（也会增加疼痛）。

3.疲劳（还是会增加疼痛！）。

4.便秘。

5.女性雌激素水平降低，男性睾酮水平降低，导致性欲和性能力下降，也会导致易怒、情绪波动和身体变化。

这些副作用很严重，但最严重的问题是长期使用阿片类药物会给一些人带来更多的疼痛。解决办法不是服用更多的阿片类药物，而是停止使用阿片类药物，以不同的方式治疗疼痛。

（四）如何分辨自己上瘾了，为何会上瘾

上瘾是指当一个人服用某种物质（比如阿片类药物）后，尽管很想停止，或者尽管这种物质对其生活和人际关系有很多负面影响，却停不下来。即使是医生为治疗与医学有关的疼痛而开的处方，也有可能使患者对阿片类药物上瘾。一个人的生活可能开始以阿片类药物为中心，他们只专注于获得、服用和想着阿片类药物。对许多人来说，继续使用阿片类药物可能会开始影响日常生活，如工作、学习、人际关系和健康。通常，上瘾的人没有意识到他们正在对自己、朋友和家人造成伤害。

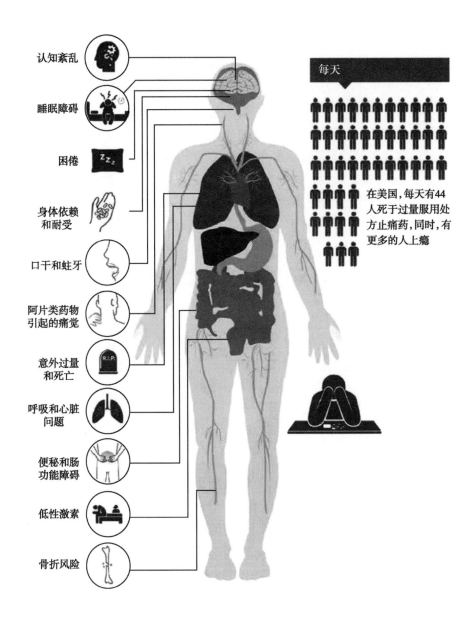

认知紊乱

睡眠障碍

困倦

身体依赖
和耐受

口干和蛀牙

阿片类药物
引起的痛觉

意外过量
和死亡

呼吸和心脏
问题

便秘和肠
功能障碍

低性激素

骨折风险

每天

在美国,每天有44人死于过量服用处方止痛药,同时,有更多的人上瘾

　　每天多次服用阿片类药物持续数周以上者,如果突然停止服用阿片类药物或少服用一次,就会出现戒断症状。戒断症状并不意味着一个人上瘾了,相反,戒断症状是身体对阿片类药物产生依赖的自然迹象,而阿片类药物是防止戒断症状所必需的。许多对阿片类药物没有上瘾的人希望减少使用阿片类药物,因为他们不希望产生依赖性。

　　许多人认为,如果他们完全按照医嘱服用阿片类药物,就不会上瘾。事实并非如此,即使是使用处方阿片类药物也可能导致上瘾。身体上的痛苦和情感上的痛苦是密切相关的。人们很容易因为身体上的问题而服用阿片类药物,但最终会因为情绪方面的问题而服用更多。人们很容易会长期服用阿片类药物,因为这似乎可以缓解压力和不愉快的情绪,而且人们可能怕停药会产生戒断反应。有香烟、酒精或药物上瘾史的人更容易出现阿片类药物上瘾。

（五）怎样减少阿片类药物又不产生严重的不良反应

人们通常认为他们不能减少或停止使用阿片类药物，否则疼痛会加重（更糟糕）或产生戒断反应。事实上，如果使用方法正确，阿片类药物可以减量或逐渐减量，而不会增加疼痛。研究表明，当阿片类药物用量显著减少时，疼痛感不会增加，很多患者的疼痛感还会减轻。

为了实现这些积极的结果，阿片类药物的减量必须非常缓慢，通过在很长一段时间内逐步少量减少剂量来实现。这样做会"欺骗"身体，使其察觉不到药物的任何变化。身体有时间进行调整，可以防止戒断症状。使用一种缓慢、温和的减量方法，即使多年来一直服用大剂量阿片类药物者也能成功减量。不要自己在家试着减量，一定咨询医生，找到适合您的方法。如果医生对减量不太了解，带着这些信息，请他们查阅以下减少阿片类药物的建议和其他阅读材料中列出的资源。这是医学一个非常新的领域，并非所有医生都是万事通。然而，所有的医生都应该愿意了解新的信息。

（六）减少阿片类药物的建议

1. 与医生沟通　与医生分享您想慢慢减少阿片类药物的意愿。

2. 考虑诸多因素　考虑至少花三个月的时间来减少 50% 的阿片类药物。

3. 不要急，慢慢来　给您的身体足够的时间来适应剂量的减少，如果您有症状或正处于压力期，可以暂停阿片类药物的减量行动。

4. 一次做一件事　在阿片类药物减量期间，不要改变其他用药。

5. 每天使用身心放松技巧　每天使用放松技巧，帮助您控制因减少阿片类药物而产生的恐惧或压力（参见第 114 页的"放松技巧"）。良好的压力管理有助于降低疼痛感。记住，越少的疼痛＝越少的用药。

6. 开始（或继续）适当的锻炼计划　锻炼有助于压力管理和全身健康。如果您还没有这样做，现在是开始的好时机。

7. 善待自己，并为自己感到骄傲　您正在做一件非常重要的事情，它将在未来几年里有益于您的健康和幸福。

（七）阿片类药物的安全性

如果阿片类药物使用错误，与某些其他药物或酒精混合使用，或者服用过大剂量，都是危险的。遵循以下步骤来保护自己和他人的安全：

1.**把药物放在安全的地方** 把阿片类药物锁在保险箱里。这样做可以防止药物被孩子、家庭成员或访客接触到。孩子如果误服，哪怕一片药都有可能致命。

2.**按处方服药** 不要服用超过处方剂量的阿片类药物。

3.**自己的药只能自己用** 不要把您的阿片类药物给别人，也不要吃别人的阿片类药物。

4.**告诉医生**您所服用的全部药物。

5.**如果您喝酒**，请告诉医生，这事关您的生命。

拓展阅读

为了了解更多关于这个主题的信息，建议您搜索以下资源：

图书《减轻疼痛，减少用药：避免处方阿片类药物的危险，控制慢性疼痛》（*Less Pain, Fewer Pills: Avoid the Dangers of Prescription Opioids and Gain Control over Chronic Pain*），由 Bull Publishing 出版。书中阐述了关于阿片类药物使用的信息，以及阿片类药物减量的具体操作步骤。内含放松的 MP3 音频文件，以帮助减少疼痛和阿片类药物使用（https://www.bullpub.com/less-pain-fewer-pills.html）。

第六章

运用思维去处理症状

思维、态度、情绪与我们的身心健康息息相关。一位自我管理者说："心态不能决定一切，但心态非常重要。"您的身体不是一台没有意识的机器，思维、感觉、心情和行动对健康都有重要影响，它们决定了一些疾病的发生、多数疾病的进展以及几乎所有疾病的管理。思维的变化会有助于症状的改善、整体幸福和健康。

研究表明，思维和情绪会刺激某些荷尔蒙或化学物质在身体内发出信息，这些信息会影响身体的运作过程。例如，思维和情绪可以改变心率、血压、呼吸、血糖水平、肌肉反应、免疫反应、专注力、受孕能力，甚至战胜疾病的能力。

每个人都曾在某些时候感受过心理的力量以及它对身体所产生的影响。无论是积极的，还是消极的，这些想法和情绪都会以不同的方式引起身体的反应，比如心率和呼吸会加速或减慢、出汗或冒冷汗、脸红或流泪等。有时，仅仅是某段记忆或某个影像也能触发这些反应。例如：想象您正拿着一个大个鲜黄的柠檬，把它移近您的鼻子，您闻到强烈的柑橘香气；咬一口柠檬，柔软多汁，满口都是柠檬汁，顺着下颌滴落；现在您开始吮吸柠檬酸汁液。怎么样？您的身体开始作出反应，嘴巴紧闭并开始分泌唾液，甚至您还会闻到柠檬的香味。实际上您并没有品尝和闻到真实的柠檬，所有这些反应都是由心理和大脑对真实柠檬的记忆所触发的。

上述例子展示了心理对身体的影响力，也为我们选择利用心理调节帮助管理慢性病症状提供了一个很好的佐证。通过训练和练习，人们能够学会用心理去放松身体、减轻压力和焦虑、缓解身体和心理症状引起的不适和不愉快。这种心理调节也可以有效舒缓与各种疾病相关的疼痛和气促，甚至还有助于降低对服用一些舒缓症状药物的依赖。我们已经为您准备好了多种有效的药物，它们就在您自己大脑的"药房"里。

本章将描述几种不同的运用心理调节去处理症状的方法。由于要用思维能力让我们的身体发生变化，这些方法通常也被称为认知技巧。

当您阅读时，请记住以下内容：

1. 引起症状的原因有很多，所以也就意味着，管理症状的方法也多种多样　如果您了解自身症状的性质以及引起症状的各种各样的原因，那么您将会更好地管理这些症状。但需要注意的是，心理调节并不总是有效的，您无须为引发病情或未能治愈它而负责，但您有责任采取行动来帮助管理好您的病情。

2. 并非所有的管理技巧对每个人都适用　应当由您自己去尝试并找出对您最有效的技

巧。灵活一点,包括尝试不同的技巧并监测结果,从而决定哪种技巧在何种情况下对哪些症状最有帮助。要多尝试! 如果您没有时间或精力去尝试本书中的所有建议和忠告,也不要感到沮丧。即使是本书的作者也不能掌握书中讲到的所有方法或技巧!

3. 新技能的掌握需要时间　在确定一个新技巧对您是否有效之前,给自己几周的时间来练习它。要想使任何处方起作用,前提是您得先服用它。仅仅知道一个技巧是不够的,如果您想学习、成长、变得更健康,就需要采取行动并承担一定的风险。您必须切切实实地做一些不同的事。要学习,就要采取新的行动,而不仅仅是获取新的信息。当您读这本书的时候,如果脑海中闪现的想法是"我早就知道这些了"或"这东西太简单了,根本没用",请重新考虑一下。知道某件事和将其付诸日常实践是两件不同的事情,知易行难。

4. 本章介绍的一些技巧可能看起来很愚蠢、重复或者不适合您　别担心,毕竟不是每个人都喜欢同一类型的饼干,但这并不意味着一个人会不喜欢所有的饼干。本章介绍的一些技巧就像饼干,您会喜欢一些而不喜欢另一些。仔细挑选一下,如果您不喜欢某一种技巧,可以再试试另外一种。

5. 不要轻易放弃　正如运动和其他新技巧一样,只有通过练习和长期的坚持,才能从运用心理调节管理症状中获益。所以,即使在您感觉没有取得预期效果的时候,也不要放弃。另外,应不断对自己的努力给予适当的奖励。

6. 技巧不应该有负面作用　如果使用某一类心理调节工具会使您受到惊吓、感到愤怒或抑郁,就不要再继续使用了,可以尝试一下另一种技巧。

7. 技巧需要配合常规的医学治疗使用　幸运的是,您无须在药物治疗或身心医学之间做出选择,您可以使用任何一种或两者联合使用。这里描述的身心医学的技巧有助于改善药物和其他医疗措施的效果。

身心医学方面的技巧一般是安全的,没有副作用,不会导致不良反应,也没有过量的风险。最常见的"副作用"是一种积极的幸福感、自信心增强、情绪改善、更好的睡眠质量。由于身心医学技巧涉及学习和实践新技能,因此其带来的收益也是长期持续的。在您余生任何时候,只要您需要,都可以安全地使用它们。而不像许多药物,一旦停止服用,药物的改善作用可能会立即终止。本章描述的这些技巧将给您更多的主导权。

一、放松技巧

放松主要指通过使用思维技巧来减少或消除身心紧张,通常可以改善睡眠质量,减少压力、疼痛和呼吸急促。放松不是万能药,但它可以作为治疗计划中一个重要的组成部分。

放松技巧有很多种,每一种都有专门的指导和用途。有些用于放松肌肉,而另一些则主要用于减轻焦虑和情绪压力,或转移注意力。所有这些放松技巧都有助于症状的缓解。

"放松"这个词对不同的人有不同的含意。大多数人都能找到令自己放松的方法,例如散步、看电视、听音乐、编织或做园艺,这些都是很好的放松策略。您也可以学习一些特定的放松技巧来平静心灵、放松身体、减轻症状。以下内容将讨论可以用来放松的日常活动以及经过使用证实有效的放松技巧。

(一) 令人身心愉悦的活动

有些类型的放松活动非常容易、自然和有效,以至于人们并不认为它们是"放松技巧",感受和体会所有的感官都可以放松和精力恢复。可以考虑让以下放松活动成为您每周生活的一部分。

1. 打个盹儿或者洗个热水澡。

2. 蜷曲着看一本好书或听一本好书。

3. 看一部有趣的电影。

4. 做一架纸飞机,在房间里让它飞行。

5. 按摩(或给另一个人按摩)。

6. 偶尔品尝一杯红酒或调一杯茶。

7. 建个小花园或在室内种植美丽的植物。

8. 做做手工艺,如编织、陶艺或木工艺。

9. 看最喜欢的电视节目。

10. 听有趣的广播。

11. 读一首诗歌或鼓舞人心的谚语。

12. 散步。

13. 收藏硬币、民间艺术品、贝壳或小玩意儿。

14. 听喜欢的音乐或大自然的声音(风声、水声、火焰燃烧噼里啪啦的声音、小鸟呢喃的声音等)。

15. 绕着屋子唱歌或跳舞。

16. 把纸揉成一团球状,把废纸篓当作篮球圈,进行投篮活动。

17. 观赏水景(海洋、湖泊、溪流或喷泉)。

18. 观赏天空中的云或星星。

19. 趴在桌子上,闭上眼睛休息 5 分钟。

20. 揉搓双手直到暖和后,覆盖在闭着的双眼上。

21. 大力摇晃双手和手臂 10 秒钟。

22. 打电话给朋友或家人聊天。

23. 微笑着向陌生人介绍自己。

24. 为别人做一些好事和意想不到的事情。

25. 和宠物一起玩。

26. 到心目中最喜欢的度假胜地旅游。

我们遗漏了您最喜欢的活动方式？别担心！您可以将您喜欢的活动添加到列表中。

（二）自然疗法

如果您住在城市里，或者大部分时间都在室内，您可能会患上所谓的"大自然缺失症"。好消息是，您可以自行治愈这种状况，只需要去户外走走就行。几千年以来，人们不断被告知要暴露在自然环境中进行治疗。远离人工照明，从过多的电脑和电视屏幕时间中休息一下，把手机放在口袋里，去户外。在公园里短暂散个步，或去美丽的户外做一次长期的旅游，都可以恢复您的身心。

如果花一些时间去留意，您会发现几乎每个户外地方都有一些有趣或美丽的东西。小到您看到蒲公英从人行道上的裂缝中推挤而生，会觉得令人鼓舞；您也可以把大自然带到室内，比如植物、宠物、鱼缸、收集的岩石或松林气味；在窗外挂一个喂鸟器，或从您的图书库中找一本自然摄影书看看；浏览关于自然故事和照片的网站；即使跟宠物玩耍或者抚摸宠物几分钟也能降低血压，使心神不宁的情绪平静下来。

（三）放松的自我管理方法

下面是一些练习放松技巧的通用建议：

• **选择一个清静的地方和时间**，确保至少 15~20 分钟内不会被打扰。如果觉得这个时间太长的话，可以先从 5 分钟开始。顺便提一下，浴室是许多家里唯一清静的地方，这也是个不错的选择。

• **每天或者每隔一天尝试练习这些技巧** 1~2 次。

• **请勿在需要集中注意力时**（如驾车或者做其他需要集中注意力的活动）练习这些放松技巧。

• **不要盼望出现奇迹**。有一些技巧，使用后可以快速产生效果。然而，也有一些技巧，通常在实践几周之后才能产生效果。

• **放松应该是有帮助的**。最糟糕的情况是您可能会觉得某个技巧令人厌烦。如果某个技巧使您有不愉快的感受，或者让您更紧张或焦虑，请务必更换为其他的症状管理技巧。

以下列出的一些技巧，您可以每天使用来调节身心。

1. **身体扫描**　为了放松肌肉，您需要学习如何审视身体以发现哪些部位是紧张的，这样做有助于您知道如何放松。第一步要熟悉紧张感和放松感之间的差别。身体扫描的练习将教会您比较这些感觉,并且随着不断练习,您可以找到并放松身体任何部位的紧张。进行身体扫描最好的姿势是仰卧,采用其他任何让您感觉舒适的体位也都可以。按照以下"身体扫描的文字指引"中的步骤,可以确定您身体哪个部位是紧张的。

身体扫描的文字指引

找一个感觉舒适的位置,让自己彻底躺下来,您可能会渐渐闭上双眼,从现在开始,将注意力集中在呼吸上,吸气,让呼吸逐渐向下一直到您的腹部。然后呼气,再来一次,吸气,呼气,注意呼吸的自然节奏……

接下来,将注意力集中到脚上。从脚趾开始,注意那里的任何感觉——暖和、凉快,无论有什么感觉,您只要简单地感受它就行。用您的心灵之眼,想象一下,当您吸气的时候,呼吸一直向下进入脚趾,带来新鲜的空气,现在,注意您脚上其他地方的感觉。不要去判断或思考您的感受是什么,只要简单地熟悉脚部的体验,您的身体下面有足够的支撑。

接下来,将注意力集中到小腿和膝盖。这些肌肉和关节为我们做了很多工作,但通常我们并未给它们应有的关注。所以,屏住呼吸一直到膝盖、小腿和脚踝,请将注意力集中到上述部位出现的任何感觉,确认您是否可以简单地保持感觉,吸入新鲜空气,并在呼气时释放紧张和压力,让肌肉放松和舒缓。

接下来,您的注意力转移到大腿、臀部和髋部的肌肉、骨骼和关节上,屏住呼吸到达大腿,体会您所经历的任何感觉,可能是温暖、凉爽、沉重或轻盈。您可能会意识到与身体下面物体的接触,或者可能是血液的脉动。无论那里有什么,重要的是,您正在花时间学习放松,越来越放松,吸气,呼气。

接下来,将您的注意力转移到背部和胸部。感觉呼吸充满腹部和胸部,注意那里的任何感觉,不要判断或思考,只要简单地体会此时此处的感觉就可以。吸气,让新鲜空气滋养肌肉、骨骼和关节,然后呼出所有的紧张和压力。

接下来,将您的注意力集中到颈部、肩部、手臂和手掌。屏住呼吸穿过颈部和肩部一直到指尖。不要太用力以免无法放松,只要体验此刻身体这些部位的感受即可。

最后,将注意力转向面部和头部,注意从后脑勺开始的这种感觉,沿着头皮向上,向下进入额头,然后注意眼部及眼睛周围的感觉,向下进入脸颊和下颌,继续吸入新鲜空气让肌肉放松舒缓,呼气释放出紧张和压力。

饱吸新鲜空气,扩散全身,从脚底一直向上延伸到头顶,然后呼出所有残存的压力和紧张,现在花几分钟享受这种沉静,吸气,呼气,清醒,放松,沉静,此时身体扫描接近尾声,回到现实,带着任何放松的感觉,舒适,平静,无论是什么感觉,告诉自己您可以在自行选择的任何时间和地点重复这个练习,然后,您就可以睁开眼睛。

2. 放松反应 Herbert Benson 医生开展的"放松反应"研究发现,人体有多种自然的状态。您可能听说过"战斗或逃避"这种应激反应,当人们面临巨大的危险时身体会变得十分紧张。而当危险过去后,身体会倾向于放松,这就是放松反应。随着人们的生活节奏越来越快,身体会倾向于长期保持紧张状态,久而久之会导致丧失放松的能力。学习如何促使您的身体启动放松反应有助于改变这种状况。

创建自己的放松反应,首先要选择一个安静的环境,不会被外界所打扰。找一个您可以舒舒服服待上 20 分钟的地方。**现在,集中注意力做以下步骤:**

(1) 闭上眼睛。

(2) 放松所有肌肉,从脚开始逐渐到脸,使它们保持放松。

(3) 用鼻子吸气。关注自己的呼吸,选择一个字、一样东西或一种愉快的感觉,例如,重复一个字或音调(例如"一"字),凝视一个标志(可以是一朵花),或专注于一种感觉(例如平静)。当用嘴向外呼气时,说出自己默读所选的字。试着集中精力于您所选的字、音调或标志上。

(4) 呼吸时,不要强迫自己,放松按照自然呼吸原有的节奏进行。当一些分散注意力的想法、感觉或影像出现时,留意它们是什么。但是不要理会它们,轻轻地回到您的呼吸,并将注意力转到重述所选择的字上。不用担心您是否成功达到了一次深层次的放松,它终会实现的。

(5) 连续做这种放松练习 10~20 分钟。您可以睁开眼睛看时间,但是一定不要设闹钟。做完之后,安静地坐上几分钟,不要睁开眼睛,也不要站起来。

3. 静息反射 Charles Stroebel 医生研发了一种叫作"静息反射"的放松技巧。这种方法有助于缓解短期压力,如平息吃饭或抽烟的冲动,阻止路怒反应,还可以帮助您处理日常生活中的烦恼。其也能缓解肌肉紧缩、牙关紧闭和憋气的情况。

无论何时只要您感觉压力爆棚的时候,您就可以在一天中多次使用静息反射,睁着眼睛或闭着眼睛进行都可以。**要练习这一技巧,集中注意力做以下步骤:**

(1) 意识到是什么让您倍感压力:诸如,一个响铃电话、一个令人愤怒的评论、想要吸烟的冲动、一个令人担忧的想法等。

(2) 对自己重复"警觉的心灵,平静的身体"这句话。

（3）让眼睛和嘴角上扬，发自内心地微笑。这样您的面部肌肉就不会产生恐惧或愤怒的表情。内心的微笑是一种感觉，其他人是看不到的。

（4）缓慢地吸气，数到3，想象着呼吸从您的脚底进来。然后缓慢地呼气，感觉您的呼吸沿着大腿向下，通过您的脚向外释放。让您的下颌、舌头和肩膀肌肉感到放松。

经过几个月的练习，这种静息反射会成为一种本能，只需几秒钟就能搞定！

4.**正念**　当练习正念时，您将集中注意力于眼前，而无须判断这个时刻为快乐或悲伤、好或坏。正念包括尽可能地充分用心地活在当下的每个时刻，哪怕是痛苦的时刻。正念不仅仅是一种放松技巧，它是一种对生活的态度，是一种每时每刻都能平静地观察和接受任何正在发生的事情的方法。

这听起来可能很简单，但我们静不下来的、判断性的思维使它变得相当困难。就像一只不安分的猴子从这根树枝跳到另一根树枝一样，人们的思想也总是从一个想法跳到另一个想法。

练习正念时，试着把注意力集中在当下。正念的"目标"只是观察，并不是试图改变或改进任何事情。但是这个练习可以积极有效地改变人们的思维。观察和接受生活的本来面目，接受所有的快乐、痛苦、挫折、失望和不安全感，会使您变得更平静、更自信、更好地应对随之而来的一切。

要塑造您的正念能力，请遵循以下步骤：

（1）舒适地坐在地板上或椅子上，背部、颈部和头部挺直，但不僵直。

（2）集中在单个物体或活动上，如您的呼吸。把注意力集中在感受空气的流动上，随着每一次呼吸进出您的鼻孔。不要试图通过加快或减慢呼吸来控制您的呼吸，只要体会它就好。

（3）即使您决心把注意力放在呼吸上，您的思维也会很快离开。当这种情况发生时，观察您的思维去了哪里：可能是一段回忆，对未来的担忧，身体的疼痛，也可能是一种不耐烦的感觉。然后慢慢地把注意力再转回到呼吸上。

（4）用呼吸作为一种稳定器，来调节您的身心活动。每次有想法或感觉出现时，承认它即可。不要分析或判断它，只需观察它，然后回到您的呼吸。

（5）放下那些要有所成就或要做某些特殊事情的想法。只要把正念时刻随着一次次的呼吸串在一起。

（6）起初，练习5分钟就可以，甚至1分钟也可以。您可能希望逐渐延长时间到10分钟、20分钟或30分钟。

正念训练就是对时时刻刻意识的练习。您可以将正念应用于任何事情，如吃饭、洗澡、工作、交谈、做杂事或与孩子玩耍。例如，您一生中进行过多少次沐浴或淋浴？您多久一次能够真正注意到洗澡后擦干时毛巾落到皮肤上的感觉是多么美妙？或者您的思想是否迷失在别的想法中？下次洗澡的时候试着和您的毛巾交个朋友，给自己1分钟的馈赠，充分注意毛巾落在皮肤上的感觉,不同的动作会产生不同的感觉,等等。抑或,品尝食物,观赏它们的样子,闻一闻,在口中感受一下。注意您的冲动,不要匆匆吃掉这一口而继续下一口,而要停留在已经吃下去的这一口。

正念不需要花费额外的时间。大量的研究已经证实正念练习在缓解压力、减轻疼痛、提高注意力和缓解各种其他症状方面的益处。

二、想 象

您可能认为"想象"一直都在您的脑海中,但实际上,您想象中的想法、文字和图像都会对您的身体产生非常真实的影响。您的大脑经常无法分辨您是在幻想中还是某件事真的发生了。回想一下本章开始时想象柠檬的练习,或者,在观看惊悚电影时,您可能会心跳加快、呼吸急促或颈部肌肉紧张。电影中的图像和声音导致了这些感觉。在梦中,您的身体会对恐惧、喜悦、愤怒或悲伤作出反应,这一切都是您的想象力带来的。如果您闭上眼睛,生动地想象自己在一个安静的游泳池里,或者在温暖的海滩上放松,您的身体也会在某种程度上作出反应,就好像您真的在那里一样。

引导性想象和想象可视法可以使您通过发挥想象力来缓解症状,这些通过使用治疗图像和建议来完成。

(一) 引导性想象

引导性想象如同一个引导性的白日梦,可以使您转移注意力,通过将您引导到另一个时空而把您的注意力从症状上转移。想象自己身处安宁的环境,可以帮助您达到更深层次的放松。

引导性想象中,把注意力集中在一个图像上。想象一个瀑布、秋高气爽的一天或者一个最喜欢的海滩,然后添加其他感官——气味、味道和声音,使图像更加生动有力。

有些人的视觉非常发达,很容易用他们的"心灵之眼"看到图像。即便如此,如果您的图像不像一部伟大电影中的场景那么生动,也无须担心。人们的意象各有不同,这是十分正常的。重要的是要尽可能多地关注细节,并通过使用您所有的感官来加强图像。添加真实的背景音乐也可以增加引导性想象的效果。

引导性想象中可以由您完全掌控,您就是这部电影的导演,可以把任何想要的想法或感觉投射到您的心理屏幕上。如果不喜欢某一特定的形象、想法或感觉,那么就把您的意识转向更加舒适的东西。您可以通过图像来摆脱那些不愉快的想法,例如,可以把它们放在木筏上,看着它们漂走;用一把大扫帚把它们扫走;或用一个巨大的橡皮擦擦掉。在任何时候,您都可以睁开眼睛停止练习。

本书第 122 和 123 页是引导性想象的文稿,将会带您经历一次精神上的漫步。使用想象时,请遵循以下步骤:

1.阅读数遍文稿直到您熟悉了有关景象,然后找一个安静的地方坐下或躺着,尝试在脑中再现这一情景。完成文稿中的内容需要 15~20 分钟。

2.找家人或朋友为您缓慢地阅读文稿。

3.可在自己或他人阅读文稿时将其制作成一段录音以便随时可以播放。

4.使用预先录制的、具有类似引导性想象脚本的磁带、CD 或数字音频文件(请参阅 www.bullpub.com/resources 网站上“放松技巧 / 引导性想象”部分中的示例)。

5.请随意对文稿进行编辑或更改,从而创建属于您自己的想象旅程。

(二) 想象可视法

想象可视法类似于引导性想象。与引导性想象不同的是,想象可视法允许您自己创造影像,而不是为您推荐一些影像。它是另外一种可以让您随心所欲地塑造自己的方式。当您在做梦、担忧、看书或听故事时,您就已经在尚不自知的情况下采用了某种形式的想象可视法。在所有这些活动中,脑海会产生影像让我们看。当我们制定一天的计划,考虑所做决定的可能结果,亦或为某件事情或某个活动进行排练时,也会使用想象可视法。想象可视法可以通过不同方式进行,可以在一段较长的时间内使用,也可以在您从事其他的活动时使用。但是千万不要在开车或进行其他需要集中注意力的活动时使用想象可视法。

使用想象可视法的其中一种方法是回忆您过去快乐的情景或在心里创造新的场景。试着回忆曾经使您快乐的某个特别节日或聚会的每个细节。那里都有谁? 发生了什么事情? 您做了什么或讲了哪些话? 您也可以通过记住一次度假或其他重要及愉快事件的细节来使用想象可视法。

想象可视法也可以用于计划未来一些事情的细节或为一个幻想设计细节。例如,可以想想这些问题的答案:您打算怎样去花一百万美元? 您理想中的浪漫邂逅是怎样的? 您理想的家或花园看起来该是什么样? 在期待的假期里您想去哪里以及想做什么?

想象可视法的另一种形式是在心里想象一些符号来代表身体不同部位感到的不适或疼痛。比如,一个疼痛的关节可能会发红,或者胸部收紧就如同被裹了一条紧身带。形成了这些影像之后,您就能试着去改变它们:红色会慢慢地全部消褪,紧身带会不断地拉长直至脱落,这些新的影像会改变您对疼痛或不适的看法。

想象可视法有助于建立信心和技巧。因此,它是一个帮您设立并实现个人目标的有用方法(见第二章“成为一个积极的自我管理者”相关内容)。在制定了每周行动计划之后,花几分钟时间来想象一下自己正在计划中的事情:散步、做运动或服药。在心里排练将要采取的这些步骤是为了成功地实现您的目标。

引导性想象文稿：乡间漫步

现在给自己一些时间，令您的思想和身体平静下来。无论此刻身在何处，只需舒适地安顿下来。如您喜欢，可闭上眼睛。深深地从鼻子吸入一口气，充满到您的肺部和腹部；然后噘起嘴唇，将气徐徐地、完全地呼出，让您的身体重重地下沉……再次通过您的鼻子吸气，一直向下到您的腹部，然后噘起嘴唇缓慢地呼气，释放所有的紧张，抛开脑海中的一切，让自己的注意力只集中在此时此刻……

想象自己正在走过一条宁静古老的乡村小路。暖和的阳光轻吻着您的背，小鸟在唱歌，空气平静而芬芳……

无须匆促，您注意到自己步履轻松自由。您沿着这条路行走，欣赏着周围的环境，穿过一扇旧门。

它看起来很诱人，您决定穿过大门。在您打开门的时候，门嘎吱作响。

您发现自己进入了一个古老的花草丛生的花园，花儿随处生长盛开，葡萄藤在断树上攀爬，青葱草地，绿树成荫。

深呼吸，享受醉人的花香，听听鸟唱虫鸣，一股微风拂过，您的皮肤感到凉爽。您全身的感官都活跃过来，回应着这个愉快宁静的时刻和地方。

当您准备好继续前进，您悠闲地沿着花园小径最终来到一个茂林之中。您的眼睛发现树木和植物宁静地生活，阳光透过树叶照射下来，空气和缓清凉，您轻闻着树木和泥土的芬芳，渐渐地察觉到附近溪流的淙淙回响。驻足片刻，您沉浸在这些风景和声音中，深深吸入清凉芳香的空气，每一次呼吸，您都会有清新的感觉。

继续沿着这条路走一段时间，您来到了溪流。流水清幽，自由地在石头和断木之间流转。沿着溪旁小径往前走，不一会儿，您走到一个阳光明媚的空地，这里有一条小小的瀑布正潺潺流落进平静的池水中。

您找到一个很舒适的地方，安然坐下，这个地方非常完美，令您可以完全放松。

您感觉很惬意，尽情地享受这个宁静地方的温暖和独处。

过了一会儿，您知道是回程的时候了。您站起来，带着轻松和舒适，沿着小路往回走，再次穿过清幽的茂林，经过阳光普照的大花园，最后再次深深呼吸芬芳的花香，从吱吱作响的大门出来。

现在您离开这片世外桃源并回到乡村小路，您感到平静和精力充沛。您心怀感激，清楚知道，每当自己想要精神焕发的时候，都可以随时回到这个特别的地方。

现在到了结束这段放松的时候了。您可能想要花点时间，想象一下自己带着这种平静和精力恢复的经历回到您生活的日常活动中,当您准备好了以后,深呼吸一下,然后睁开眼睛。

引导性想象文稿:海滩漫步

首先找到一个舒适的姿势,无论坐着还是躺着。松开任何紧身的衣服,让自己尽可能舒适。双腿分开,双手垂落两侧或置于膝上,如果您还有任何不舒服,就转换到一个更舒适的姿势。

当您准备好了,逐渐闭上眼睛,将注意力转向您的呼吸。吸气,腹部鼓起,带来新鲜的空气滋养您的身体。然后呼气。注意呼吸的节奏——吸气,呼气,不要以任何方式控制它,只专注于您呼吸的自然节奏。

现在,在您的脑海里,想象一下自己站在美丽的海滩上。天空蔚蓝,蓬松的白云慢慢飘过,您沉醉在美丽的色彩中……温度不冷不热刚刚好,阳光明媚,您闭上眼睛,沐浴在温暖的阳光中,微风轻抚着您的脸,完美地配合着阳光。

然后,您转过身,俯瞰浩瀚的海洋,听到海浪轻柔地冲刷海岸的声音,鞋子下面踩着湿润的沙子,有点坚硬,或者,如果您决定脱下鞋子,您可能会喜欢上站在凉爽潮湿的沙子里的感觉,您还可以让翻卷着的海浪轻轻地冲过双脚,或者您只是停留在海浪无法触及的地方……

远方,您听到海鸥在相互呼唤,鸟儿优雅地在空中滑翔。当您站在那时,注意到这里特别容易产生一些放松、舒适或平静的感觉,无论那是什么。

现在,沿着海岸散步。转身,随意地沿着海滩漫步,享受海浪的声音、阳光的温暖、微风的轻抚。当您前行的时候,不要着急,您的步伐变得越来越轻快、潇洒,您闻到海洋的气味,停下来呼吸新鲜空气,然后继续前行,享受这个地方的宁静。

过了一段时间,您决定休息一下。您找到一个舒适的地方,坐着或躺着,给自己一点时间,单纯地享受这个特殊地方……

现在,您准备返回了,您站起来,舒适、悠闲地沿着海滩往回走,带着任何放松、舒适、平静、愉悦的感觉,注意在这里是多么容易。一直走到您开始漫步的地方……

现在停下来,最后再看看周围,欣赏天空和大海的鲜艳色彩,海浪冲刷海岸的轻柔声响、阳光的温暖、微风的凉爽。

当您准备离开这个特别的地方时,带着快乐、放松、舒适、平静的感觉,无论是什么,知道您可以选择任何适当的时间和地点回来。

现在把您的意识带回现实,专注于您的呼吸,吸气、呼气,再做几次呼吸,等您准备好了,睁开眼睛。

(三) 不同条件下的想象

您有能力创造特殊的意象来改善特定的症状或疾病。使用对您来说强有力、有意义和生动的图像,如果可能的话,使用您所有的感官来创建图像,这个图像不需要特别精确就能起效,只要发挥您的想象力并对自己充满信心就可以。下面是一些可以起作用的图像的例子:

1. 用于缓解紧张和压力

- 一根紧紧的、扭曲的绳子慢慢解开。
- 蜡烛软化、融化。
- 紧张感从您的身体里旋出,然后顺着排水管往下。

2. 用于治疗伤口和受伤

- 石膏覆盖在墙上的裂缝上。
- 细胞和纤维用很强的胶水粘在一起。
- 一只鞋的鞋带系紧了。
- 把图块拼在一起。

3. 用于动脉疾病和心脏病

- 一辆微型疏通卡车快速通过您的动脉并清理堵塞的管道。
- 水自由地流过一条宽广开阔的河流。
- 一组船员在一艘小船旁排成一排,简单而有效地拉着细长的船穿过光滑的水面。

4. 用于哮喘和肺病

- 收缩您气道的小橡皮筋绑带打开了。
- 吸尘器轻轻地从您的气道中吸出黏液。
- 波浪平静地在海面上起伏。

5. 用于糖尿病

- 小小的胰岛素钥匙打开饥饿细胞的门,允许血糖进去滋养。
- 一声警报响了,刚煮好的咖啡的味道唤醒了沉睡的胰腺。

6. 用于癌症

- 鲨鱼吞食癌细胞。

- 在烈日下,肿瘤像葡萄干一样枯萎,然后完全蒸发进空气中。
- 控制肿瘤血液供应的水龙头关闭,癌细胞饿死。
- 放疗或化疗像光线一样进入您的身体,破坏癌细胞。

7. 用于感染

- 白细胞闪烁着红色警笛,阻止和囚禁有害细菌。
- 一支配备强大抗生素导弹的军队攻击敌方细菌。
- 炽热的火焰追逐着细菌,将细菌赶出您的身体。

8. 用于被削弱的免疫系统

- 懒散困倦的白细胞觉醒,穿上防护盔甲,与病毒对抗战斗。
- 白细胞迅速繁殖,就像数以百万计的种子从一个成熟的种荚爆出。

9. 用于过度活跃的免疫系统(过敏、关节炎、银屑病等)

- 再次确认了过敏原触发的是错误警报后,消防站中过度警惕的免疫细胞放心地回去继续玩扑克游戏。
- 内战结束了,交战双方同意不再攻击他们的同胞。

10. 用于疼痛

- 将所有的疼痛放置在一个坚固的大金属盒子里,关上盒子并密封好,用一把结实的大挂锁把它锁上。
- 抓住电视遥控器,慢慢地把疼痛的音量关小,直到您几乎听不见它,直到它完全消失。
- 清凉平静的河水流淌过您的全身,冲走了所有的疼痛。

11. 用于抑郁

- 您的烦恼和悲伤情绪附着在五颜六色的巨大氦气球上,飘到清澈的蓝天上。
- 一束强烈、温暖的阳光冲破乌云。
- 您感到一种超脱和轻盈的感觉,可以让您轻松地漂浮于时光之上。

使用上述任一种影像,或者制造一个属于自己的影像。记住,对您来说最为生动且有特殊含义的影像就是最好的。为了促进健康和康复,充分发挥您的想象力吧!

三、转移注意力

我们的大脑很难将注意力同时集中在几件事上,因此可以通过训练将注意力从自己的身体转向其他的方面来减轻症状。这种方法称为分散注意力或转移注意力,其对那些感觉自己的症状痛苦且无法抵抗,或担心身体每种感觉可能都预示着新的症状,以及感觉症状恶化或健康出现问题的人特别有帮助。

转移注意力并非忽视症状,只是选择不要总想着那些症状。当您急于赶走焦虑的想法时可能会导致想得更多。例如,当您试图不要想老虎冲向您时,无论您通过什么方式阻止老虎进入您的脑海,都会发现几乎不可能不去想老虎。

虽然您不能轻易停止思考某件事,但您可以分散自己的注意力,并将注意力转移到其他地方。例如,再想想冲来的老虎,现在突然站起来,用手猛击桌面,大喊"停!"。老虎怎么样了? 消失了,至少暂时消失了。

转移注意力对于短暂的活动或预计可能会出现的症状最有效。例如,如果您知道爬楼梯会出现疼痛,或夜里入睡有困难,**可以尝试以下转移注意力方法中的其中一种:**

(1)制定在不愉快的活动结束后,您确实要做的计划。例如,爬楼梯时会出现不舒服或疼痛,就想一想当爬上楼梯后您想要做什么;如果入睡有困难,就尝试为一些将来的事做计划,且尽可能详细。

(2)根据英文字母表顺序,以每一个字母为首去想一个人名、一只鸟、一朵花或任何东西。如果在某个字母卡住了,就从下一个字母开始继续想(对于疼痛和睡眠障碍,这些就是转移注意力的好方法)。

(3)从100开始,每次减去3计数(100,97,94,91……)。

(4)为了打发令人讨厌的家务事(如扫地、拖地或吸尘),可以将地板想象成一个国家或大洲的地图,尝试从东向西或从北向南移动说出所有的州、省或国家的名称。如果您对地理不感兴趣,可以将这些地方想象成您喜欢的商场或商店。

(5)回忆您所喜爱歌曲中的歌词或一个老故事中的情节。

(6)试试"停!"的技巧。如果您发现自己担心或陷入无休止重复的负面想法,就突然起立,手拍在桌子或大腿上,大声喊"停!"。通过练习,您就不用大声喊了,只要低声说"停!"即可,或收紧您的声带,移动您的舌头,犹如说"停!",也是可以的。有人想象一个大的停车标志,也有人在手腕上戴一条橡皮筋猛烈地拉扯它从而打破消极思想的链条。或者,拧自己一下,也可能有用。总之,您可以尝试做任何重新引导您注意力的事情。

(7)把注意力转移到一种愉快的体验上,比如:

• 看一下外面的大自然。

• 试着识别您周围的所有声音。

• 按摩您的手。

• 闻一种甜的或强烈的气味。

到目前为止,以上已经讲述了一些运用思维进行短时间转移注意力的方法。转移注意力对长时期的活动或持续的症状,如抑郁和某些慢性疼痛,也是有效的。

在这些例子中,意识集中在某些形式的活动上。如果您有抑郁或有持续不舒服的症状,就找一项您感兴趣的活动,将注意力从这些问题上转移开。活动可以是任何形式,如园艺、烹饪、阅读或看电影,甚至还可以做志愿者工作。一名成功的自我管理者的标志之一就是他/她有各种各样的兴趣,而且似乎总有事要做。

四、积极的想法和自我对话

下面的例子讨论了相同情况下的三种不同反应,每个人的反应都有不同的结果。

Logan、Angela 和 Jackie 为业绩汇报准备了几周,但他们新经理的评价却是:"真差劲,你们完全在错失良机。"

Logan 对他的老板感到生气和愤怒。"他对客户和这个产品一无所知。他讨厌我做的一切。对于他的工作我能干得比他更好,这不公平。" Logan 变得越来越难共事,还经常出现胃痛。

Angela 担心,"我知道他不明白我想做什么,我不再适合这里了。我可能很快就会被解雇。我做什么都做不好,我是个失败者。" Angela 发现早上抗拒去办公室,不能专心工作,而且还睡不着觉。

Jackie 起初感到失望,然后像是受到了挑战。"老板对事情的看法肯定不同",她开始反思自己,"我最好弄清楚他的期望是什么"。Jackie 安排了一次会议,和老板讨论对演示文稿的修改。

在继续阅读之前,花点时间诚实地思考一下,在这种情况下,您会如何应对?

您会怎么给自己"解释"? 您会有什么感觉? 您认为您的反应会有什么后果?

Logan、Angela 和 Jackie 对同一事件有不同的理解方式,每一种方式都导致了非常不同的感觉、行动和后果。Logan 和 Angela 的反应体现了两种不同形式的消极思维,Logan 责怪不公平的环境,Angela 责怪自己,这两种态度最有可能导致更多的负面反馈和不良情绪。

Jackie 的反应更加乐观,从而让她采取了积极的行动。虽然她不喜欢被批评,但她没有一直低落。她认为自己能搞定这种情况,这使她感到更坚强。

这个例子展示了人们的反应、想法和自我对话如何引导影响事件的发展。

(一) 感受自己的想法

人们往往认为外部事件是我们情绪和症状的原因,但值得注意的是,不同的人在面对相同的事情时,也会有不同的反应。令人惊讶的是,即使您经历的情况完全相同,但在不同的时间或不同的情绪中,对事件的感受和反应也不相同。

人们不断地跟自己对话,这种"自我对话"是在向自己解释生活中的事件。自我对话控制着您对事情的解释方式、您的感觉以及您采取的行动。有些解释是积极和充满力量的,另一些则会引发愤怒、助长挫折感或导致抑郁和绝望。您与他人的沟通是否顺畅,也会影响您的自我对话、思想、情绪和幸福感(见第十一章"与家人、朋友和医护人员交流"相关内容)。

大多数人通常察觉不到自己头脑中正在喋喋不休。您可能会感到愤怒、沮丧或焦虑,但您并没有意识到这些负面想法会影响您的身心,也没有注意到这些想法是如何塑造您的情绪的。例如,当早晨醒来时,您可能会想,"我真不想起床,我好累,今天不想上班。"或者,在一个愉快的夜晚结束时会想:"嘿,这真有意思,我应该经常外出。"这些自己想的或是对自己所说的话被称作自我对话。我们如何看自己的行为和认为自己是什么,会影响自我对话的方式。我们的想法可以是积极的,也可以是消极的,而自我对话也是如此。所以,积极的自我对话,可以是重要的自我管理工具;而消极的自我对话也可以是伤害或攻击我们的武器。

很多自我对话都是学自他人,当我们长大后,就变成了自己的一部分。它有多种形式,可惜大部分是消极的。消极的自我对话通常以这样的方式开头:"我做不了……""如果我能……该多好!""如果我不……该多好""我没有力气去做……"或"我怎么会这样愚蠢?"这一类的自我对话表示我们对自己或对应付自己疾病及症状的能力有怀疑和担心,这会损害我们的自尊、处事态度和情绪,还会令我们感觉身体不适及症状恶化。

能否成为好的自我管理者,自我对话起到了主要决定作用。消极想法往往会限制我们的能力和行动,如果总是对自己说"我不是很聪明"或"我不能",那您很可能就不会去尝试学习新的技能,很快您就会成为自己消极信念的俘虏。

幸好消极的自我对话并不是我们生理结构的固定部分,因此它并不是完全不受控制的。我们可以学习新的更健康的方法来考虑自己,让自我对话帮助我们而不是攻击我们。通过将消极、自我攻击的语句改变为积极的自我对话,可以更有效地管理症状。和改变任何习惯一样,将消极的自我对话改变成积极的自我对话,需要经过练习,包括以下步骤:

1. **仔细倾听对自己说的或关于自己的话,包括讲出来的和心里想的** 当您发现自己感到焦虑、沮丧或愤怒时,找出您在这些感觉开始之前的那个时刻的想法,尤其注意那些特别艰难的时刻,把这些时刻所有消极的自我对话都写下来。例如,当早晨起床有疼痛时、做自己确实不喜欢的运动时或当感到忧郁时对自己所说的话。

2. **通过问自己问题来挑战消极思想,从而确定消极语句的内容是否准确** 例如,您是否将情况夸大、一概而论、过分担心或以为是最坏的情况? 您是否将事情认为非黑即白? 可能是灰色吗? 也许您在做一个不切实或不公正的比较,承担太多责任,把事情看成是针对自己,或要求完美。您拥有什么证据来支持您的结论? 您在假设别人对您的看法吗? 您知道事实是什么吗? 您是否贬低或者忽视积极的一面? 在一小时、一周或者一年之内,这件事有多重要? 着眼于证据,那么您便更有能力去改变这些消极思想或对话。

3. 把每个确认的消极语句改变为更积极（更现实）的语句，或者用积极语句来取代消极语句　将这些积极的语句写下来。例如，消极语句是"我不想起床""我太累了，我很痛""我再也做不了自己喜欢的事了，还努力干嘛呢""我一无是处"，把它们变成积极说法就是"今天我的精神不错，我要做自己喜欢的事""我或许不能做所有以往能做的事，但还有很多事情我可以做""大家都喜欢我，我对自己感觉良好""别人需要并依赖我，我是有价值的"。尝试将自我对话的内容专注于您能做的事情，而不是您不能做的事情。要集中在接下来的步骤，而不是最终目标。

4. 在心里默念这些积极语句或读给他人听　重复这些积极的自我对话会帮助您用它们取代那些旧的、惯性的消极语句。

5. 在实际情况中练习这些新的积极对话　经过练习，再加上时间和耐心将有助于新的积极思考模式变成习惯。

6. 预演成功　当您对您处理特定情况的方式不满意时，**试试这个练习：**

- 写下三种可能会变得更好的方法。
- 写下三种可能会变得更糟的方法。
- 如果您想不出替代的处理方法，想象一下您非常尊敬的人他们会怎么做。
- 想想您会给面对类似情况的其他人提供什么建议。

请注意，错误并不是失败，而是学习的好机会。错误让您有机会尝试处理事情的其他方法，这是应对未来挑战的伟大实践。

起初，您可能会发现很难把消极的语句变成更积极的语句。一条捷径是用思维阀门或积极肯定。这个思维阀门可以是任何对您有意义的东西，可以是小狗、北极熊，也可以是红木树。当有一个消极的想法时，用您的思维阀门代替它。这听起来很傻，但试试吧，它真的很管用！

许多人发现重复肯定的积极语句，有助于打破消极思想的自动循环。随着时间的推移，这些肯定可以取代消极的语句。想一些关于您自己的强有力的、积极的语句，用现在时态表述，比如"我爱护我的身体"或"我擅长我的工作"。

自我肯定有助于明确您真正想要的东西，理清您想要什么，并取代那些无休止地飘荡在您脑海中的消极语句。"肯定"是简短的，它指的是现在真实的东西，不是将来发生的事情。例如，"我原谅自己"就是比"我将会放下过去的错误并原谅自己"更有力的肯定。

请记录下您对自己的肯定，列一个简短的清单（不超过两三项）。在放松或引导性想象练习中，重复几次您所列的肯定。您也可以把肯定写在个人卡片上，并放置于家中，这样就可以每天看到它们。**以下是一些示例：**

- 我心情平和，身体状态良好。
- 我的身体知道如何治愈自己。
- 我已经尽力了。

- 和平在我心中。

- 此时此刻，一切都如应有。

- 我无条件地爱和接受自己。

- 我和_____的关系越来越令人满意。

- 我的生活很和谐。

- 我应该得到很好的对待。

- 我可以接受我的感受。

- 我对自己有信心。

（二）持有健康的心态还是悲观的想法

自然生存本能提醒我们注意威胁或潜在的危险，所以我们总是会担心。但担心会失控，特别是当您专注于可能发生的最糟糕的事情时，这种想法称之为"小题大做"。预测最坏情况的倾向会引发负面情绪，并阻止有效的行动。任何问题或挫折都会引发一连串负面的自我对话："别人再也不会尊重我了，我甚至不能再做我的工作了，我一文不值。"您的意识自动地沿着预期可怕和严重后果的道路奔跑，即使这些预期并没有得到任何证据的支持！

当患慢性病时，您可能会发现您对自己的症状有最坏的想法，这会使症状管理变得更加困难。例如，疼痛的常见症状可以通过思考的方式变得更糟。以林先生为例，他已经患慢性腰背痛好几年了。有一天他在院子里活动，过度劳累，导致第二天早上不能去上班。然后他开始担心："我什么时候能回去工作？我敢肯定这回比上一次更糟，这可能是永久性的。我会因为这个而失去工作的！"林先生持续地关注疼痛，害怕疼痛只会变得更糟。这些想法都导致林先生产生一种无助的感觉，让他确信对自己的处境无能为力，只能躺在床上等着被解雇。

幸好，这种小题大做，就像所有消极的自我对话一样，是可以停止的。如果您陷入最坏的想象，可以尝试下列做法：

1. 承认不愉快事情的发生　生活中充满了挑战，某一天发生了不好的事情，并不意味着所有的日子都会不好。

2. 学会"停"　这个简单的转移注意力的技巧（见第 126 页）有时会阻止反复的消极想法。

3. 回归现实　大多数想象中最坏的情况都不会实现。挑战您的想法，不去想类似"我的生活被毁了"等夸张的想法，要很具体地问自己："这种结果发生的可能性有多大？如果它真的发生了，我该怎么应对？"。例如，对于林先生和他的背痛，他可能会问："我之前的背痛发作需要多长时间才能改善？或许我可以给我的老板打电话讨论是否可以在家里完成工作。如果没办法在家办公导致我丢了这份工作,那么我如何才能找到另一份工作?"

4. 转移注意力 专注于找出一些积极的东西,在生活中它们可以给您带来快乐和安慰。或练习本章中讲到的一些简单的放松技巧或令人愉快的活动(见第 125 页)。

5. 转变视角 试着以一个公正的观察者的身份,去观察您的想法。"我想到痛苦永远不会消失。好吧,我有时候是这样想的,通常是因为我当时的心情。但就像任何想法一样,这种消极的想法最终会过去,它不必真实或代表我是谁,我要坐等它过去。"如果您发现自己心烦意乱,可以问自己,"这件烦心事在一小时、一天、一个月或一年内会有多重要?"这有助于您把重要且需要行动的事情和吸引您注意力的一些强烈的、小题大做的想法分开。

6. 承认您尽力了 有时尽管您有良好的意愿和努力,但事情并不像您期望的那样成功。每个人都会遇到困难,有时会感到不在自己控制之内,但这并不是世界末日。记住,即使您并不能控制结果,您还能掌控您的努力。您可以承认"我尽了最大的努力",或者像一些运动员所说的"我把一切都留在了球场上",从而切断消极的自我对话。

7. 尝试自我同情 如果在类似的情况下您能够给予朋友支持和理解,也同样给自己一份。

这些技巧也可以帮助识别触发您小题大做思维的线索。您什么时候可能会小题大做?是当您精疲力竭、感到孤独、与人争执、策划重要事件还是工作进度落后时?了解您的触发因素是什么,您就能注意到您什么时候开始朝最坏的方面想了。然后您可以迅速行动,打破消极的自我对话和随之而来的焦虑。

(三) 善待自己、同情自己

试想这样一个时刻,您关心的人正面临一个问题,比如朋友失业了。当朋友诉说他的故事时,您很可能会提供一些支持和善意。您可能会提醒他所具备的一些积极品质,或者直接给他一个拥抱,让他知道,无论他的生活发生了什么挑战,您都会欣赏他、关心他。

不幸的是,我们却并不常对自己这样做。当人们在某件事上犯了错误或失败时,经常对自己说一些非常挑剔的话,比如"我真的搞砸了!"您安慰朋友时会这么说吗?自我同情意味着学会用对待别人的那种相同程度的理解和善良对待自己。

没有人喜欢在别人面前尴尬或丢脸。我们总是试图隐藏或尽量减少我们的缺陷、错误或失败,虽然这可以让我们避免看起来不好,但隐藏痛苦的代价是疏远了与他人的关系。现实中每个人都会犯错、都会经历挫折,所以接受缺陷可以把我们团结在一起,而不是孤立我们,这是人类本能的一部分。展示您的弱点往往能使人们更愿意接近您。

那么,您倾向于如何应对困难时期、个人缺陷、错误和失败?您会有下面的负面想法吗(即使一点)?

- 发生这件事是因为我不称职、是个失败者或者是个坏人。

- 其他人都会应对得比较轻松。

- 我很尴尬、很丢脸、很惭愧。

- 我陷入了强烈的消极情绪。

- 我可能是唯一犯这种错误或有这种感觉的人。

- 人们会发现我是个骗子。

- 我真的不喜欢自己。

如果您发现对自己说过以上类似挑剔的话,请练习更友善的自我对话。练习可以通过提醒自己以下事情、问自己以下问题:

- 每个人都会感到不足,在生活的某些时候都会遇到挫折。

- 每个人都会受苦,这是所有人的共同之处。

- 我怎样才能理性地面对这个事件,以便我能更清楚地看待事情?

- 我如何对自己更耐心、更关心、更温柔呢?

- 我如何才能用更好奇和开放的方式来处理自己的感觉?

- 这段经历如何才能帮助我有更现实的期望?

这些问题可以帮助您减少过度挑剔的想法和情绪,继而面对新的信息。此外,练习正念(见第 119 页)可以帮助您聚焦当下,而不是沉湎过去或担忧未来。

五、其他心理调节的工具和技巧

下面介绍的这些工具也可以帮助您理清思路、积极转移情绪、减少紧张和压力。

(一) 设定一段"担忧时间"

令人担忧的消极思想会滋生焦虑。被我们忽视的问题又回到了我们意识中,您会发现,如果您有时间去处理这些问题,您就会更容易抛开烦恼。

每天留出 20~30 分钟作为您的"担忧时间"。每当您脑海中浮现出一种担忧时,写下它,告诉自己您会在"担忧时间"去处理它。草草记下这些小事(比如:玛丽亚忘记收拾房间了吗?),同时也记下那些大事(比如:我们的孩子能找到工作吗?)。在您设定的"担忧时间"内,只可以做担忧、头脑风暴,并写下可能的解决方案等,不要做其他任何事情。对于每一个担心,请问自己以下问题:

- 这个问题是什么?

- 这个问题发生的可能性有多大?

- 可能发生的最坏情况是什么?

- 可能发生的最好结果是什么？
- 我该如何处理这个问题？
- 可能的解决方案是什么？
- 我的行动计划是什么？

具体点。不要总是纠结于可能的最糟糕结果，现在考虑一下如果您失业了会发生什么。扪心自问，这种情况发生的可能性有多大。如果发生了，您会做什么，和谁一起做，什么时候做？然后，写一个求职计划。

如果您正在乘游轮旅行，您担心晕船时没能及时赶到卫生间呕吐，想象一下您会如何处理这种情况。扪心自问，这一切是否令人无法忍受。告诉自己，这可能会感到不舒服或尴尬，但您能够应对。

请注意：如果一天其余的时间里突然出现了新的担忧，不要马上处理它；相反，把它记下来，然后集中注意力转回到您正在做的事情上。

设定一个明确的"担忧时间"，将会使花在担忧上的时间总量至少减少三分之一。如果您回顾自己的担忧清单，就会发现其中的大部分不会发生，或者发生后的结果并没有您想象的那么糟糕。

(二) 学会感恩

改善您的心情和快乐的最好方法之一是专注于您生活中真正进展顺利的事情。您对什么感恩？研究表明，人们可以通过感恩练习来增加幸福和身体健康。鼓励您尝试这三种：

1.**每天至少感激三件好事** 每天睡觉之前，至少写下三件当天进展顺利的事情。任何小事和微小感觉都值得记录，一句赞美的话、一部有趣的电影、一条朋友的留言或者只是一杯美味的咖啡。通过把感恩转化成文字，您增加了感恩，更好地记住了祝福。品味和放大每个积极事件。知道您每天晚上都会写关于您一天生活的文章，将会改变您一整天的心理状态。您会倾向于搜寻、寻找，并特别注意发生的好事。这个简单的工具可以帮助您改变一整天的心情。没有必要每天都写新的事情，如果您觉得每天写太频繁，可以每周做一次。

2.**列出您认为理所当然的事情** 例如，如果您的慢性病影响了您的肺，您仍然可以感恩您的肾脏还是正常的。您也可以庆祝没有头痛或背痛的一天。想象一下，如果没有这些您可能认为理所当然的事物，生活将是什么样子：卫生纸、电话、公园、干净的饮用水、邻居家友好的狗等。数一数您的幸事，有助于收获更好的心情和更多的快乐。

3.**写一封感谢信** 给一个对您特别好、但从未得到适当感谢的人写一封感谢信，收件人可以是您的老师、导师、朋友或家庭成员。对他／她的善意以及对您所做的具体事例表示感谢,描写一下这些行为让您有什么感受。理想情况下,如果有可能,尽量当面向对方大声朗读您的信。留意您自己的感受,同时观察对方的反应。

(三) 列出您的个人优势

对您的才能、技能、成就和素质进行个人盘点,大大小小均列出。个人优势可能包括有幽默感或有创造力、善良或总是准时,庆祝您的成就。当事情出了问题时,参考您的积极因素清单,并把问题放在正确的角度,然后问题就变成了一个特定的体验,而不是决定您一生的东西。

(四) 践行善举

当有不好的事情发生时,这是头版新闻。善意的行为可以从持续坏消息的游行中得到最好的解脱。寻找机会去给予而不期待任何回报。让您周围的人甚至陌生人惊叹您是多么的善良! 以下是一些例子:

- 为您身后的人把门打开。
- 写一封感谢信。
- 给需要鼓励的朋友送一份匿名礼物。
- 帮助双手被占住的人搬运重物或开门。
- 讲一些您所知的关于帮助和善良积极的故事。
- 培养一种感恩的态度,感谢您所得到的善意。
- 种一棵树。
- 捡垃圾。
- 抬起头向在商店或餐馆为您服务的人微笑。
- 微笑着让别人排在您前面或者在高速公路上超车过去。
- 将您的停车位让给另一个司机。

注意别人的反应,注意这带给您的感受。帮助别人可以把注意力从自己的问题上移开,给您一种成就感。善良是可以传播的,具有涟漪效应。在一项研究中,被给予意外对待(饼干)的人更有可能帮助别人。所以,让我们开始传递善良吧!

(五) 通过记录来排解焦虑

想要隐藏内心深处的负面情绪是很困难的。随着时间的推移,压力会破坏您身体的防御能力,削弱免疫力。把您的感觉告诉别人或把它们写下来,变成文字并整理它们。文字帮助人们理解和淡化一个令人不愉快的事件，并最终把它置之身后。讲出自己的故事，可以给您一种释放和控制的感觉。

在一项研究中，心理学家 Jamie Pennebaker 研究了倾诉或写作的治疗效果。在研究中，第一组被要求表达他们对发生在其身上的坏事的最深刻的想法和感受；第二组被要求写一些普通的事情，比如他们当天的计划。两组每天写 15~20 分钟，连续 3~5 天。没有人读过他们写的东西。

结果令人惊讶。与那些写普通事件的人相比，那些写自己糟糕经历的人报告的症状较少，看医生的次数更少，缺勤天数较少，情绪得到改善，对前景更加乐观。在写作至少6 周后，他们的免疫功增强。对于那些写出了以前未公开的痛苦感受的人来说，这一点更加明显。

"写"这件事在许多情况下都有帮助，包括以下方面：

- 当有什么事困扰您的时候。
- 当您发现自己对一次经历想得太多（或做梦）的时候。
- 当某事太令人沮丧您不想面对它的时候。
- 当您有事情想告诉别人，但因为害怕尴尬或惩罚而没有告诉的时候。

可以把写作当作处理令人不安或创伤性经历的方法，以下提供一些建议：

- 制定具体的写作时间表。例如，您可以连续 4 天，每天写 15 分钟，或者每周写 1 天，连续 4 周。
- 在一个您不会被打断或分心的地方写作。
- 不要打算分享您的写作，这可能会阻止您诚实的表达。按照您自己的心愿，保存您写的东西或销毁它。
- 探索您最深的想法和感受，分析为什么您会有这样的感觉。写下您的负面感受，如悲伤、伤害、仇恨、愤怒、恐惧、内疚或怨恨。
- 写的时候不要停顿，不要担心语法、拼写或文笔是否通顺。如果您的写作是清晰和连贯的，那就更好了，但也不必一定这样。如果没有什么想写的了，就重复您已经写过的东西。
- 即使您不擅长写作，也要继续写下去，它会变得越来越容易。如果您不能写作，试着用录音机讲 15 分钟，谈谈您最深的想法和感受。
- 不要指望马上就会好起来。起初您可能会感到悲伤或沮丧，这通常在一两个小时或一两天内消退。大多数人在开始写作几天后就会报告他们的宽慰、幸福和满足感。
- 写作有助于您理清需要采取什么行动，但不要用写作来代替采取行动或避免事情发生。

本章讲述了一些可以添加到自我管理工具箱中的最有效的工具（参见第 72~73 页），它们可以帮助您管理症状并掌握本书中所讲的其他技术。请记住，您无须使用本章中的所有工具。有些看起来似乎很困难,没有用,或者只是不适合您。学会选择!如果某一个没有帮助,就尝试另外一个。

正如运动和其他已经获得的技能一样,只有通过练习和时间才能学会用思维去管理症状并最终获益。但请记住,仅仅通过练习这些技能,您就是在完成一些帮助自己的事情。

第七章

保持身体活力

喜欢运动的人比不喜欢运动的人更健康、更快乐,这句话适用于所有年龄和健康状况的人。当疼痛或慢性健康问题使您慢下来,使您的生活变得复杂时,您很容易就会减少活动,减少体育活动,并放弃其他有意义的活动,如社交、爱好、旅行和工作。即使您知道定期运动和身体活动很重要,但有慢性健康问题的您可能不知道该做什么,或者您可能担心自己会做错。在有这么多顾虑和问题的情况下,您很容易在开始之前就放弃了。在过去,对于关节炎、糖尿病或肺部疾病患者来说,学习如何运动是一个挑战。然而现在已有一些被证实的方法可以让患者成功地运动,无论年龄多大或患有何种慢性病。研究还表明,积极运动和定期运动对每个人的身体和心理都有好处。

一、通过身体活动变得更加健康和快乐

本章这一部分将讲述两个慢性病患者的故事,他们创造了令人愉快的日常活动,并发现了如何更积极地活动可以使他们的生活更美好。当您读到这些故事和这一章内容的时候,请思考一下您自己的情况,以及您如何能学习到增加身体活动的有趣方法,从而变得更健康、更快乐。

Enrico 在被诊断出患帕金森综合征 6 年后放弃了开车,整天一个人待在家里,很快就感到了孤独。Enrico 回想起他过去的活动,想起他经常出去走走会更开心。他特别喜欢在当地的健身俱乐部运动,去博物馆和户外的集市。在没有驾照的情况下做这些事情意味着要改变做事方式。首先,他需要交通工具。Enrico 一直找不到解决办法,直到一位世交提到了一个拼车计划。

有了一种可以四处走动的方法后,Enrico 决定在当地的健身俱乐部做一个月的试验。参加俱乐部活动一个月后,他感觉自己精力充沛了,身体不那么僵硬了。他以优惠的价格成为正式会员。后来他得知当地的老年人中心每周都有外出活动,觉得自己的身体条件满足参加的条件,于是就报名了。通过在健康俱乐部和老年人中心的户外活动,Enrico 感到更快乐、更健康、更积极。

Blanca 患糖尿病已经 5 年了。一年前,医生诊断她患有风湿性关节炎,当关节疼痛时,她就避免活动。6 个月内,她的糖化血红蛋白为 8.8%(糖尿病也可以通过检测糖化血红蛋白来诊断,糖尿病患者通常的目标是将糖化血红蛋白控制在 7% 以下)。Blanca 的医生鼓励她

思考降低血糖的方法。

Blanca 意识到,当关节疼痛时,她会吃不健康的食物来安慰自己。她在房子里久坐的时间越来越多,进行身体活动的时间越来越少,并且她也放弃了自己最喜欢的爱好。之后,她开始努力吃得更健康并且多运动。但她的关节很疼,而且她总是觉得疲劳。起初,Blanca 的方法似乎帮了倒忙。久而久之,她意识到,要想多运动、更健康,首要步骤是更好地控制关节炎。她看了一位专家,并开始服用一种新药物。很快,她感觉关节好多了。她也咨询了理疗师和运动康复师,学习减少疼痛和保持身体活跃的技巧。

一走上正轨,Blanca 决定更加积极地生活,重拾她的绘画爱好。画画一直是一种减压的方式,但她知道她需要更多的精力才能像以前那样画画。她开始在午餐时间散步 15 分钟并保持每周 3 天的频率。她感到神清气爽,而且这样做关节也不疼。所以她增加了步行的次数,直到她几乎每天都能这样做。不过,她想做的不仅仅是走路,她想画画!她找到了一个手柄更大的刷子,开始做手部拉伸来保持柔韧。她现在又开始画画了,甚至把女儿们也引入了自己的爱好,她们喜欢在周末一起画画。现在她感觉身体更好了,也更有活力了,她注意到自己的饮食也改善了。在最近一次去看医生时,医生说她的糖化血红蛋白降到了 7.9%,并鼓励 Blanca 继续走路和画画。

二、通过解决问题使身体变得更有活力

Enrico 和 Blanca 的故事能如何帮助您克服那些可能阻碍您积极向上的事情呢?让我们回顾一下他们的故事,并思考第二章"成为一个积极的自我管理者"中解决问题的步骤。

(一) 识别问题

专注于您现在想要解决的具体问题。目标是那些正在干扰他们生活的问题,Enrico 和 Blanca 都有克服这些问题的个人愿望,这就帮助他们取得了成功。有时,您还需要仔细观察情况,以便更好地理解问题。问题可能比表面上看起来更复杂。Enrico 想要出去走更长的时间,但他首先需要解决交通问题。Blanca 想要改善自己的血糖水平,但她必须学会如何控制关节疼痛和肿胀,这样她才能定期运动。

(二) 列出解决问题的方法

许多人发现把克服问题的想法列出来很有用。Enrico 和 Blanca 回顾了以往的成功案例,并确定了几种可能的解决办法来提高他们的健康和幸福。头脑风暴或思考过去的成功为解决问题提供了一个很好的开始。Enrico 和 Blanca 以及其他许多像他们一样的人,在进行有规律的身体活动时,会感到更健康、更快乐。您可能会发现,在解决问题的方法列表中加入身体活动的想法很有用。在本章的其余部分和第八章相关内容中,有几种策略可以帮助您积极运动,以及获取运动方面的信息。

(三) 选择一个可能的解决方案并尝试一段时间

回顾您的想法,决定您想先尝试哪种方法。试一试! 有些人甚至会制定一个具体的行动计划(见第 26~27 页制定短期计划:行动计划相关内容)。

(四) 检查行动效果

评估行动效果。测试您自己可能的解决方案,会让您更积极地参与促进健康。通常,这样做会建立解决未来问题的信心。

(五) 如果第一个想法行不通,选择另一个

解决问题通常需要一段时间尝试,第一次尝试并不总是有效。您可能需要尝试另一个办法来解决这个问题。Blanca 首先控制住了她的关节疼痛,之后尝试运动,然后开始了一项爱好。

从 Enrico 和 Blanca 以及其他类似的故事中,可以学到很多东西。我们希望您能感受到,在慢性病状态下,享受更健康、更积极的生活的可能性。尽管情况不同,但解决问题的普遍原则值得您参考。

对 Enrico 和 Blanca 来说,运动帮助他们克服了日常生活中的问题。Blanca 利用运动来改善血糖控制。Enrico 参加了运动,结果发现他有足够的精力参加老年人中心的活动。他们每个人在不同的时间段做不同类型的运动,达到不同的目标。对于您来说,思考运动如何在促进您参与自己喜欢的活动中发挥作用是很重要的。

三、运动的分类

正如不同的食物(如碳水化合物、蛋白质、脂肪和纤维)有不同的益处一样,不同种类的运动对身体也有不同的影响。**运动方式主要有四种,分别为:**

1.耐力运动(也称有氧运动) 您的耐力取决于心脏、肺和肌肉的健康状况。心脏和肺

必须有效地工作,把足够的、富含氧气的血液输送到肌肉。肌肉必须足够强壮,才能使用氧气。有氧运动时会使身体的大块肌肉连续运动,如散步、游泳、跳舞、修剪草坪或骑自行车。许多研究表明,有氧运动可以减少疲劳、提高幸福感、缓解抑郁和焦虑、提高睡眠质量、改善情绪和精力水平。

2.关节柔韧性运动 柔韧的关节有助于您舒适、安全地移动。柔韧性受限会引起疼痛,导致受伤,使肌肉活动困难,且疲劳得更快。当平时不怎么活动或日常活动受限时,关节的柔韧性会下降。某些疾病也会导致关节柔韧性下降。然而,即使您患慢性病,也可以通过做温和的伸展运动来提高柔韧性。

3.力量运动 肌肉需要经常使用才能保持强壮,不活动时会变弱和萎缩。当肌肉变弱时,很快就会感到虚弱和疲劳。对许多人来说,肌肉无力会导致残疾和缺乏行动能力。运动可以使肌肉做比以前更多的工作,进而增强肌肉。

4.平衡性运动 为了保持良好的平衡,您需要躯干和腿部强壮协调的肌肉、柔韧性和良好的体态。虽然跌倒的原因有很多(如视力差、光线差、地板上的地毯等障碍物、头晕、疲倦或精力不集中),但强壮的身体和良好的身体协调性非常重要,可以帮助防止跌倒。

四、运动的健康益处

当您积极进行身体活动的时候,会增强您的力量、柔韧性和耐力,并且能够参加更有意义的活动;还可以减少跌倒的风险,以及其他因肌肉拉伤、关节过度紧张、疲劳和平衡性差而受伤的风险。经常运动可以增强自信,减轻压力、焦虑和抑郁。此外,有规律的运动可以帮助您睡得更好,感觉更放松和快乐。运动可以帮助您保持良好的体重,减轻背部和腿部的压力;也可以保持骨骼强壮。

本章的其余部分详细阐述了身体活动和耐力运动相关内容。第八章"运动让生活更轻松"介绍选择运动来解决特定的问题,如从椅子上站起来,或伸手够到架子;也包含了不同运动类型的描述和一些图示,这些运动可以增加力量、柔韧性和平衡能力,并帮助您找到最适合您的运动方式。

五、身体活动指南

许多国家和一些机构,包括世界卫生组织(WHO),都有关于需要做什么身体活动以及做多少来保持健康的指南。世界各地的指南都差不多,适用于患有或未患慢性病和残疾的成年人。当您阅读这些指南时,重要的是要记住它们是您要努力实现的目标而不是起点。

平均而言,只有大约25%的人运动能够达到指南的要求。并不是所有人都能达到这些目标,所以请不用担心自己是唯一达不到运动目标的人。

您的目标是逐渐、安全地将身体活动水平增加到适合的程度。或许您可以做到像指南所示的那样多多运动,也或许您并不能做到指南中的要求。但重要的是,要学习指南的内容、掌握这些知识和信息,采用一种适合自己的方式让生活变得更有活力、更健康。现在就开始做一些力所能及的运动吧!即使是每天数次、每次只有几分钟的活动也是一个好的开始。重要的是做一些对您有益的事情,逐渐养成习惯,并尽您所能地逐渐增加每次身体活动的时间或每周活动的天数。

以下指南信息来自美国卫生与公众服务部。请记住,指南只是给您指明目标,而不是要求您立刻就达到这些要求。

1.成年人每周应进行至少150分钟(2.5小时)的中等耐力(有氧)运动或至少75分钟的高强度运动。

2.有氧运动每次至少进行10分钟,持续一周。每天进行10分钟的中等强度运动,与长时间运动一样有益健康。

3.每周至少2天对所有主要肌肉群进行中等强度的肌肉强化运动。

4.如果不能达到指南要求,也应该尽可能动起来,避免久坐不动。最新的指南强调,每次运动10分钟十分必要,也会带来健康收益。

《中国人群身体活动指南(2021)》建议18~64岁成年人:

1.每周进行150~300分钟中等强度或75~150分钟高强度有氧活动,或者等量的中等强度和高强度有氧活动组合。

2.每周至少进行2天肌肉力量练习。

3.保持日常身体活动,并增加活动量。

加拿大运动生理学协会(CSEP)发布了针对18~64岁和65岁及以上人群的身体活动指南。这些指南可以从www.csep.ca/guidelines网站上获取。加拿大指南同样强调了以下两点:

(1)身体活动越多,身体受益会越多。

(2)行动能力差的人应进行身体活动,以增强平衡感和防止跌倒。

六、耐力运动

耐力运动可以帮助您有更多的能量,能够更有活力。耐力运动有很多种,任何能活动到胳膊和腿部,并且能坚持至少10分钟的身体活动都可以称为耐力运动,并可归为合格的身体活动。通常我们认为散步、游泳、骑自行车、跳舞或健身课等都是耐力运动,但其实做家务或养花种草也是耐力运动。做一些有规律的活动总比什么都不做要好。请记住,您选择的运动应该足够舒适,这样您可以坚持一段时间。最开始的时候,做得少比做得多好。

您多久运动一次(频率),每次运动多长时间以及运动强度等,这些都是相互影响的。您可以通过调整频率、时间和强度来调整运动力度。

(一) 频率

频率指多久运动一次。每隔 1 天做一次运动是一个很好的开始。指南建议每周运动 3~5 天。如果可能,不要超过 2 天不运动。

(二) 时长

时长指每次运动的时间长度。根据指南,最好每次至少运动 10 分钟。随着耐力的增强,可以增加每次运动的时长,每天做几次 10 分钟的运动。

(三) 强度

强度指运动时的用力程度。适度的强度是安全有效的。当进行中等强度的运动时,您可以持续运动一段时间且运动中可以正常地说话或哼唱歌曲。高强度的运动并不一定总能带来益处,可能还会增加受伤的风险。在进行高强度运动时,您会感到呼吸困难,运动时无法说话,或者运动只能持续几秒钟。您的健康状况决定了做一项运动的强度。例如,10 分钟的快走对运动员来说是低强度的,但对一段时间没有运动的人来说却是高强度的。

找出适合您的中等强度,这样就不会太过用力。一些简单的技巧可以用来评估运动强度,包括:

1. 谈话测试 运动的时候,能和别人或自己说话,或大声背诵诗歌。中等强度运动时可以轻松讲话。如果您因呼吸困难或气短而无法进行谈话,那就是高强度运动,要赶紧慢下来。谈话测试是判断运动强度一种简单、快捷的方式。如果您有肺部疾病,谈话测试可能不适合,可以尝试主观体力感量表。

2. 主观体力感 把您的用力程度从 1~10 打分。1 分表示用力程度最低,是指坐着什么都不做的情况。10 分表示用力已到极限,换句话说,您用力只能坚持几秒。中等强度有氧运动的良好水平是用力程度在 4~5 分之间。运动时,问问自己的用力程度是多少。

3. 心率 排除正在服用心脏调节药物(如 β 阻滞剂)的情况,检查心率是另一种测量运动强度的方法。心跳越快,强度越大(当受到惊吓或紧张时,心跳也会很快,但这里讨论的是心脏对身体活动的反应)。中等强度的耐力运动会将您的心率提高到最大安全心率的55%~70% 之间。最大安全心率随着年龄的增长而下降,这就意味着随着年龄的增长,安全运动心率也会降低。有很多方法可以测量心率。健身器材通常有手柄,可以记录脉搏。戴在手腕或腰部的手机应用程序、智能手表和监控器也可以测量心率。您需要做的是知道什么运动心率最适合您。表 7-1 提供了一般性的建议可供选择。

表 7-1　不同年龄中等强度运动心率

年龄 / 岁	运动心率(每分钟心跳数)/ 次	运动心率(每 15 秒心跳数)/ 次
30~39	105~133	26~33
40~49	99~126	25~32
50~59	94~119	24~30
60~69	88~112	23~28
70~79	83~105	21~26
80~89	77~98	19~25
90 及以上	72~91	18~23

(四) 建立您自己的耐力计划

您可以通过改变频率、时间和活动来制订您的运动计划。建议您开始时循序渐进地进行中等强度的运动,并增加频率和时间,向指南推荐的每周 150 分钟努力。达到指南要求的一个很好的方法是,在一周的大多数时间中,中等强度的身体活动累计达到 30 分钟,这仅需要每次 10 分钟,每天 3 次即可,可以是散步、动感单车、跳舞、游泳或中等强度活动家务杂活的组合。重要的是记住 150 分钟是目标,而不是起点。

1. **运动计划举例**　即使您每次运动时只运动 2 分钟,也有可能达到每天 3 次、每次 10 分钟的建议目标。不是每个人都能达到指南目标,但定期运动会带来健康益处。几乎每个人都可以学会积极运动,获得重要的健康益处。

以下是达到每周 150 分钟中等强度有氧身体活动的计划:
- 每周 5 天,每天 3 次,每次 10 分钟中等强度步行。
- 每周 3 天,中等强度自行车骑行 30 分钟(大部分是平地),再加上每周 2 次 30 分钟步行。
- 每周上 2 次 45 分钟中等强度有氧舞蹈课,再加上 2 次 30 分钟步行。
- 每天 30 分钟,每周 5 天园艺和庭院工作(浇花、培土、除草)。

如果您刚刚起步,可以从以下活动开始:

- 绕着房子走 5 分钟,每天 3 次,每周 5 天(总共 75 分钟)。
- 水上有氧运动课程每次 40 分钟,每周 2 次,另外两天每天 2 次、每次 10 分钟步行(总共 120 分钟)。
- 每周 1 次低强度有氧运动课(50 分钟),另外两天每天步行 30 分钟(总共 110 分钟)。

2. 热身与放松   当您进行中等强度的运动时,开始前的热身运动和结束后的放松活动是很重要的。热身时,做几分钟的低强度运动,让肌肉、心脏、肺部和循环系统逐渐为强度更高的运动做好准备。热身可以减少受伤、疼痛和心律不齐的风险。放松活动可以帮助身体恢复到正常的休息状态。重复您的热身活动或慢走,在放松过程中做一些温和的柔韧性练习可以放松身体,并有助于减少肌肉酸痛和僵硬。

(五) 选择耐力运动

本部分将讨论一些常见的耐力运动。所有这些运动都能增强心脏和肺部功能,并锻炼肌肉,同时还能缓解紧张,帮助控制体重。这些运动大多也能增强骨骼(水中运动除外)。

1. 步行   步行最容易,也是较经济和安全的运动方式,而且几乎可以在任何地方进行。您可以自己走,也可以结伴而行。走路比慢跑或跑步更安全,对身体的压力也更小。如果您久坐不动,或有关节或平衡问题,步行是一个特别好的选择。去购物、拜访朋友、做家务的时候您都可以选择步行,为运动提供机会。拐杖、助行器不应阻止您养成走路的习惯。如果您已经有一段时间没有步行了,刚开始时步行 5~10 分钟就足够了。当您感觉良好时,可以尝试交替快走和慢走,并增加您运动的总时间。每周增加快走时间不超过 5 分钟,尝试累计快走 20~30 分钟。记住,您的目标是每周大部分时间都要进行中等强度的步行,每次步行时间至少 10 分钟。

开始步行计划之前,请考虑以下建议:

(1) 选择步行的场地,在平坦的地面上行走。健身步道、购物中心、学校跑道、有人行道的街道以及安静的社区都是不错的选择。

(2) 通过散步来热身和放松。

(3) 设定自己的步调。开始时宁可慢一点,也不要走得太快而导致很快出现疲劳感。

步行鞋:确保您的鞋子穿起来舒服,并且完好无损。有鞋带或魔术贴的鞋子可以根据需要调整宽度,这样比一脚蹬的鞋子能提供更多的支撑。如果系鞋带有困难,可以考虑魔术贴或松紧带。很多人喜欢可拆卸鞋垫的鞋子,因为这样可以用更减震的鞋垫来替换。体育用品商店、药店和鞋店可以买到减震鞋垫,买鞋垫的时候要带上您的步行鞋。试穿鞋时要垫着鞋垫,确保鞋子仍有足够的空间容纳您的脚。鞋垫有不同的尺寸,可以用剪刀修剪使之适合。

如果您的脚趾需要更多空间,可以试试只用 3/4 的鞋垫,刚好露出脚趾。

步行中的注意事项:

如果您走路时小腿周围疼痛,可能是因为热身时间不够长。在开始步行之前,试着做一些跟腱拉伸运动(详见第八章"运动让生活更轻松")。开始走路时,先慢走至少 5 分钟,保持脚和脚趾放松。

膝盖疼痛是另一个常见的问题。快走会给膝关节带来更多的压力。开始时放慢速度,或走较短的距离或较短的时间。活动膝关节和原地踏步(第 163 页和第 165 页)可以作为热身运动的一部分。

从跟腱拉伸开始,可以减少小腿抽筋和脚后跟疼痛(第 166 页),慢慢地走一走来热身也是有帮助的。如果您的腿有循环问题,走路时小腿会抽筋或疼痛,可以交替进行舒适的快走和慢走。放慢速度,让血液循环有机会在疼痛加剧到必须停止行走前赶上来。运动可以帮助您逐渐走得更远,减少抽筋或疼痛。如果这些建议都没有效果,您可以向医生或治疗师寻求建议。

2. 游泳　对于大多数慢性病患者来说,游泳都是一项极好的运动。游泳时要用到整个身体。如果您有一段时间没游泳了,可以考虑开始一段复习课程。为使游泳成为有氧运动,您须连续游泳 10 分钟。尝试不同的泳姿,在每一圈或两圈后改变泳姿,这样可以锻炼所有的关节,不会让任何一个部位过度疲劳。

游泳是一种极好的有氧运动,但不能改善平衡或强壮骨骼。因为游泳涉及手臂,会导致过度的呼吸短促,对肺病患者来说尤其如此。然而,对哮喘患者来说,游泳可能是首选的运动,因为水汽有助于缓解呼吸短促。严重心律不齐的心脏病患者,如已使用植入式除颤器(AICD),应避免游泳。

开始游泳计划前,请考虑以下建议:

(1) 蛙泳和自由泳通常需要大量的颈部动作,可能会不舒服。要解决这个问题,可以戴上面罩和通气管,这样就可以保持面部一直在水下,呼吸时不扭伤脖子。

(2) 戴上泳镜。泳池里的化学物质可能会刺激眼睛。

(3) 锻炼后洗个热水澡或泡个热水澡有助于减少身体僵硬和肌肉酸痛。

(4) 一定要去配备有资质的救生员的地方游泳,或和朋友一起,不要单独去游泳。

3. 水中运动　与在陆地运动相比,水的浮力使人体的压力更小,更容易活动和加强肌肉和心血管系统。如果您不喜欢游泳或学习划水不舒服,可以在水中走圈或参加游泳池的水中运动课程,大多数有游泳池的社区中心都提供这些课程。入水越深,关节受到的压力就越小,然而,水深达到胸部以上会让您很难保持平衡。双腿分开或膝盖弯曲一点,让水覆盖更多的身体。如果您家里有游泳池,想要自己锻炼,也有很多水中运动的书籍可以获取,也可以在网上找到水中运动的视频。水温一直是水中运动关注的问题,美国和加拿大国家关节炎组织对水温的建议是 29~33℃。

开始水中运动计划前,请考虑以下建议:

(1) 穿专为水中运动设计的鞋子。有些款式有魔术贴,更容易穿上。

(2) 如果您对寒冷敏感或有肢体动脉痉挛症(雷诺病),请戴上防水手套,穿潜水衣或紧身裤,穿下水用的衬衫。

(3) 穿浮力带或救生衣可以增加浮力,减轻臀部、膝盖和脚的重量,增加舒适度。

(4) 和在陆地上一样,运动得慢些会使运动更容易。在水中,通过移动时能推多少水来调节您的运动强度。例如,当您在水下前后移动手臂时,手掌相对移动会很困难。如果把手掌向下,前后划动手臂,只有手的狭窄边缘推向水面,这将会更容易。

(5) 请注意,额外的浮力可以让关节比平时进行更大的活动,特别是在温暖的游泳池中运动时。开始时慢慢来,不要因为感觉很好就在泳池里待太久。等次日知道您身体的反应后再继续。

(6) 如果有哮喘,水中运动可以帮助避免其他类型运动中可能发生的哮喘症状恶化。这可能是由于水汽对肺的有益作用。但是请记住,对于许多肺部疾病患者来说,涉及手臂的运动比腿部运动更容易引起呼吸短促。

(7) 如果您有脑卒中发作史或有其他可能影响力量和平衡的状况,请确保有人可以帮助您进出泳池。您可以找一个靠墙的地方或和一个在需要时可以伸出援手的朋友待在一起,这样可以增加安全性。

(8) 如果泳池没有台阶,爬上爬下梯子很困难,建议泳池工作人员在泳池的梯子扶手旁放置一个三阶厨房凳。这花不了多少钱,却可以提供更容易进出的台阶。当不需要时,这些厨房凳很容易移走和存储。

4. 健身单车 健身单车提供了健身的好处,且避免了户外的危险。健身单车是一种特别好的替代运动,不会给臀部、膝盖和脚带来过度的压力,可以很容易地调整锻炼强度,也不受天气的影响。一侧肢体瘫痪者,可以在健身单车上运动,对瘫痪的肢体进行特殊辅助下的锻炼。当您不想走路、不想做剧烈运动或不能在户外运动时,也可以使用健身单车。

开始健身单车计划前,请考虑以下建议:

(1) 让它变得有趣。您可以一边踩着踏板一边看视频、听有声书或听音乐。有些人会记录他们的里程,并在"自行车旅行"的地图上标出路线。记录下您骑车旅行的时间和距离,您会对自己能做的事感到惊讶的。

(2) 健身单车使用的肌肉与步行不同。在腿部肌肉习惯踩踏板之前,您可能只能骑几分钟。从没有阻力开始,当骑行变得更容易时,稍微增加阻力。当增加阻力时,效果和骑自行车上山是一样的。如果阻力太大,膝盖很可能会受伤,这将使您还没有得到耐力运动的收益就不得不停止运动了。

(3) 以舒适的速度骑行。对于大多数人来说,每分钟50~70转是一个很好的开始速度。

一些自行车有转速计数,也可以数一下一分钟内右脚到达最低点的次数。当习惯骑自行车时,可以提高速度。然而,更快并不一定更好。听节奏合适的音乐,有助于以一致的速度踩踏板。多次的骑行经验会告诉您速度和阻力的最佳组合。

(4)设定一个目标,以舒适的速度骑20~30分钟。通过交替进行快踩或更大阻力的踩来减少劳累,增加运动时间。使用心率、自我感知运动强度或谈话测试(见第142页)来评估,以确保运动强度是合适的。

(5)在感觉状态不佳的日子里,可以通过无阻力、低转速或短时间蹬车来保持运动习惯。

健身单车清单

一辆安全的自行车有以下特点:

(1) 上下自行车时,车身稳定。

(2) 阻力容易设置,并可以设置为零。

(3) 座椅舒适,调整幅度为当在踏板最低点时,几乎可完全伸展膝盖。

(4) 踏板大,踏板皮带宽松,使得踩踏板时脚可以轻微移动。

(5) 膝、踝周围有足够的空间。

(6) 车把可以满足良好姿势和手臂位置舒适。

---

5. 使用其他运动器材进行运动　如果您上下健身单车有困难,或者居住的地方没有地方放自行车,可以尝试康复机。咨询您的治疗师或医生,或询问有运动器材的药店。康复机是一种带有脚踏板的小设备,可以固定在床脚,或放在椅子前的地板上,可以满足踏板运动。您可以改变阻力,调整腿的长度和膝盖弯曲。对于有平衡问题、虚弱或瘫痪的人来说,康复机是一个很好的替代健身单车的选择。其他慢性病(如肺病)患者,可能也会发现康复机是开始运动计划的一种愉快方式。

臂曲柄或臂力计是一种手臂自行车。对于不能使用腿部进行主动运动的人,可以通过使用臂曲柄来提升心血管功能和上肢力量。与有经验的治疗师或指导员密切合作来制定您的运动计划很重要,因为与使用腿部更大的肌肉相比,只使用手臂进行耐力运动需要不同强度的监测。由于可能会感到呼吸短促,许多肺部疾病患者可能会感觉手臂运动不如腿部运动愉快。

还有很多其他类型的运动器材,包括跑步机、自动动力和机械动力的划船机、越野滑雪机、迷你蹦床、爬楼梯机和椭圆机。大多数健身房和娱乐中心都配备有这些设备,有商用和家用两种型号。

如果您正在考虑开始使用运动器材,要先明确您想要达到什么目标。如果想改善心血管功能和提高耐力,选择能帮助您一次尽可能多地运动身体的设备。动作应该是有节奏的、重复的、平稳的。设备应该舒适、安全,对关节没有压力。如果您想购买一个新设备,在购买前最好试用一两个星期。

(1) **地面运动课程**:当地健身房、老年活动中心或娱乐中心的健身课程既有趣又安全,也可以通过舞蹈课进行有氧运动,如桑巴舞或爵士舞。一些传统的舞蹈如萨尔萨舞、交际舞和广场舞也是很好的有氧运动。太极拳和一些武术课程也很受欢迎,对提高耐力、力量、平衡和放松都有帮助。

进入一个新的课程时,首先要向教练作自我介绍。让他们知道您是谁,您可能需要改进一些动作,并且可以向教练寻求建议。如果您不认识班里的其他人,试着去认识他们,开诚布公地解释为什么您做事情的方式会有所不同。这样您会感觉更舒服,也会发现别人也有特殊的需求。让教练告诉您如何改进运动程序更适合,是否放慢速度,减少手臂练习,休息一下,或缩短运动。

想要与众不同,必须要有勇气、坚定和幽默感。您能为自己做的最重要的事情是选择一个鼓励所有人按自己节奏运动的教练,以及一个大家都很友好、很开心的班级。旁听课程,与教练交谈,并在签订合同和付费前至少试听一节课。

运动课程技巧:开始运动课程前,请考虑以下建议:①穿舒适、合脚的防滑鞋。②保护膝盖:保持膝盖放松(健美操教练会建议膝盖稍微弯曲)。③不要过度拉伸:热身运动和放松运动都包括伸展和强化运动。记住,要在舒适范围内进行伸展运动。保持姿势,不要晃动。如果需要的话,向教练咨询替代运动。④交替运动类型:许多运动场所有各种各样的运动机会,配有心肺功能锻炼器械的设备室、游泳池和有氧运动工作室。如果一个小时的有氧运动课程对您来说有难度,看看是否可以加入这个课程进行热身和放松,在有氧运动的部分使用健身单车或跑步机。许多人发现,这样的常规运动,既能给他们带来个性化运动计划的好处,也能让他们享受到集体运动的社交乐趣。⑤很多很好的运动视频、录像带和DVD可供在家使用。视频中的运动强度各不相同,从非常温和的椅子运动到非常剧烈的有氧运动,可向医生、治疗师或志愿机构寻求建议,或自己挑选一些合适的视频。

(2) **自测耐力,评估自我进展**:对一些人来说,感觉精力更充沛、更健康就足以表明耐力运动取得了进展。其他人可能需要证明他们的运动计划正产生可测量的进步的证据。衡量进步,可以使用本节中描述的耐力测试方法,选择最适合自己的。在开始运动前记录初始的情况,运动2~4周后,重复测试,并检查改善情况。向医生或健身教练咨询,为自己设定一个合理和安全的目标。

1) **按距离测量**:对于步行和骑自行车,记录您在设定时间内走了多远。例如,看看您在5分钟或10分钟内走了多远。通过数您走过了多少个街区来测量距离,或用计步器来记录步数。如果选择游泳,测量游泳池的长度。您的目标是,用更少的时间走更多的距离,或走同样的距离而疲劳减少。

2）**按时间测量**：通过步行、骑车、游泳或水中行走，测量一个给定的距离，估计一下您认为自己能在3~5分钟内走多远，可以选择许多街区、实际距离或游泳池长度。开始计时，并以适度的速度运动。到达终点时，记录完成全程所花的时间和主观体力感（范围1~10分）。您的目标是用更少的时间完成这个距离，或完成相同的距离但疲劳感降低。

七、社区内的运动机会

许多经常运动的人至少有一个同伴一起运动。两个或更多的人可以互相激励，整个班级可以成为一个朋友圈。另一方面，单独运动会给您最大的自由。您可能会觉得没有适合的课程，或没有一个朋友能陪着您。如果是，开始您自己的计划，随着进步，您会发现这些感觉会改变。

大多数社区都提供各种各样的运动课程，包括针对50岁以上人群的特殊项目、适应性运动、购物中心散步、健身步道、太极和瑜伽。以下是寻找课程的好地方：

1.查询当地的社区和老年活动中心、公园和娱乐项目、成人教育课程、针对特定疾病（如关节炎、糖尿病、癌症、心脏病）患者的组织，以及社区大学。这些项目和运动，工作人员的培训都有很大的不同。课程的费用通常不贵，而且工作人员会尽量满足您的需求。

2.公共卫生机构经常赞助适合各种年龄和需求的课程。

3.医院通常为心脏病或肺病患者开设有医护人员参与的课程（心脏或肺康复课程）。这些课程往往比其他社区课程贵，但如果这种医疗监督对您很重要的话，也有好处。

4.健康和健身俱乐部通常提供有氧运动或有氧健身课程、负重运动、心血管设备，有时还提供温水游泳池，通常会收取会员费。

搜索社区项目时，需要咨询的问题如下：

1.专为初学者设计的中、低强度运动课程。在注册和付费之前，您应该能够参观课程并至少参加一次课程。

2.有资质的教练指导过与您情况类似的人。知识渊博的教练更有可能理解特殊需求，愿意并且能够与您一起运动。

3.按照会员条款，您可以按课程付费，并在无法参加锻炼时顺延会员资格。有些健身房会根据您使用服务项目的数量进行计费。

4.健身房交通便利，附近停车及入口方便。有可以使用并且安全的停车场、更衣室和运动场所，同时配备专业人员。

5.工作人员和其他会员都很友好，易于交流。

6.有紧急情况处理方案，并配备具有心肺复苏和急救资质的教练。

八、您的运动计划:解决可能的问题

表 7-2 列出了在运动过程中可能出现的一些问题。有些问题很严重,出现这类问题时应该停止运动,寻求帮助,并在继续运动之前咨询专业人士。

表 7-2　运动时可能出现的问题

问题	建议
心律不齐或心跳过速	停止运动,马上联系医生
胸部、下颌、手臂或颈部疼痛、僵硬或受压运动结束后仍持续呼吸短促	在医生确认您没有健康问题之前不要运动
轻度头疼,炫目、晕厥、出冷汗或精神紊乱	平躺,双脚向上,或者坐下来,头放在两膝之间 立即就医
因循环或呼吸问题引起的呼吸短促或小腿疼痛	开始热身时要慢慢来 休息一会儿,恢复体力,继续运动
运动后过度疲劳,特别是持续到次日	下次少做些运动,如果持续感到疲劳,请咨询医生

获取建议进一步阅读的完整列表、有用的网站和其他有用的资源,请参阅 www.bullpub.com/resources.

第八章

运动让生活更轻松

通过学习第七章"保持身体活力",我们了解了积极运动的好处,并尝试在一周的大部分日子里进行 30 分钟身体活动。这个目标并不十分困难,几乎每个人都能达到。第七章讨论了四种主要的运动类型:耐力运动、关节柔韧性运动、力量运动和平衡性运动(见第 139 页),同时学习了如何解决问题,变得更加积极,以及如何组织自己的耐力计划。本章在第七章的基础上继续介绍柔韧性、力量和平衡运动。您可以通过这些运动类型来解决由于身体僵硬、虚弱和平衡性差而导致的许多日常问题。

阅读本章时,思考运动对您生活的帮助,以及自主能力和安全性。

1. 自主能力是您自己做事的能力　如果您有自主能力,可以更容易地四处走动,与他人如常相处。拥有自主能力也使您能够去做一些更重要和愉快的事情,可以到向往的地方、去杂货店购物、参加读书俱乐部、与朋友一起锻炼或遛狗。

2. 安全是指避免跌倒、扭伤和拉伤　对大多数人来说,规律、有目标的运动会让一天更安全、更容易、更愉快。

本章列出了从头部到脚趾的运动,目的是提高柔韧性和力量,最后一部分讨论了有助于改善平衡能力的运动方式。选择您认为能帮助您实现目标的运动方式即可。

一、身体活动让您变得更自主和安全

在第七章"保持身体活力"中讲述了一些慢性病患者的故事,他们创造了愉快的日常活动,并发现积极运动是如何提高耐力的。本章将讨论类似的故事,现实生活中如何运用柔韧性、力量和平衡运动,以实现更自主和更安全的生活。当阅读本章这些故事时,思考一下您自己的情况,以及如何使用本章介绍的运动类型来减少不适,确保更安全和享受更多的自主能力。故事中的运动方式将在本章后续部分进行解释和说明。

王先生每周在健身房锻炼三次。运动课上,他喜欢站着而不是坐着。他认为平衡性是他的阻碍,所以选择了四种平衡运动:卷腹、起步、脚趾行走和用脚跟行走(见第 161 页、165 页和 171 页),每一种运动方式他都试了几天。脚趾行走很不舒服,所以调整为摇摆运动(见第 180 页)。王先生把这些运动加入他的日常活动中,一个月后,他发现自己的平衡感更好了。现在,他可以站着上运动课了,有需要时用椅子提供支撑。

张阿姨注意到,她右膝偶尔的疼痛使她每次走路不能超过 10 分钟。她认为这可能是因为她的膝盖和腹部肌肉很弱,所以决定尝试卷腹(第 161 页)、增强膝部(第 163 页)和坐立运动(第 164 页)。卷腹运动拉紧了她的脖子,所以用腿部屈伸运动来代替(第 161 页)。增强膝部运动似乎最有帮助,张阿姨现在每天都这样做,每条腿可以重复 20 次,步行时间从 10 分钟增加到了 20 分钟。她又恢复了每天遛狗的习惯,在午休时间散步 15 分钟,周末和朋友一起去商场散步。

李先生的家人鼓励他使用轮椅,因为他用拐杖似乎不稳。他做出了改变,开始使用轮椅四处走动。几个月后,李先生发现自己从座位上或马桶上起身变得越来越困难,他每天看电视的时间变更多了,并且很少出门。他很怀念和家人朋友相处的时光,于是决定把自己变得更强壮,这样才能恢复如常的生活。李先生决定试着通过坐立运动来增强力量,开始的时候每天只做几次坐立运动,但很快就增加到每小时几次。从坐着的姿势站起来变得更容易了,他感到自己更自信,更坚强。李先生决定不再使用轮椅,一开始拄拐杖有点摇晃,所以开始用助步器。李先生现在可以去图书馆,在老年活动中心吃午饭。他也在考虑坐式运动课程,这样就可以花时间和其他人一起运动,并结交新朋友。

二、哪种运动最适合您

像王先生、张阿姨和李先生一样,您可能也有自己的理由,需要用运动来解决问题,让生活更轻松。例如:

1. 如果您想和朋友一起去喝咖啡,但又没这么做,问问自己为什么。您是因为担心刚进咖啡店就会太累或上气不接下气?还是担心从没有扶手的椅子上站起来很困难?如果您想要提高步行一段距离的能力,让腿有足够的力量从椅子上站起来,请从第七章的想法开始一个步行计划,尝试本章第 164 页介绍的膝部赋力运动和坐立运动。

2. 您是否想不太费力地穿鞋袜或无需他人帮助自己穿袜子?试一试第 159 页、160 页和 166 页的屈膝向胸、腰部摇摆和跟腱拉伸运动。

3. 够到厨房或浴室的架子是不是越来越困难?试试第 156 页和第 158 页的早安伸展和对挤肩胛骨运动,有助于增强手臂的力量,放松肩膀。

4. 您是否想去看望朋友或家人,但又担心在机场走动、处理行李或从座椅上起身太困难?您是否对上下台阶感到紧张?通过第七章"保持身体活力"中介绍的耐力运动为旅行做好准备。并利用一些合适的运动,如腿部屈伸(第 162 页)、提腿运动(第 162 页)、坐立运动(第 165 页)、膝部赋力(第 164 页)等来强健臀部和膝盖。

5. 如果您想双脚更稳固,试试第 169 页平衡运动。

哪类运动或活动对您来说很难或不舒服?想一想可以获得更多的力量、柔韧性或更好的平衡感,可能会让活动不那么不舒服或痛苦。问问自己身体的哪个部位阻碍了您做想做的事。例如,虚弱的膝盖使上台阶有挑战?肩膀或手肘的僵硬让您很难够到架子或整理头发？僵硬的背部或臀部让您难以弯腰穿鞋和袜子？想想您想把哪些事情做得更好，以及是什么阻碍了您去做。

您可以使用第二章"成为一个积极的自我管理者"（见第 20 页和第 21 页）中介绍的解决问题的步骤，让运动对您发挥作用，具体如下：

1.识别问题 确定您想锻炼的身体部位。

2.列出解决问题的想法 浏览本章，找出 3~4 个适合您某个身体部位的运动方式。

3.选择一个想法去尝试 选择一种或多种运动方式，每周尝试几次。每周至少 2 天，对所有主要肌肉群进行中等强度的肌肉强化锻炼。

4.检查结果 在一两周后，检查您的进展。问问自己这样做是否更容易或更舒服，或者是否不那么容易疲劳。如果是，那么您的做法是对的。

5.如果第一个想法行不通，可以选择另一个 如果事情进展不顺利，试试其他的方法。您可以做更多的运动或者坚持您正在做的。

三、一般性的运动建议

本章介绍的运动类型适用于身体两侧和所有关节的运动。如果您感觉肌肉无力或关节紧绷，那就去做这些运动，并且尽可能完整地做运动。运动的要点是朝着标准动作而努力，而不是能够完美地完成这个动作。您可能会发现坚持运动一段时间后就可以完成这个动作了，并且运动的幅度也会逐渐增加。在其他时候，您会继续用自己的方式去做。本章介绍的运动方式针对身体的不同部位，从头部开始，包括伸展运动和力量运动，也有单独的章节介绍平衡运动。

开始进行力量、柔韧性和平衡感的运动时，请记住以下几点：

1.您可以坐着或站着进行大部分上半身运动。

2.本章的许多运动方式，您可以躺在地板上或牢固的床垫上进行。

3.以舒适的速度运动，不要用力过猛。

4.放松紧绷的肌肉和关节，进行伸展运动直到您能感到肌肉紧张，保持 10~30 秒，然后放松。在伸展的时候记得呼吸。

5.如果身体开始疼，就停下来。伸展运动应该使人感觉良好，而不是疼痛。

6.任何运动开始时重复次数不要超过 5 次。循序渐进，逐渐增加重复的次数。

7.注意身体左右两侧的平衡，身体左右两侧的运动次数应相同。

8.自由呼吸。不要屏住呼吸，可以在运动时大声数数，以保证您在自由呼吸。

9.如果运动后疼痛持续，下次做运动时重复的次数少一些，或者少做一些运动。如果某种运动给您带来了问题，停下来，试试别的运动方式。

我们已把那些对呼吸和良好体态特别重要的运动标记为"VIP"(对体态非常重要);通过加强和放松腿部和脚踝来改善平衡的运动被标记为"BB"(更好的平衡)。同样有一个单独的平衡运动章节,旨在帮助您练习平衡技能。

(一) 颈部运动

1. 收下颌(VIP) 这项运动可以缓解下颌、脖子和上背部的紧张或疼痛,将帮助您学习并保持良好的体态。您可以在开车、坐在书桌前、缝纫、阅读或运动时练习。只需坐直或站直,轻轻将下颌向后滑动。当下颌向后移动时,保持向前看(图8-1),您会感觉到您的后颈变长变直。为了帮助您正确地做这个动作,把手指放在鼻子上,然后把头直着向后拉离手指(不要担心有一点点双下颌,挺直脖子会让您看起来更好!)。

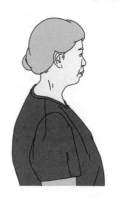
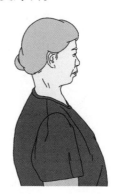

图 8-1　收下颌

正确收下巴姿势的提示

- 耳部齐肩,而非超过;
- 头部在躯体和颈部之上持平,而非探出;
- 颈后垂直,直上直下,不要前倾;
- 有一点双下巴。

---

2. 颈部伸展 保持头朝上的姿势 (图8-2)。肩膀放松,慢慢转向右肩,然后慢慢转向左肩。接下来,将头向右倾斜,然后向左倾斜。把耳朵移向肩膀,而不是肩膀靠近耳朵。

(二) 手和手腕的运动

可以用桌子支撑前臂,这是一个不错的做手部运动的方法。洗碗后、洗澡或淋浴后或做手工（如编织、木雕等）休息时，可以做一下手部和腕部运动，会使手变得更温暖更柔软。手腕伸展的目的是充分伸展附着在肘顶部和前臂底部的肌肉。重复的劳作或家务会使这些肌肉保持紧绷和缺少伸展，进而导致前臂或肘部疼痛，而伸展手腕通常有助于预防这种疼痛的出现。

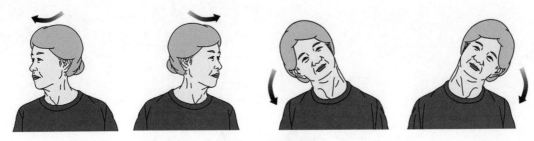

图 8-2　颈部伸展

1. 拇指运动　手腕伸直，用大拇指轻触每一个指尖，形成字母 O，直到拇指触碰到您的每一个手指。在形成"O"形后，伸直并展开手指。如需要，用另一只手帮忙。使用另一只手重复上述动作（图 8-3）。

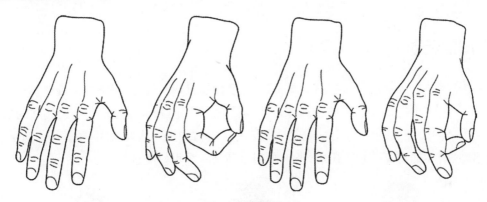

图 8-3　拇指运动

2. 手腕向下拉伸　开始时肘部伸直，手掌朝下，面向地板；手握拳，手腕弯曲，降低指关节，直到感到前臂或肘部的拉伸。坚持 5 秒，重复几次（图 8-4）。

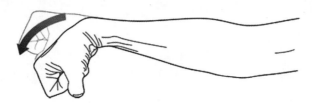

图 8-4　手腕向下拉伸

3. 手腕向上拉伸　开始时肘部伸直，手掌远离身体；把另一只手放在远离您的手掌上；

轻轻地将手掌向后伸展,直到感觉到前臂下方靠近肘部的部分被拉伸。坚持 5 秒钟,重复几次(图 8-5)。

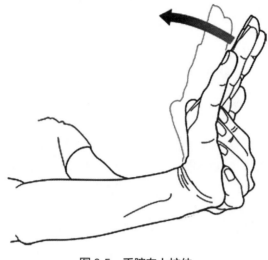

图 8-5　手腕向上拉伸

(三)肩部运动

1.**肩部塑型**　保持收下颌姿势(图 8-1),慢慢抬起肩膀至耳朵,保持这个姿势,然后放下肩膀。接下来,再次抬起您的肩膀到耳朵,然后通过挤压肩胛骨慢慢地向后旋转您的肩膀,双肩向下并向前完成一个圆圈,回到收下颌姿势。反方向进行肩膀绕圈(图 8-6)。如果颈部伸展运动(图 8-2)对您来说很困难,肩部塑型运动是一个很好的选择。

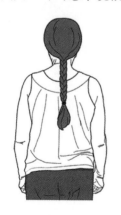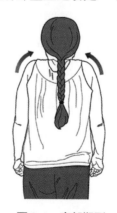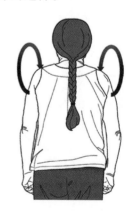

图 8-6　肩部塑型

2.**早安伸展**(VIP)　开始时,双手微微握拳,手掌向下,手腕交叉。吸气,伸展双臂向天空,同时伸展手指。呼气,同时伸展双臂并放松(图 8-7)。

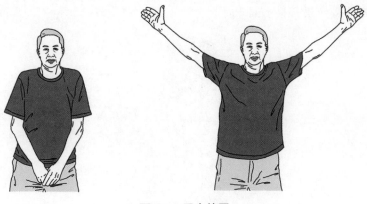

图 8-7　早安伸展

如果您的一侧或两侧肩膀僵硬或无力，用另一只手帮助完成这个动作。在肩部运动棍棒运动（图 8-8）、轻拍和伸展（图 8-9）中，您的手臂可互相帮助。

3. 棍棒运动　使用木棍、拖把柄或手杖作为棍棒，双手分别放在棍棒的两端，尽量将棍棒举高。在镜子前做这个运动，做运动时可以站着、坐着或躺着（图 8-8）。

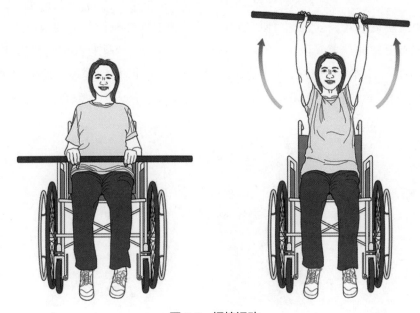

图 8-8　棍棒运动

4. 轻拍和伸展　这种双重任务的运动有助于增加双肩的柔韧性和力量。把一只胳膊举过头顶，弯曲手肘轻拍自己的背部。将另一只手放在背后，弯曲手肘，向另一只手伸去（图 8-9）。您的指尖能碰到一起吗？如果碰不到也不用担心，许多人都无法顺利完成这个动作，但您会随着练习而进步。放松，交换手臂的位置，试试另一侧，这次能碰到一起吗？对大多数人来说，身体的一侧比另一侧更容易完成这个动作。可以借助毛巾来帮您运动，就像在

157

搓背一样。注意不要过度拉伸肩膀。

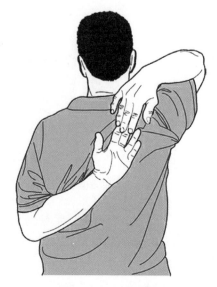

图 8-9　轻拍和伸展

　　5. **对挤肩胛骨**（VIP）　这是一种加强背部中部和上部并拉伸胸部的很好运动,尤其对有呼吸问题者有帮助。坐或站,收下颌(图 8-1),肩膀放松。双臂打开伸向两侧,肘部弯曲。尽量向后移动手肘,将肩胛骨挤压在一起。保持一段时间,然后慢慢地向前移动手臂,让肘部触碰到一起(图 8-10)。如果这个姿势不舒服,放低手臂或把手放在肩上休息。

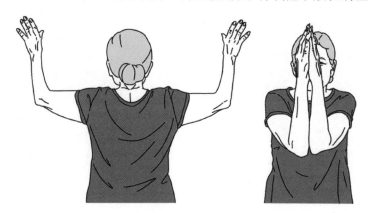

图 8-10　对挤肩胛骨

（四）背部和腹部运动

　　1. **"猫式"和"牛式"坐姿**　这两种运动方式可以伸展和改善整个脊椎的柔韧性并伸展胸部。这是一种瑜伽运动,可以缓解紧张,平静心绪。刚开始时动作幅度要小,不要拉伸背部下部。

如果您的脖子有问题,确保脖子与身体保持在一条直线上,不要让脖子太向后或太向前。

坐在有直背的椅子上,这样背就不会靠在椅背上。取坐姿,头部挺直在肩部正上方,肩部在臀部正上方。双脚平放在地板上,双膝在脚跟正上方,双手轻轻放在大腿上。

想象一下,头顶有一根绳子将您的身体完全拉伸。从慢慢呼气开始"猫式"坐姿,同时腹部向脊椎收缩,后背靠向椅背。后背和肩膀转动,头向前。然后,进入"牛式"坐姿,吸气,胸部向前、向上,同时肩膀向上、向后。同时,抬头并缓缓上看,保持舒适的情况下尽量向上看,将使您的背部做一个温和的后弯(图 8-11)。用自己的节奏重复"猫式"和"牛式"坐姿动作几次。

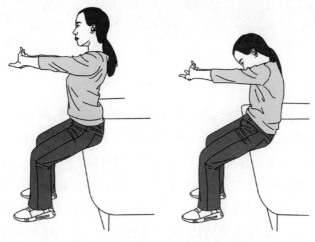

图 8-11 "猫式"和"牛式"坐姿

2. 屈膝向胸 这个运动可以伸展腰部。躺在地板上,膝盖弯曲,双脚平放。单膝屈向胸部,用手帮助。膝盖靠近胸部保持 10 秒钟,然后缓缓放下弯曲的腿(图 8-12)。换另一侧重复上述动作。您也可以同时把双腿屈向胸前。放轻松,享受伸展。

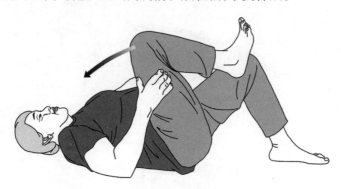

图 8-12 屈膝向胸

3. 骨盆倾斜(VIP) 骨盆倾斜运动是一个很好的腰部运动,可以帮助缓解腰部疼痛。平躺,膝盖弯曲,双脚平放,把双手放在腹部,收紧腹部肌肉和臀部,使背部的小部分紧贴地板。向前翘起尾骨,向后收紧腹部。想象把肚子收紧,穿上一条紧身裤,并把拉链拉上的感觉,保持 5~10 秒。放松,稍微拱一下后背。放松并重复(图 8-13)。别忘了呼吸! 大声数秒。一旦您掌握了躺着做骨盆倾斜运动,就可以练习坐着、站立和行走中做同样的运动。

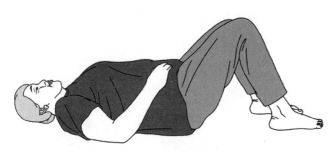

图 8-13　骨盆倾斜运动

4.**挺背**(VIP)　这种运动可提高脊柱的柔韧性,帮助提升胸部,使呼吸更顺畅。如果您有中度到重度的腰部疼痛,除非得到医生的运动处方,否则请不要做这个动作。

俯卧,用前臂支撑挺起。保持背部放松,腹部和臀部向下。如果这让您很舒服,伸直手肘,抬高您的胸部。保持舒适的情况下,尽可能地拱起背部。自然呼吸,放松至少 10 秒。

俯卧,双臂放在身体两侧或头顶。抬起头、肩膀和手臂,不要向上看,保持双下颌的姿势,向下看(图 8-14)。保持这个姿势,大声数到 10,放松。您也可以将腿抬离地面,替换头部和肩膀。注意,同时抬起身体的两端是一项相当剧烈的运动,这可能不适用于背部疼痛患者。

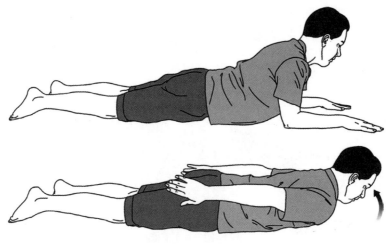

图 8-14　挺背

5.**腰部摇摆和转动**　仰卧,膝盖向上拉至胸部,可以用双手抓住腿(图 8-15),或者把胳膊伸向身体两侧,躺在地板上,与肩膀平齐,保持这个姿势 10 秒钟。先轻轻地将臀部和膝盖向一侧摇动,然后再摇向另一侧。当向两边摇动时,休息和放松。上背部和肩膀要躺平。

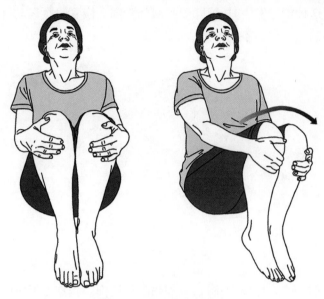

图 8-15　腰部摇摆和转动

6. 卷腹(BB)　卷腹是一种可以加强腹部肌肉的不错的运动方式。仰卧,膝盖弯曲,双脚平放,做骨盆倾斜运动(图 8-13)。慢慢地一段一段地卷起,抬头同时收紧下颌,然后抬起肩膀离开地板。缓慢回到平躺姿势,或保持 10 秒然后慢慢回到平躺姿势(图 8-16)。卷腹时呼气,伸展时吸气,不要憋气。如果您有颈部问题,或做该运动时脖子会疼,那就试试腿部屈伸(图 8-17)。做卷腹运动时,永远不要把脚塞到椅子下面,或让别人帮您扶住脚。

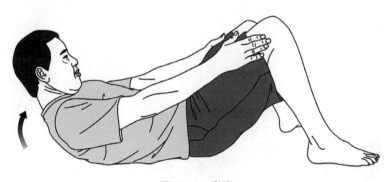

图 8-16　卷腹

7. 腿部屈伸　腿部屈伸是另一个可以增强腹部的运动方式,且不会对颈部造成压力。如果您的颈部疼痛,可用这种运动方式代替卷腹。如果您的颈部不疼痛,那就两种运动一起做。

平躺,膝盖弯曲,双脚平放。做骨盆倾斜运动(图 8-13),将腰部紧紧地贴在地板上。慢慢地，小心地，在伸直膝盖的同时，将一条腿从胸部移开。将腿伸出，直到您感觉到腰部开始拱起（图 8-17）。当这种情况发生时，把膝盖收回到胸部。恢复收腹运动，再次转动腿。当腿伸展时，呼气，不要憋气。另一条腿重复这个动作。

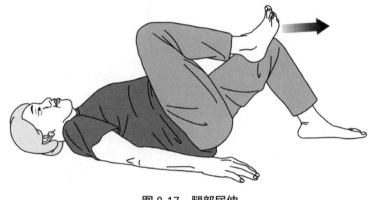

图 8-17　腿部屈伸

通过保持骨盆前倾来支撑腿的重量，以加强腹部肌肉。当您变得更强壮时，就可以把双腿伸直得更远，并两条腿同时做。

（五）臀部和腿部运动

1. 提腿运动　这种运动方式能加强弯曲髋关节和伸直膝盖肌肉的力量。仰卧，膝盖弯曲，双脚平放。一条腿伸直，收紧大腿表面的肌肉，尽量伸直膝盖。保持膝盖伸直，将腿抬高 1~2 英尺（最多 50cm），不要拱背。抬腿，大声数到 10，放松。用另一条腿重复这个动作（图 8-18）。

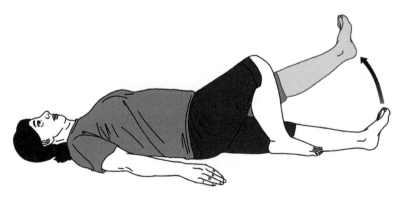

图 8-18　提腿运动

2. 分腿运动　这种运动可以站着或躺着进行。如果躺着做，尽可能地将双腿分开，像鸭子一样向外转动腿和脚，然后内旋，最后将腿并拢。如果站着做，将一条腿尽量向外伸，脚后跟带出,脚趾带进。用桌子做支撑,站着的时候可以通过增加对脚踝的负重使肌肉更用力(图 8-19)。

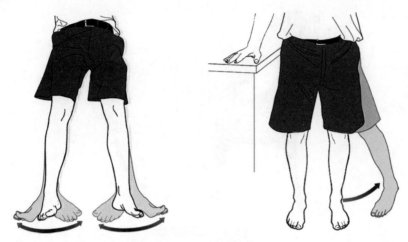

图 8-19　分腿运动

3.向后踢腿(VIP)(BB)　这种运动方式增加了下肢向后的柔韧性和臀部的力量。用桌子或柜子做支撑,抬腿向后向上,膝盖伸直。站直,不要向前倾(图 8-20)。

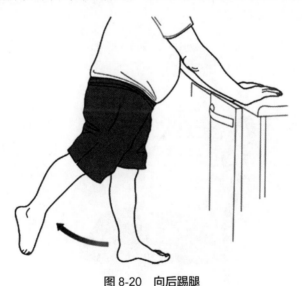

图 8-20　向后踢腿

4.增强膝部(BB)　强壮的膝盖对于走路和舒适站立都很重要。坐在椅子上,绷紧大腿表面的肌肉,使膝盖伸直。把手放在大腿上,感受肌肉的运动(图 8-21)。如果愿意,可以用脚趾做画圆圈的运动。当膝盖加强时,看看您是否能把腿伸出 30 秒。大声数秒数,不要憋气。

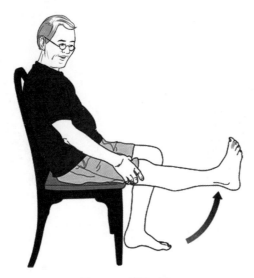

图 8-21　增强膝部

5.**膝部赋力**　这种运动可以加强弯曲和伸直膝盖的肌肉。坐在椅子上,双腿交叉至脚踝处。腿可以保持几乎伸直,也可以任意弯曲膝盖,尝试几个姿势。后腿向前推,前腿向后推。双腿用力均等,保持腿不动(图 8-22)。坚持,并大声数到 10,放松。交换腿的位置,保持正常呼吸。重复动作。

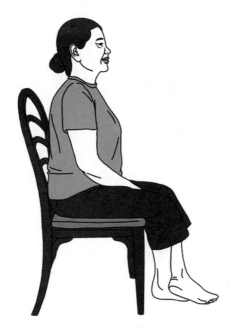

图 8-22　膝部赋力

6.**坐立运动**　这种运动可以帮助您在不使用手臂的情况下站起来。坐在有扶手和坚固座位的直背椅子前面,弯曲膝盖,使脚平放在地板上并在膝盖后面。身体稍微向前倾,然后站起来。

练习从坐到站的姿势,尽量少用胳膊(图8-23)。一开始,您可能需要用手臂向上推。站起来五次,休息一下,再做五次。当您的臀部和腿部变得更强壮时,即使没有手臂帮助也能站起来。

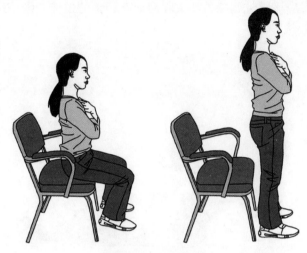

图 8-23　坐立运动

7. 起步（BB）　一条腿站在另一条腿前面,脚跟着地,就像要用前脚迈出一步一样。绷紧大腿前部的肌肉,使膝盖固定并伸直(图8-24)。坚持,数到10,放松。另一条腿重复这个动作。

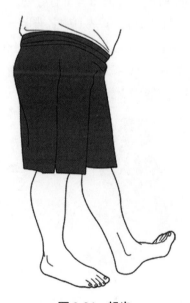

图 8-24　起步

8. 拉伸大腿肌　如果您的膝盖不稳或有"膝过伸"(当站起来时,膝盖向后弯曲),不要做该动作。做一下大腿肌肉柔韧性的自测(本章第173页),看看您是否需要做这个动作。

如果您大腿后部的筋腱很紧,这是一个很好的拉伸方式。仰卧,膝盖弯曲,双脚平放。一次抓住一条腿的大腿后面,抬腿至手臂所能及的高度,慢慢伸直膝盖(图 8-25),在数到 10 的过程中尽量伸直腿。您应该感觉到膝盖和大腿后面有轻微的拉伸。做该运动时要注意,很容易过度拉伸而导致酸痛。

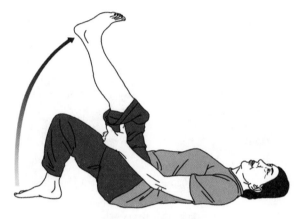

图 8-25　拉伸大腿肌

9. 跟腱拉伸　这种运动有助于保持跟腱(脚踝后面的大跟腱)的柔韧性。良好的柔韧性有助于减少受伤、小腿不适和脚后跟疼痛的风险。在步行或骑自行车后,做跟腱拉伸运动对放松很有帮助。跟腱拉伸对小腿肌肉容易抽筋者也有好处。

站在柜子前或靠着墙,将一只脚放在另一只脚前,脚趾向前,脚跟着地,身体前倾,前腿膝盖弯曲,后腿膝盖伸直,脚跟向下(图 8-26)。您会感到小腿得到了很好的拉伸。保持伸展动作 10 秒,不要晃动。动作要缓慢,当您拉伸小腿时,可以通过略微弯曲的后膝来调整这个运动以达到另一大块小腿肌肉。您能感觉到区别吗?

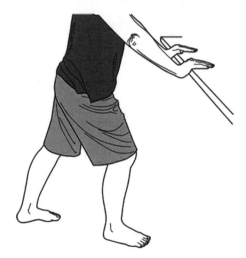

图 8-26　跟腱拉伸

　　如果您有站立平衡困难或存在肌肉痉挛,可以坐着做这项运动。坐在椅子上,双脚平放在地板上,保持脚跟着地,慢慢地向后滑动脚(一次一只脚),弯曲脚踝,感受小腿后部(小腿)的一些紧张感。

　　做这种运动很容易感到酸痛,如果您穿了很长时间的高跟鞋,要特别注意。

　　10. 踮脚尖(BB)　这种运动有助于加强小腿肌肉,使走路、爬楼梯和站立时没那么累,也可以改善平衡能力。抓住桌子或柜子作支撑,踮起脚尖(图 8-27),坚持 10 秒钟,慢慢降低。您站得多高并没有保持平衡和控制脚踝那么重要。两条腿同时做比较容易。如果您的脚太酸痛而不能站着做,就坐着做。如果这种运动让您的脚踝抽搐,立刻停止,并向治疗师咨询可以加强小腿肌肉的其他方法。

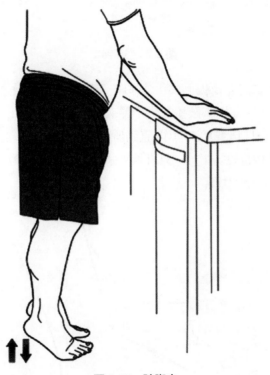

图 8-27　踮脚尖

(六) 踝关节及足部运动

　　光脚坐在直背椅子上做下列运动,身边准备一条毛巾和十颗弹珠。这些运动可以使您更柔韧、强壮和舒适。这是一个检查您的脚和脚趾是否有循环或皮肤问题的好时机,也可以检查脚指甲是否需要修剪。

　　1. 抓毛巾　在椅子前铺一条毛巾,双脚放在毛巾上,脚跟靠近离您最近的边缘。保持脚跟着地,微微抬起脚,用脚趾拉毛巾,拉到脚下面。尽可能地做脚趾拉毛巾,然后反方向运动,把毛巾推出来(图8-28)。

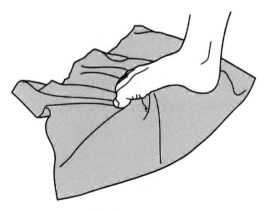

图 8-28　抓毛巾

2. 捡弹珠　在两脚之间的地板上放几个弹珠,每次用一只脚做这个动作。用一只脚,保持脚跟着地,脚趾转向弹珠。用脚趾捡起一个弹珠,然后旋转脚,让弹珠离捡起的地方尽可能远,放下弹珠。用第一只脚重复该动作,直到所有的弹珠都被移走。反方向做这种动作,把所有的弹珠都放回起始位置。用另一只脚重复整个运动(图8-29)。如果捡起弹珠有困难,试试其他的东西,如骰子或一团纸。

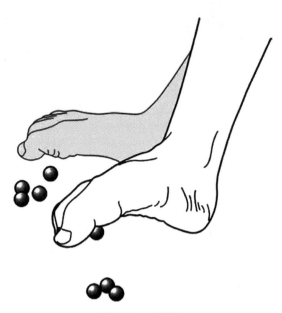

图 8-29　捡弹珠

3. 滚足　把擀面杖(或一个大圆棒)放在足弓下,前后滚动(图8-30)。这种感觉很好,并拉伸了足弓处的韧带。用另一只脚重复做该动作。

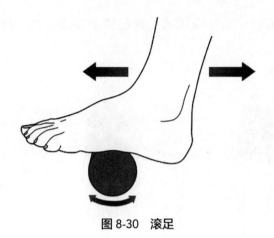

图 8-30　滚足

（七）平衡运动

　　本部分的运动可以让您以一种安全、渐进的方式练习平衡运动。按难易程度把这些运动方式做了排序，从最初的运动开始，随着力量和平衡能力的提高，逐渐增加难度。如果您觉得您的平衡能力特别差，那就找个人在身边辅助您做运动，也可以在桌子或柜子或稳固的椅子边运动，在需要时可以随时抓住这些固定的物品。改善平衡的迹象包括能够更长时间地保持一个姿势，或做该运动时不需要额外的支撑，或闭着眼睛保持这个姿势。用以下运动开始吧！美国国家老龄化研究所提供了一个运动指南和视频，其中包括平衡运动。加拿大积极衰老中心也提供了运动视频，包括平衡运动。加拿大骨质疏松症协会有一套关于运动和骨质疏松症的系列视频。在您的社区也可能有平衡运动课程，太极拳就是一种提高平衡感和力量的好方法，对关节的影响很小，而且很温和。

　　1.平衡起首式　站立，双脚舒适地分开。双手叉腰，头部和身体尽量向左转，然后向右转（图 8-31）。重复 5~10 次。为增加难度，也可闭着眼睛做该动作。

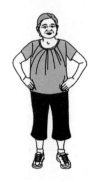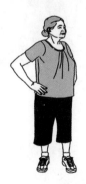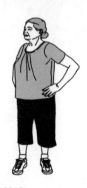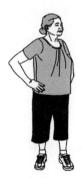

图 8-31　平衡起首式

2.摇摆 双手放在桌子或柜子上或稳固的椅子靠背上作支撑,重复以下步骤 5~10 次(图 8-32):

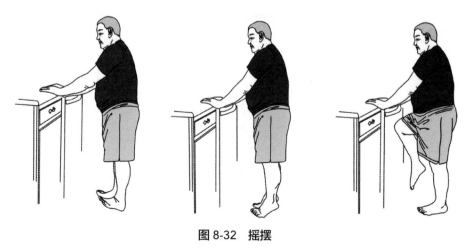

图 8-32 摇摆

(1)踮起脚跟向后摇摆,然后踮起脚尖。

(2)原地踏步,先睁着眼睛做,然后闭着眼睛做。

3.走直线 在靠近厨房桌子或柜子或有扶手的走廊(需要时可以获得支撑)找一个地方走几步路。前脚脚跟沿着后脚脚趾行走(也称为串联行走,图 8-33)。一开始您可能会低头看脚,经过一段时间的练习,就能直视前方了。

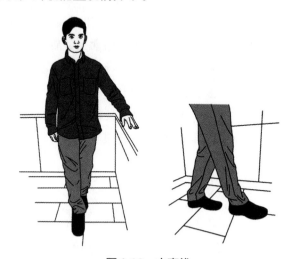

图 8-33 走直线

4.支撑面 做这些运动时,身边要有个助手在一旁辅助您,或站在靠近桌子或柜子的地方。这些运动的目的是,通过从一个较大的支撑面过渡到一个较小的支撑面,帮助您提高平衡力。重复下列每一个步骤,每个姿势试着保持 10 秒。在您睁着眼睛可以完成这个动作后,可以闭着眼睛练习(图 8-34)。

（1）双脚并拢站立。

（2）一只脚在前，一只脚在后。

（3）串联式站立。

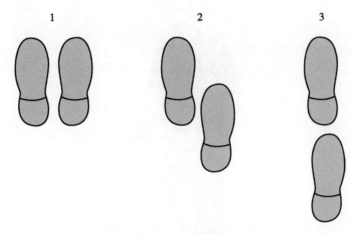

图 8-34　支撑面

5. 脚趾行走　脚趾行走运动可增加脚踝的力量，帮助您在一个小支撑面上行走时保持平衡。可以靠近桌子或柜子以获得支撑，用脚趾站立，沿着桌子或柜子走动（图 8-35）。一旦适应了睁着眼睛不用支撑地用脚趾行走，可以试着闭上眼睛走。

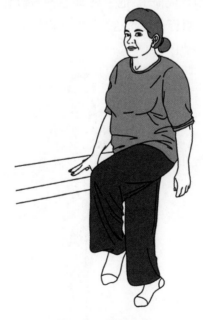

图 8-35　脚趾行走

6. 脚跟行走　脚跟行走可增加小腿的力量，也可以帮助您练习在一个小的支撑面上行走。可以靠近桌子或柜子以获得支撑,抬起您的脚趾和前脚,沿着桌子或柜子走动(图 8-36)。一旦适应了睁着眼睛不用支撑地用脚跟行走,可以试着闭上眼睛走。

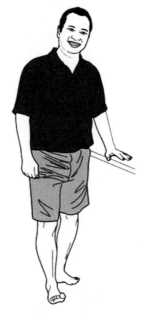

图 8-36　脚跟行走

7. 单腿站立　抓住一个柜台或椅子,把一只脚完全抬离地面。一旦保持平衡,从柜台或椅子上抬起您的手(图 8-37)。目标是保持这个姿势 10 秒,如果您可以坚持 10 秒,试着闭上眼睛练习。另一条腿重复这个动作。

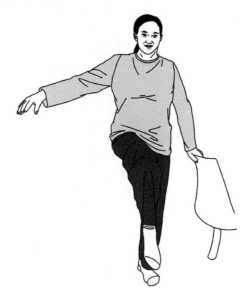

图 8-37　单腿站立

(八) 全身运动

伸展运动：该运动是一种全身伸展，需要躺下进行。从脚踝处开始，如果您想先从手臂开始，也可以倒序来做。仰卧，做以下步骤：

(1) 踮起脚尖，然后把脚尖向后拉向鼻子方向，放松。

(2) 弯曲膝盖，然后伸直双腿，伸直膝盖，放松。

(3) 拱背，做骨盆倾斜运动（图 8-13，第 159 页），放松。

(4) 吸气，双臂伸展过头顶，呼气，放下手臂，放松。

(5) 将右臂伸过头顶，用脚后跟推开左腿，保持这种姿势，数到 10，换到另一边，重复，放松。

四、检查您的进步：自测

每个人都需要确认他们的努力正在发挥作用，但因为改变通常是渐进的，所以很难用肉眼观察到。您可以从下面列出的这些自我测试中选择一些方法或自行设计一些办法来看看是否取得了进步。自我测试可衡量您朝着目标的进展，在开始运动计划之前进行一下自我测试，记录结果。一两周后，再做一次测试来查看您的进步。

(一) 手臂的柔韧性

做轻拍和伸展（图 8-9，第 157 页），身体两侧均做。请人测量您指尖之间的距离。

目标：减少指尖间的距离。

(二) 肩部的柔韧性

面向墙站立，身体几乎接触墙。一次沿墙壁举高一只胳膊，拿一支铅笔，在您能到达的最高点做个标记，或让别人标记您能到达的高度。站在离墙约 8cm 处，侧身举高手臂，做同样动作（图 8-38）。

目标：可以触碰到更高的位置。

(三) 大腿肌的柔韧性

拉伸大腿肌（图 8-25，第 165 页），每次拉伸一侧腿，保持大腿（上腿部）与身体垂直。您的膝盖能弯曲到哪里？您腿后部感觉有多紧？

目标:使膝盖伸直,腿后部的紧张感减少。

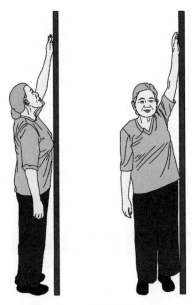

图 8-38　测试肩部柔韧性

(四) 脚踝的柔韧性

光脚坐在椅子上,膝盖弯曲成 90° 角。脚跟放在地板上,抬起脚趾和脚的前部。请人测量您脚掌与地板之间的距离(图 8-39)。

目标:脚掌与地板的距离达到 2.5~5cm。

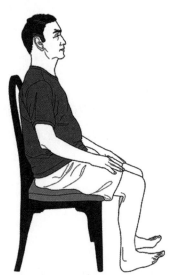

图 8-39　测试脚踝柔韧性

（五）踝部力量

这个测试分为两部分。

（1）站在桌子或柜子旁寻求支持,尽可能快、尽可能多地踮脚尖（图8-27,第167页）。在觉得累之前您能做多少次?

（2）双脚平放站立,用一只脚承担身体的大部分重量,然后用另一只脚的前部快速踏地。在觉得累之前,您能轻踏几次?

目标:每个动作连续做10~15次。

（六）平衡

通过单腿站立（图8-37,第172页）测试平衡能力。给自己计时,并记录在不需要支撑的情况下,每只脚能站多久。睁着眼睛试试,闭着眼睛试试。当您准备再次测试您的平衡能力时,看看单脚站立时间是否比上次长,再看看您是否能在没有支撑的情况下站立,或闭着眼睛时保持平衡。

目标:睁着眼睛,单脚站立,保持平衡30秒。

五、让您的运动计划成功

享受并坚持有规律的身体活动的最好方式是适合您自己! 选择您想做的事情,一个让您感觉舒服的地方,一个适合您日程安排的运动时间。如果您想在下午6点吃晚餐,不要选择下午5点的运动课程。如果您退休了,喜欢和朋友一起吃午饭,然后睡个午觉,那您可以选择早上或上午的时间运动。

运动带来的重要好处是让您身心愉悦。人们常常认为运动是一件严肃的事情,其实运动也很有趣! 大多数人坚持一个计划,是因为他们喜欢或感觉更好。喜欢运动的人认为运动是一种娱乐,或者是生活中积极的一部分,而不是一件苦差事。从积极乐观的想法开始,给自己一些时间去适应新事物。您可能会发现自己开始期待运动,并享受运动带来的好处。经验、实践和成功有助于养成习惯。

六、做运动的自我管理者

按照第二章"成为一个积极的自我管理者"中的步骤,让您开始和坚持自己的计划变得更容易。记住以下几点：

(1) 设定一个运动目标，并牢记于心。

(2) 选择您想做的运动。将有助于实现您目标的运动和医护人员建议的运动结合起来。

(3) 选择运动的时间和地点。选择一个您觉得舒服的地方，一个适合您的运动时间。

(4) 告诉家人和朋友您的计划。他们会支持您付出的努力。

(5) 为自己制定一个行动计划。决定您要坚持多久，通常一个新的计划执行需要至少3~4周。

(6) 开始您的计划。记住开始时做您能做的运动，慢慢来，尤其是当您已经有一段时间没有运动的情况下。

(7) 做运动日记或日历。有些人喜欢记录下他们的行动和感受，另一些人则喜欢在简单的日历上记录下每一次运动。

(8) 用自我测试来记录您最初的状况和进步，并记下每次记录的日期和结果。

(9) 定期重复进行自我测试，记录结果，并检查进度。

(10) 修订您的计划。在3~4周结束时，决定您喜欢做什么运动，哪种运动方式有效，什么原因让运动变得困难。做出改变，为未来几周制定行动计划。您可能决定改变一些运动方式、地点、时间，或您的运动伙伴或团体，也有可能需要减少一点运动量。

(11) 遇到挫折时要有耐心。如果您生病了，不得不改变常规运动，或者日常生活中其他工作增加了，并且在一段时间内不能做很多运动，这些情况很常见。当您可以继续的时候就重新开始运动。如果您停止运动超过2周时间，再次开始时要从较低水平的运动量开始，然后逐渐恢复到您之前的水平。

(12) 完成任务时奖励自己。身体活动的回报包括改善健康和耐力，但您也可以奖励自己与家人一起开心外出、散步、去听音乐会、参观博物馆或出去钓鱼。表扬自己或购买一件新的运动衫也是有趣的奖励。

获取建议进一步阅读的完整列表、有用的网站和其他有用的资源，请参阅 www.bullpub.com/resources。

第九章

享受轻松和安全的生活

在第七章和第八章中,我们谈到了运动的好处、如何运动以及如何保持活跃度。在本章中,您将学习如何通过运动和使用辅助设备来避免受伤,并降低跌倒的风险。我们先听听两个关于改变生活安全的故事。

王女士曾患脑卒中,康复后,她重新开始了兼职工作。现在她做事情需要更长的时间,她走路的速度变慢了,而且步态不稳,尤其是在她疲惫的时候。在使用电脑几个小时后,她背部和颈部会很疼,在家里她还要忙着做饭和做家务。王女士觉得自己力不从心,她不再锻炼了,也退出了读书俱乐部。很快她感到了孤独、沮丧和不安。

王女士和丈夫商量了一下,他们决定一起分担家务,并改造了房屋让居住更安全。她调整了电脑桌的布局,并且决定使用拐杖,特别是当她累了的时候。她请物理治疗师(PT)介绍她去参加一个社区运动班,参加这个运动班课程并做小组练习,改善了她的体态。在上了几个星期的课后,王女士走路变快了。最终,她也有精力重回读书俱乐部。

李先生住在市中心,上下班乘坐公共交通工具。虽然他已经七十多岁了,但他热爱自己的工作并继续工作。五年前,他被诊断出患有COPD(慢性支气管炎或肺气肿等慢性阻塞性肺疾病)。起初,李先生只有在赶路或外面天气很冷的时候才会呼吸急促。后来情况就变得越来越糟,走动对他来说变得很困难。他开始减少活动,感觉站起来时也会呼吸困难。他开始乘坐共享汽车或打车去上班,尽管这比公交车贵很多,但他感觉自己很虚弱,害怕自己会在公共交通工具上摔倒。

医生建议李先生进行肺部康复治疗,他发现康复计划很有帮助,学会了如何控制急促的呼吸,每当出现呼吸困难的迹象就休息一下。自从参与这个康复计划后,他开始每天走路,自我感觉更强壮了,耐力也增加了,又可以开始乘坐公交车了。因为赶路会使李先生呼吸急促的情况更严重,所以他每天早上会稍微早一点离开公寓。此外,他开始做放松练习来帮助呼吸。现在,李先生惊喜地发现,感觉自己平静多了,对呼吸的控制能力也更强了,精力充沛了,并能参与一些社交活动。

本章给出的建议可以使您在做事时减少跌倒和伤害的发生。虽然我们不能完全避免伤害,但是,留意周边环境、练习小技巧,可以有效降低伤害发生的次数和严重程度。

一、了解伤害循环

如果您有慢性病,可以通过回顾伤害循环(图9-1)中的因素来降低受伤的风险。导致伤害发生的关键因素有注意力分散、不良的身体力学、不安全的环境以及身体不协调、身体不适。伤害循环中的每个因素都会触发伤害的发生,并且这些因素之间会互相影响。

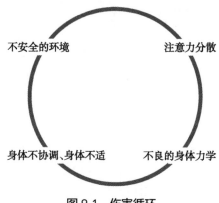

图 9-1　伤害循环

例如,当您分心时,您会忽略正在做的事或者要去的地方,其结果可能是绊倒或者擦伤。良好的身体力学包括身体活动时良好的体态和协调性。不良的身体力学意味着您没有采取最恰当或者最安全的姿势或姿态,例如,不良的体态可能会增加疼痛;或者在没有站稳的情况下,采用错误的姿势伸手拿东西可能会导致摔倒。

身体不协调会导致平衡力、耐力和力量下降。当肌肉力量变弱时,您需要更努力才能保持良好的体态。其他身体上的变化和不适,如脚麻、视力不佳或有听力问题,都会使您对周围环境的意识降低。这些因素可能会影响您的平衡,也会使您不愿意再运动。当您周围的环境杂乱无章时,平衡力差会增加摔倒的风险。如果您摔倒受伤了,要保持一定的身体活动水平就更加困难了,而不活动又会导致身体功能进一步下降。上述例子展示了伤害循环的各个部分是如何相互影响的。

二、减少伤害发生的方法

一些额外的方法可以帮助您打破伤害循环,使您参加自己喜欢的活动时感觉没有那么疼或痛苦。以下部分描述了各种方法以及如何使用来降低受伤风险。

（1）锻炼;

（2）保持正确的姿势;

（3）注意力集中;

（4）使用辅助设备和装置增加安全性;

（5）改造家庭和环境;

（6）寻求健康专家的指导。

三、锻炼身体，减少受伤

慢性病会引起疼痛，并导致受伤。锻炼是保持机体功能的最佳途径。第七章"保持身体活力"和第八章"运动让生活更轻松"，列出了很多锻炼方案来增强力量、灵活性、耐力和平衡力。研究发现，提高力量和平衡能力的运动是降低跌倒风险的最佳方式。增强臀部、膝盖和脚踝周围腿部肌肉的力量可以增加稳定性。如果您身体僵硬，可以考虑进行增加柔韧性的运动；如果您觉得身体不稳，可以考虑进行平衡运动，如脚趾行走（第 171 页）和脚跟行走（第 172 页）。

治疗听力损失，保持身体活跃度和安全

听力损失是逐渐发生的，人们往往不会注意到自己正在丧失听力。当您有听力障碍时，您会感到孤立、沮丧和与人疏远。听力损失如果未经及时治疗，会增加患痴呆症、受伤和跌倒的风险。有些人担心助听器会让他们看起来或感觉变老，也知道助听器并不能解决所有问题。其实当前许多种类的助听器做得非常精妙，佩戴时几乎不会引人注意。的确，助听器并不完美，但不去治疗听力损失会更糟，并且现在助听器的制作工艺已经越来越好了。

如果您认为自己可能有听力损失，或者有人曾说过您有听力损失，那么请您去咨询专业的耳科医生或耳鼻喉科医生。医生会检查是否由于某些疾病导致了听力损失。如果没有发现这些情况，您将被转至听力学家或助听器专家那里，测量和评估您的听力，并为您佩戴助听器。助听器的种类有很多，价格也不同。为了降低成本，您可以在网上订购旧型号的电池，或者使用新型号的可充电电池。一定要询问试用期，有的助听器厂商会提供一定时间的试用期；记得询问保修情况，并确定哪种助听器最适合您。

戴上助听器后，要有耐心。适应使用助听器需要时间，而且可能需要多次调整。您的听力永远不会"正常"，但助听器应该能让您听清周围人的声音，投入正常生活。您可以通过智能手机上的应用程序调整助听器的设置，以便在不同的环境下都能听到声音。通过调整助听器，使其在繁忙的餐厅、演讲厅或家里电视房等环境中都有效。助听器的工艺日新月异，现今，非处方（OTC）助听器也有望上市了。非处方助听器的售价将低于听力学家安装和提供的助听器，是专为轻度至中度听力损失的人设计的。

如果您有身体疼痛或跌倒史,请咨询物理治疗师。物理治疗师可以为您制定一个锻炼计划,并帮助您实施锻炼计划,可以向其咨询关于跌倒预防或职业治疗计划的建议。如果您觉得家里有一些容易跌倒的隐患,或者您在进行日常活动时有困难,请咨询职业治疗师。要找到您附近的这些资源,请访问循证领导委员会(www.eblcprograms.org)的网站或美国国家老龄化委员会(www.ncoa.org/healthy-aging/)。

在加拿大,每个省都有各自的跌倒预防措施。请查看当地公园和旅游部门或省政府网站。在中国,您也可以登录相关政府服务部门或医疗保健部门的相关网站。

四、使用良好的身体力学

身体力学指人们在日常活动中的运动方式。正确的身体力学可以帮助您降低疼痛和受伤的风险。身体力学练习旨在改善体态、协调性和耐力。

(一) 良好体态练习

良好的体态能强身健体。脊柱在颈部、上背部和下背部有三条自然曲线,当您保持这些曲线时,脊柱是最强壮的。这些自然曲线有助于身体吸收"运动冲击",并以最小的压力保持姿势,正确的体态包括保持这些曲线。体态良好时,身体各部分方能协调,可以防止肌肉、韧带、肌腱和关节的劳损。图 9-2 和图 9-3 展示了良好的坐姿和站姿。

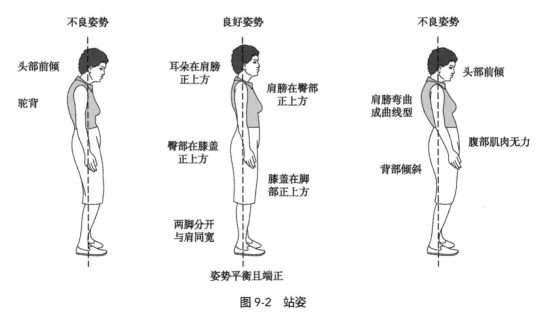

图 9-2　站姿

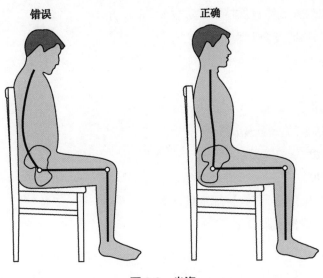

错误　　　　正确

图 9-3　坐姿

使用电脑和电子设备(手机、笔记本电脑、平板电脑)时，姿势也很重要。图 9-4 展示了在电脑前的正确姿势。

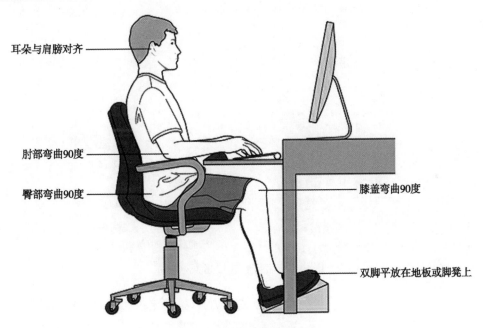

耳朵与肩膀对齐

肘部弯曲90度

臀部弯曲90度

膝盖弯曲90度

双脚平放在地板或脚凳上

图 9-4　使用电脑的良好坐姿

1. 良好的站立姿势特征

(1) 耳朵在肩膀的正上方；

(2) 肩膀在臀部(肩膀放平、放松)的正上方；

(3) 臀部与膝盖在一条直线上，并且保持臀部在膝盖的正上方；

(4) 膝盖在脚部(膝盖伸直保持自然放松)的正上方;

(5) 双脚分开与肩同宽(双脚均匀受力)。

2.良好的坐姿特征

(1) 耳朵在肩膀正上方;

(2) 肩膀放松,不要耸肩;

(3) 上背部放松,在臀部正上方;

(4) 臀部弯曲90°;

(5) 膝盖弯曲90°;

(6) 臀部平放在座位上,两侧臀部重量均匀;

(7) 双脚平放在地板或脚凳上。

日常活动的身体力学

进行日常活动时,如穿衣服、洗澡或改变姿势时,使用良好的姿势可以保护您的背部和四肢。

如果您需要向前倾斜,请弯曲膝盖和臀部,不要弯曲腰部,这会扭伤脊柱(图 9-5)。

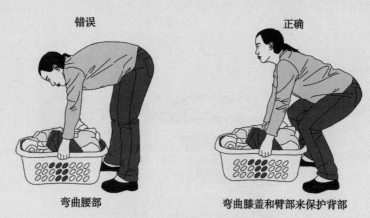

图 9-5 向前弯腰时的良好姿势

使用辅助设备(第 191~197 页)或改变姿势,以避免笨拙的身体姿势。例如,考虑把脚放在一个矮凳上穿袜子,或使用袜子辅助工具。在淋浴清洗背部或脚时,使用长柄海绵来减少肢体的弯曲和扭曲。

减少扭曲,特别是在向前弯腰的时候减少扭腰。这里有一个小窍门可以帮您减少扭腰,想象您系了皮带,皮带上有一个皮带扣,确保让您想象中的皮带扣和您的脚指向同一个方向。

在行动之前,先花点时间让自己感觉稳定。先站稳了,再开始走动。从座位上站起来、从床上下床时,您可能会感到眩晕,所以在改变这些姿势之前,请慢慢站起来,先站定了、停留片刻,然后再走动。

当您的姿势发生变化时,先轻轻收紧并抬起腹部肌肉,以支撑脊柱。如果您感到不稳,请护工或家庭成员使用步态带提供支撑(表 9-2)。

(二) 改变姿势和移动

体态和身体力学在改变姿势时尤其重要。因为当改变姿势时,您可能会采用一种笨拙的姿势,甚至失去平衡,许多人在改变姿势时会发生跌倒。从一个位置移动到另一个位置,例如从坐到站,很多时候是在仓促的情境下进行的或者使用了不当的姿势,这会增加受伤和跌倒的风险。

本部分介绍了几种不同的姿势变化方式的步骤说明。仔细阅读完整的说明,第一次练习时邀请朋友或家人协助或观看。您可以调整操作说明,直至让您感到安全和稳定。如果这些说明对您没有用,请咨询职业或物理治疗师。

1. 从坐在扶手椅上移动到站立

(1) 向前滑动臀部,坐在椅子的前半部分。

(2) 确保脚平放在地板上(与膝盖成 90 度角)。

(3) 身体前倾(鼻子在脚趾在正上方)。

(4) 从椅子的扶手和臀部推到站立位置(图 9-6)。

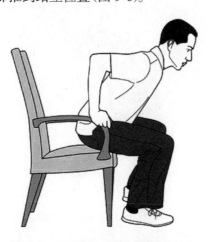

图 9-6　从坐在扶手椅上移动到站立

更多技巧请参见第 164 页的坐立练习。

2. 上床

(1) 坐在床上,离枕头 30cm 左右(图 9-7)。

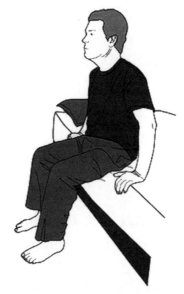

图 9-7　坐在床上

(2) 往后挪动,不要坐在床边,膝盖的后部应接触到床垫(图 9-8)。

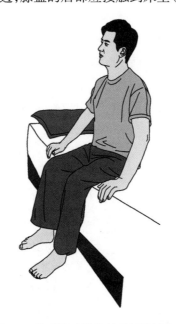

图 9-8　往后挪动使膝盖后部接触床垫

(3) 将身体慢慢放到离枕头近的手臂上(图 9-9)。

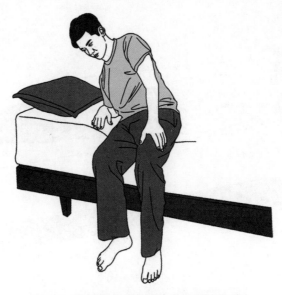

图 9-9　将身体慢慢放到离枕头近的手臂上

(4) 理想的情况下,弯曲膝盖,躺在床上,也可以请求朋友、护工或家人的帮助(图 9-10)。

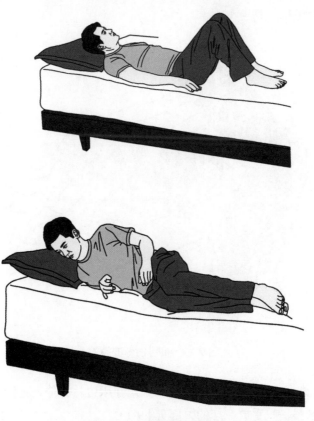

图 9-10　弯曲膝盖躺在床上

（5）翻身躺下（图 9-11）。

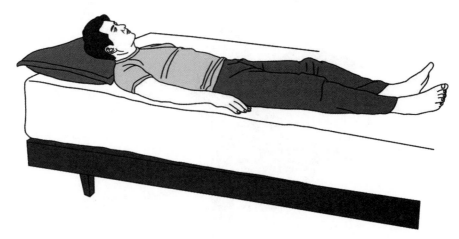

图 9-11 翻身躺下

（6）放松双腿，让身体更舒适。

3. 起床

（1）仰卧时，弯曲膝盖（图 9-12）。

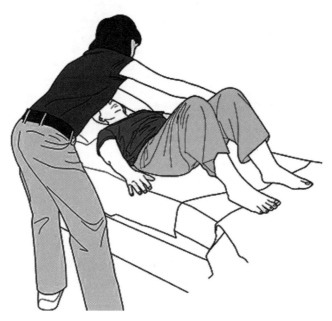

图 9-12 仰卧时弯曲膝盖

（2）侧身翻身，许多人要求护工、朋友或家人站在床边。有他人帮助的时候，请助手把一只手放在您的肩上，另一只手放在您的臀部（图 9-13）。

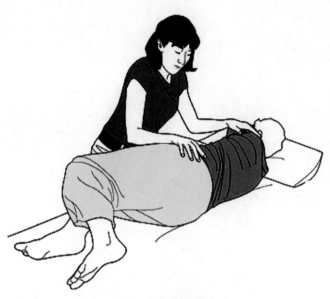

图 9-13　侧身翻身

（3）轻轻地把双脚移到床边，同时用手肘支撑自己（图 9-14）。有他人帮助的时候，请助手把您的脚放在床边上。

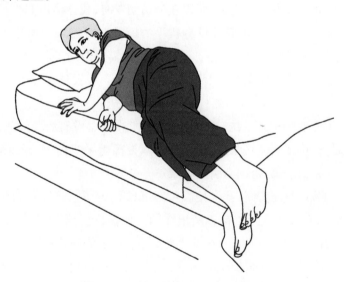

图 9-14　双脚移到床边并用手肘支撑

（4）移动到坐姿。有他人帮助的时候，请助手用一只手托住您的肩膀，另一只手托着您的膝盖，同时引导您坐起来（图 9-15）。

4. 在变化姿势和日常活动中保持安全

您可能在某些时候或随时随地都需要他人帮助来实现姿势变化，请阅读下面的实用建议：

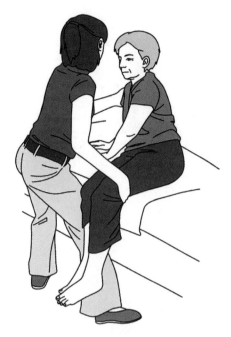

图 9-15 移动到坐姿

（1）我无法从低矮的沙发上站起来，所以在拜访朋友时，我会请他们给我一张直背椅。

（2）我以前需要很多人帮忙才能从没有扶手的椅子上站起来。我开始做坐立练习（见第八章"运动让生活更轻松"，第 164 页），现在我几乎不需要帮助了。

（3）我在改变姿势时会非常紧张，因为我是个大个子。我发现在开始前做两次深呼吸很有帮助。

（4）我住在一家专业的护理机构（养老院），当我觉得一个没有经验的或新来的员工不太能保证我的安全时，会再多叫一些帮手，这样我们双方都能保持安全。在请求获得更多帮助时，我会用礼貌而和善的语调，否则会引发吵架。

（5）当伴侣帮助我调整姿势时，我会使用步态带（第 194 页），这样我们双方都感到安全。

（6）我坐轮椅时，有好几次差点被脚踏板绊倒。现在，我会请帮手在我站起来或坐下时先帮我把脚踏板打开或者取下（见第 189 页"改变姿态或姿势的技巧"）。

（7）我的情况比较复杂，有时护工只需要站在一旁看着就行，但有时我需要很多帮助。我会检查身体状况，弄清楚需要多少帮助，然后告诉护工，这样在改变姿势时就会更加从容。

（8）我和我的伴侣有一套约定俗成的方法。我们会回顾将要做的事情，并使用我们一起商定的简单指令（通常是一个词）：滑行、向上推、转弯、伸手、放下等。这有助于我们控制好节奏，而且彼此都知道接下来要做什么。

（9）我的伴侣之前改变姿势时发生了背部拉伤，我之前也需要做几次物理治疗，理疗师分别给我们提出了建议，这帮助我在伴侣帮助下安全无痛苦地完成了姿势改变。

（10）以前我自己什么也不做，完全依靠别人，都是别人帮我改变姿势，这会花费别人很多时间，渐渐地他们也没什么耐心了，这种情况让人压力很大。我现在自己变得强壮了一些，也能自己做一些事了，生活有所好转。

改变姿态或姿势的技巧

（1）如果在床的一侧上下床不方便，试试另一侧。

（2）考虑在床垫下安装一个移动床栏杆（表9-2），帮助您坐起来和站起来。

（3）如果使用辅助设备（例如助行器或拐杖），不要用它来够高处的东西，这不安全。使用可以固定的用品，如安全栏杆、床沿或稳定的椅子扶手。

（4）如果您在调整姿态的过程中感到不安全，请咨询专业医护人员或家人。如果您使用的是轮椅，请在坐下或站起来时提前把脚踏板推开或取下（图9-16）。

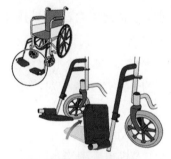 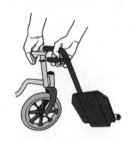 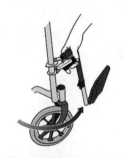

①抬起脚架和小腿支撑，使他们向脚架方向　　②搁腿架顶部的提升/控制杆　　③转开或移开搁腿架折叠

图 9-16　安全地摆开轮椅搁腿架

（三）特殊类型的姿势变化：从地板上站起来

有时您会发现自己正躺在地板上，也许是因为摔了一跤，也许是要下地去捡东西或打扫卫生。以下是对于从地板上站起来的建议（图9-17）。

（1）翻身、侧躺。

（2）用没有被身体压到的手臂推起自己的身体，另一只手臂可以留在身体下方。

（3）把膝盖放在身体下面，然后四肢着地。

（4）爬向床、沙发或结实的椅子。

（5）将手放在坚固的表面上（沙发、椅子或床）。

（6）弯曲较强壮的那条腿，并将那条腿的脚平放在地板上。

（7）向上推至站立位置。

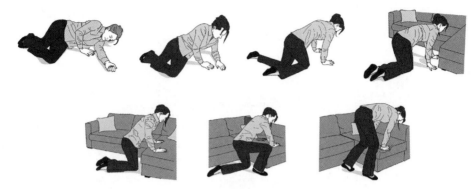

图 9-17　从地板上站起来

五、保持清醒，不要分散注意力

分心是很常见的。每个人都经历过走进一个房间去找东西，却忘记了自己在寻找什么。当人们讲述自己发生的意外或伤害时，通常会说"我当时太着急了""我很累""我在想别的事情"。负面情绪，如愤怒和沮丧，会影响思维，让您对四周发生的事情不太注意。还记得本章前面的李先生吗？他发现放松练习可以帮助他专注于当下，并减少对呼吸急促的焦虑。当您着急的时候，注意力会集中在还没发生的事情上，而忽略了当下正在做的事情。

着急的原因有很多。比如您要承担很多责任，一天的生活工作安排得满满当当，可能无法腾出时间处理健康问题；或者您的日程表中没有留出机动时间来应对突发的事情；有时会因为非常疲劳，注意力不集中而发生意外或受伤。

当您累的时候，很容易分心。虽然分心不可能被完全避免，但可以采用一些技巧来集中注意力。集中注意力最关键的一步就是认识到分心对您产生的影响。

以下是一些建议，可以帮助您更加专心：

1. 预先安排、对意料之外的事情也留出时间　为看病就医、自我保健、旅行和其他意外情况留出额外的时间。如果您预先留出了时间，就不会因为匆匆忙忙、迟到或完不成某事而自责。

2. 减少负面情绪　回顾第六章"运用思维去处理症状"相关内容，使用放松情绪的技巧，比如积极的思维方式、自我对话、引导性想象、祈祷、静心、正念练习或感恩。

3. 活在当下　当您发现自己忙得不可开交，或者接下来的日子还有很多事情要做时，做几个深呼吸，让自己放慢速度。审视自己，关注自己的情绪和身体感受。静下来，提示自己"慢下来""休息一会""不要着急"。

六、使用辅助技术让活动更轻松、更安全

辅助技术是一个术语,包括辅助设备、适应性或康复设备以及其他使人们做某事更容易的设备。"适应性"一词指专门为残疾人设计的辅助设备。由于这些术语经常互换使用,在本书中统称为辅助设备和器材。语音识别、助听器、坡道、扶手杆、助行器等计算机软件,以及使穿衣、烹饪、驾驶和梳洗等日常工作变得更容易的设备,都是辅助技术的例子。

辅助设备和器材可以帮助人们轻松地完成一些事情。使用这些设备和器材并不意味着您退步了,相反,是您变得更聪明了。所有人一生都在使用特殊设备,比如用梯子来拿取高处的东西、用筷子吃饭等。做任何一件事都离不开设备和器材,您要做的就是找到合适的设备。最关键的问题是:有哪些设备可供选择,如何选择合适的设备,以及如何正确使用设备。

(一) 使用助行器安全地从一个地方到另一个地方

助行器、拐杖和轮椅很常见。以下哪一项适用于您? 您是否有以下情况? 如果有,请考虑使用助行器:

1.您是否需要扶着家具或稳定的表面才能在家里走动?

2.您两条腿力量不一样,是否一条腿比另一条腿力量弱?

3.您在户外或在不平坦的地面上行走时是否不稳?

4.您最近是否因为平衡能力差、身体虚弱或反应慢而跌倒?

几乎任何类型的跌倒都可能是需要助行器的信号。如果您对哪种助行器适合您或如何使用有任何疑问,请咨询医疗保健专业人员,包括物理或职业治疗师。使用助行器一定要接受适当的培训,正确使用辅助器具不是您想当然的事情。培训时,您甚至可以用手机拍视频记录,这样就可以反复观看,并在回家后更好地记住设备的使用方法。不正确地使用或使用不合适的助行器都可能导致跌倒和受伤。如果您的行走能力发生变化,可能需要更换辅助器具。

表 9-1 列出了常用的助行器和伤害预防提示,表格内容不能代替专业帮助,只是提供一些信息让您开始使用助行器,并帮助您了解应该问什么问题。

表 9-1　助行器和伤害预防提示

助行器	特点	伤害预防提示
手杖	• 通常比传统手杖长 • 可以用一根或两根手杖 • 在不平坦或崎岖的地形上使用两根手杖 • 两根手杖提供了一个站立休息的机会 • 专为在平地上保持足够平衡的人设计 • 适用于大多数人	• 徒步旅行或在不平坦的地形上行走的情况下,使用两根手杖是有帮助的 • 选择软木或橡胶手柄,塑料把手容易出汗

续表

助行器	特点	伤害预防提示
单点或直手杖	• 适用于走路不太稳当的人 • 与没有辅助设备相比,增加了安全性和平衡性 • 当身体一侧疼痛或虚弱时,有助于行走	• 左腿无力时,用右手握手杖,反之亦然,保证手杖垂直路面 • 保证手杖靠近身体 • 不要拖动手杖 • 拿起手杖,把手杖悬空而不接触地面是无效的
四足型拐杖	• 适用于使用单点手杖走路不稳的人 • 能直立 • 比标准手杖的底座大	• 左腿无力时,用右手握手杖,反之亦然,保证拐杖垂直路面 • 为安全起见,四足型拐杖的四只脚必须接触地面 • 拿起拐杖,不要拖动
带四个轮子的折叠车	• 适合需要一点平衡帮助,走路稳但容易疲劳的人 • 平衡性差的人不适用 • 行走速度最快 • 提供休息的座位和携带物品的篮子	• 坐下或站起来前锁好刹车 • 靠近折叠车,站直 • 折叠车的手柄应与使用者的手腕同高(当手臂从侧面垂直悬挂时) • 如果把全部重量放在扶手上,滚轮会侧翻
双轮滚动助行器	• 适用于有平衡问题需要支撑行走的人 • 移动速度比标准步行稳定器快 • 不如标准步行稳定器稳定	• 靠近助行器,站直 • 助行器的把手应与使用者的手腕高度一致(当把手在侧面笔直悬挂时) • 考虑将网球或滑轮加装在靠近身体一侧的助行器上,使其有四个轮子,方便滑动
标准步行稳定器	• 适用于需要更多支撑才能行走的人 • 如果您不能把全部重量放在两条腿上(例如术后门诊),这是最好的选择 • 速度迟缓 • 没有轮子,行走最稳 • 行走时,必须能用手臂抱起助行器向前移动	• 靠近助行器,站直 • 助行器的把手应与使用者的手腕高度一致(当把手在侧面笔直悬挂时) • 行走时保持四条步行腿与地面接触

续表

助行器	特点	伤害预防提示
手动轮椅	• 适用于上肢力量足够推动轮椅的人 • 对于没有耐力使用助行器或拐杖外出的人,这是个好帮手(可以提前打电话询问,博物馆和户外花园通常都有轮椅) • 适合有人帮助推的人	• 坐下、站起来或转移前锁好刹车 • 为了更安全的转移,请将轮椅腿转开(参见图9-16) • 避免将重物放在轮椅后面 • 避免爬上或爬下陡坡 • 如果没有供残疾人行走的斜坡路,需要考虑如何经过这些路段
小型摩托车	• 适用于无须全程使用电动轮椅的人	• 转移前请关闭电源 • 检查电池充电指示灯,确保电池充满电 • 用塑料把手,以保护电子设备免受雨淋 • 如果您的设备造于2016年之前,只能在平坦的路面上使用,且避免在雨中使用,详情请联系制造商
电动轮椅	• 适用于无法靠自己臂力推轮椅的人 • 可允许截瘫患者独立站立	• 转移前请关闭电源 • 检查电池充电指示灯,确保电池充满电 • 用塑料把手,以保护电子设备免受雨淋 • 如有疑问,请联系制造商,阅读操作手册,并遵守所有安全预防措施

(二) 使用辅助设备增加安全性并减少工作量

辅助设备可以增加安全性并减少工作量。比如您可以用安全栏杆从马桶上站起来,您会更安全和更独立。表9-2介绍了能使日常工作变得更容易的设备,要有选择性,选择能解决您问题的设备。除了表9-2中列出的设备,还有许多其他类型的设备可以提高您在日常生活中的自主性和独立性。

表 9-2　辅助设备

装置	目的	建议
步态带 	• 协助移动和不稳定性行走 • 方便他人抓住步态带,以帮助您安全移动	• 将步态带低放在腰部 • 把皮带系得足够紧,这样就不会滑动,但也要留出一些空间,确保您可以把一根手指滑到皮带下面
移动床栏杆 	• 有助于坐起或下床 • 降低从床上摔下来的风险 • 如果体力足够,您可以安全地坐起来和站起来,具有独立性	• 用在肢体力量更强的一侧 • 使用前,请检查导轨是否牢固 • 如果把身体的所有重量放上去或者体重过大的人使用时,可能需要增加栏杆的数量 • 栏杆不是用来躺的
凸起的马桶圈 / 凸起的马桶辅助装置 	• 协助安全地坐在马桶圈上并回到站立位置 • 适用于髋关节置换后的康复	• 确保座椅安装牢固 • 使用前测试稳定性 • 马桶圈有很多不同的样式,有的样式拆装方便,这一点很重要,尤其是与他人共用马桶时
马桶安全围栏 	• 协助安全地坐在马桶圈上并回到站立位置 • 如果需要扶手而不是升高的马桶座圈,围栏是一个很好的选择	• 测试以确保导轨足够坚固,能够在向上推时支撑身体重量(可能需要请他人协助测试) • 购买导轨前,请测量马桶(宽度和高度),以确保导轨合适

续表

装置	目的	建议
扶手杆	• 协助进出浴缸 / 淋浴 • 协助从站立位置缓慢而安全地坐好 • 提供稳定性并支持更长的站立时间(例如,护理人员可以清洗您的整个身体)	• 可用于进入淋浴间、从马桶座圈上起来,或爬过一个台阶或大厅中的几个楼梯(即不仅是浴室) • 参见第 197 页"浴室安装扶手的提示" • 请专业人员安装扶手杆,确保扶手杆稳固 • 请求职业治疗师的帮助和家访,以了解把手的安装位置 • 避免使用以吸附方式固定的抓杆,必须在每次使用时进行测试,以确保其不会从墙上脱落 • 注意:多次受压后扶手杆可能会意外地从墙壁上脱落
淋浴椅 / 长凳	• 提供稳定性,防止在淋浴 / 浴缸中摔倒 • 如果您累了但平衡感很好,淋浴凳或折叠式淋浴座就足够 • 选择带扶手 / 靠背的淋浴椅,以获得更多支撑 • 如果使用转移板(如下所述),请选择不带扶手的淋浴椅 • 如果您不能安全地跨过浴缸边缘,请选择一个浴缸转移长凳 • 便携式椅子可供旅行时使用	• 购买之前,请测量浴缸 / 淋浴,以确保椅子或长凳合适 • 安装手持淋浴喷头,可以自主控制水流 • 测试便携式旅行椅,以确保其足够坚固安全
手把杆 协助上下车		• 在使用手把杆之前,请朋友或家人测试一下坚固性,当您第一次尝试时,让朋友或家人站得近一些,以便扶着您
旋转垫	• 协助上下车 • 当坐在椅子或汽车座椅上时,有助于转身	• 使用前请他人测试一下

续表

装置	目的	建议
转移板	• 协助椅对椅转移（如轮椅到车，轮椅到浴缸长凳，轮椅到床，轮椅到坐椅） • 医护人员必须确保将转移板滑过木板，而不是举起被转移者	• 在使用转移板之前，确保您有良好的手臂和躯干力量 • 向医护人员寻求指导，以确保安全使用

以下介绍的辅助设备有助于让每个人都更轻松地完成任务（图 9-18）：

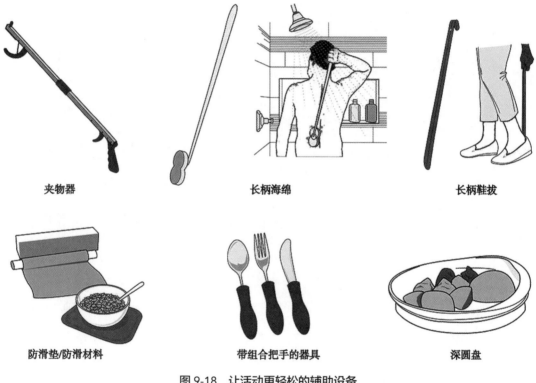

夹物器　　　　　　　　　　长柄海绵　　　　　　　　　　长柄鞋拔

防滑垫/防滑材料　　　　　带组合把手的器具　　　　　　深圆盘

图 9-18　让活动更轻松的辅助设备

1.市面上有各种各样的厨房辅助设备，包括方便抓握的餐具、食品加工机和用于切片的切片机。

2.如果您穿衣服很困难，可以考虑买大一号的新衣服，找设计得更宽松、领口更大的衣服，您可以在衣服上加魔术贴或使用松紧带。如果平衡力差或行动不便，可以在坐着穿鞋时使用长柄鞋拔穿鞋。

3.洗澡时，用长柄海绵可以减少弯腰和转身。

4.如果行动受到限制,一些设备可以帮助您在如厕后擦拭。

5.安装一个手持式淋浴喷头或使用泵式洗发水或沐浴露,可以使洗澡更容易。

6.吃饭时,在盘子和其他餐具上使用防滑垫或材料垫,以防止盘子移动。带有内置手柄的餐具或其他特殊餐具,如摇柄刀,也可以增加吃饭时的独立性。用深圆盘盛食物可以防止食物溢出。

要找到这些设备,请到当地的医疗用品商店、药店或网上查询(更多资源请参见 www.bullpub.com/resources《助行器 / 特殊设备》)。在网上购买往往最容易,搜索表 9-2 和图 9-18 中列出的设备名称;或者找一个可以出租或借出诸如助行器和浴室安全设备等设备的借阅室、老年中心或社区组织。有些社区组织会赠送二手设备,如果您有不再使用的设备,可以将其捐赠。

浴室安装扶手的提示

1.美国残疾人法(ADA)规定了无障碍浴室的准则。详细信息请访问 www.adabathroom.com。加拿大某公司提供了一份报告,其中包括"设计无障碍住宅——浴室"指导,可以在 www.cmhc-schl.gc.ca/en/data-and-research/publications-andreports/accessible-housing-by-design-bathrooms 找到这份报告。

(1) 为了获得最佳的杠杆作用,将扶手安装在 838~915mm 之间。

(2) 水平侧壁扶手杆的长度最小为 1 067mm。

(3) 目前没有关于垂直扶手的 ADA 准则。

(4) ADA 网站上的指南提供了常见扶手杆位置的图片。

2.请确保把扶手杆安装到最有帮助的地方,在浴室"演习"一次来找到这些适合安装的地方。注意您寻求支持的地方,通常是适合安装扶手杆的地方。如果您习惯于扶握毛巾杆站立起来,那就把毛巾杆替换成扶手杆。咨询职业治疗师或物理治疗师,请他们帮您出主意,注意要咨询有资质的人员(经认证的居家养老专家 CAPS)。

3.考虑用一个垂直杆帮助您安全地进入浴缸或淋浴间。如果家人或室友也需使用这个垂直杆,就选择一个长一点的,这样不同身高的人都可以舒适地使用。

4.聘请有扶手杆安装经验者。确保安装人员把其锚定住,或者将扶手杆连接到螺柱上,以确保其安全。安装时,请人全力拉动扶手杆,测试其牢固程度。有的社区可能有一些服务机构提供免费或低价的房屋改造服务。

七、改造您的家和周围环境

有许多小的改变可以使居家更安全。在您读完本书之后,请在您的家里走一走,看看这些建议是否适用。提高警觉性可以帮助您处理家门外的风险,如凹凸不平的地面、损坏的人行道,或缺乏无障碍通道的街道。

(一) 重新布置您的家

您应该确保在家中经常走动的路线非常清晰,比如从床到浴室之间的路线,要特别注意客厅、厨房和阅读或看电视的区域。请采取以下步骤梳理清楚在家中会经常走动的区域:

1. 重新摆放家具和您每天使用的物品　重新摆放家具,清除杂物。笔直宽阔的道路意味着您不需要扭来扭去地穿过狭窄的空间。扭动身体会增加劳损和跌倒的风险。

2. 拆除或整理电缆和电线　地板上的电线非常容易让人摔倒,使用电缆或电线套把它们隐藏起来。把您的电脑线放在桌子后面,而不是地板上。使用无线设备。

3. 不用地毯,或者把地毯固定住　地毯非常容易打滑、滑动或堆积褶皱,很容易把人绊倒。最好的选择是不使用地毯,如果您实在想保留一个地毯,就用防滑垫或地毯锚固定住。

4. 重新摆放家具　清理杂物的同时,您也可以考虑重新摆放家具或器具,让它们使用起来更方便、更安全。不要把低矮的咖啡桌放在过道上,非常容易绊倒人。在卧室里放一把结实的带扶手的椅子,用来坐着穿衣;在厨房里放一把椅子,用来在等待食物煮熟或水烧开时坐下来休息。

5. 重新整理橱柜中的物品　这可以避免在尴尬的位置重复运动。把最常用的物品放在橱柜前面,并放在肩膀和臀部之间的高度,这样可以防止每次使用物品时弯腰或伸手。

6. 将经常使用的物品放在每个房间,如果您住在多层楼房里,每层楼里都放一些常用的物品　将拐杖、手机、老花镜或其他重要物品放在您经常使用和需要它们的地方,这些物品可以多备几个。急于寻找和忙着接听电话往往会导致跌倒。在每个房间都放置一部电话,或者把手机放在口袋里,这样当电话铃声响起时就不会急于去接。手边也要备一部电话,以备不时之需。检查手机是否有电,固定电话是否插好电。

(二) 改变家里的照明

走路时要看清楚路,如果家中光线昏暗,您很有可能会被什么东西绊倒。

1.改善照明 检查家里所有区域的照明情况,根据需要把灯泡换成更亮的或者增加更多照明。家门口也要做同样处理,包括您放垃圾的地方。

2.安装夜灯 夜间光线尤为重要,人们经常在上厕所时摔倒。在家里安装夜灯或运动感应灯,特别是在通往卫生间的路周围。可以考虑购买对光敏感的灯,天黑时灯自动会亮;或对运动敏感的灯,有人经过时灯会亮。您不需要自己打开或关闭这些灯,它们都是自动开关的。

(三) 选择家具以减少劳损

家中的家具类型可以增加或减少您所需要的帮助。

1.选择结实、牢固的带扶手的椅子 不稳定的椅子容易导致跌倒。从带扶手的椅子上站起来要比从躺椅或沙发上站起来容易得多。

2.使用合适高度的床和椅子 如果椅子或床太低,在没有人帮助的情况下很难起身。太高且没有靠背的椅子,比如凳子,也不够安全。虽然高床比较容易下床,但身体受限的人很难独立躺下。如果床的高度对您造成了困扰,可以考虑购买一张可以调节高度的床。如果您难以从床上或椅子上起身,请咨询康复专家,比如职业治疗师或物理治疗师。

(四) 添加环境提示标签

提示贴可以提醒您保证安全。在忙碌的家庭生活中,任何人都很容易找不到东西或变得粗心大意,一个提示贴会很有帮助。

1.在楼梯上贴上颜色鲜艳的防滑胶带 楼梯是很常见的跌倒地点。您可能会被台阶绊倒,或者因为虚弱、平衡能力差、视力问题或粗心大意而滑倒。如果您在家中穿着拖鞋,当在光滑的表面和楼梯上(如木地板和楼梯)行走时,跌倒的风险会增加。为了防止绊倒或踏空台阶,请用专为楼梯制作的亮色防滑胶带在每个台阶(或仅最后一个台阶)的边缘做上标记;还有夜光胶带,可以用在光线昏暗的地方,比如通往地下室的楼梯。这种胶带有两个用途,可以帮助您更好地看到楼梯,有助于防止绊倒或滑动,提供了很好的指引(图 9-19)。

2.使用高对比度的颜色,以便于找到物品或空间 晚上在浴室很容易发生意外伤害。将浴室或卧室的门刷成明亮的颜色,或者使用夜光胶带标记从床到浴室的路径。高对比度的颜色也有助于寻找物品。在白色的浴室里,安装或使用特殊设备或沐浴用品,这些物品的颜色不要与浴室融为一体。例如图 9-20 中,浴缸长凳是深色的,所以其在全白色的浴室环境中显得很突出。

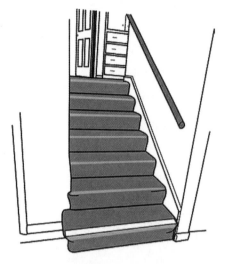

图 9-19　用亮色防滑胶带标记楼梯台阶边缘

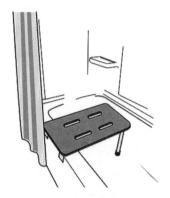

图 9-20　浴缸中的深色长凳

（五）倡导在您的邻里或社区中实现无障碍环境

正如之前提到的,跌倒和受伤的危险不只是家里的问题。路边、杂草丛生的灌木或凹凸不平的人行道都是常见的危险跌倒隐患。注意周围的环境可以帮助您避免危险的情况。您可能想改造周边的环境,以减少出行障碍。中国残联开通运行 12385 全国残疾人服务热线,如有需求可咨询。

除了与当地政府合作外,您还可以与邻居合作,使社区更方便所有人。例如,如果邻居种的树的树枝延伸到人行道上,请善意地要求他们修剪一下。邻居也许没有意识到这个问题,经过您的善意提醒他们会很愿意及时处理。

八、寻求健康专家的指导

自我管理确实是一个好策略,但您也不必事事亲力亲为。医生可以接触到一系列健康领域的专家,他们可以为您的安全和健康提供支持。如果您需要帮助,请向医生提出具体问题,也可以提出一些可能的解决方案,例如,您跌倒了,您可以说"在过去的六个月里我跌倒了两次,您认为我需要助行器吗? 您能给我推荐一个了解助行器的人吗?"

您可以要求进行一次药物评估,判断是不是因为某个处方药导致您跌倒风险增加了,医生或临床药剂师可以帮您做此事。许多零售药剂师也可以评估您的药物是否会增加跌倒风险。如果您需要使用设备,请了解您的保险是否能覆盖这些设备,以及是否可以由诊所订购。有时护士或保健协调员可以提供帮助,如果得不到这些帮助,请拨打您保险卡背面的号码。如果方法都行不通,请打电话给离您最近的老年中心或独立生活中心,询问他们的建议。

如果您需要康复服务,如职业治疗、物理治疗或语言治疗,询问诊所或保险公司能否提供转诊。所有的治疗服务都从评估开始。**以下是医疗专业人员可以提供的服务:**

(1)**言语治疗**:侧重于帮助说话、理解力改善以及安全饮食。言语和语言病理学家提供的常见服务可以帮助您保持注意力,提高问题解决和理解能力,改善语言能力,并评估吞咽和安全饮食的行为(以减少窒息风险)。

(2)**物理治疗**:重点是恢复正常和安全的运动。物理治疗师提供的常见服务包括指导锻炼和正确行走;在您跌倒或受伤后,提供家庭锻炼计划,以增加灵活性、力量、平衡和耐力;姿势变换训练(例如,从坐姿到站姿);选择助行器并训练正确使用;用于缓解疼痛的人工疗法。

(3)**职业治疗**:重点是帮助人们重新获得独立和积极参与日常活动。职业治疗师提供的常见服务包括家庭安全评估、姿势变换训练、训练和解决问题,以提高一个人进行日常活动的能力,为方便和安全而改善家庭和周围环境、调整活动任务以使其更安全和更容易、帮助选择和使用辅助设备,以及指导家庭成员和护理人员。

(4)**听力学服务**:重点是预防、诊断和治疗所有年龄段的人的听力和平衡障碍。如果您怀疑自己有听力损失或平衡问题,会被转诊到听力科。

九、小结:利用辅助设备降低风险

本章识别了导致意外事故和伤害的风险,并介绍了降低伤害风险的辅助设备。这些辅助设备可以让您在做自己喜欢的活动时更加容易,并确保安全。虽然逐一讨论了这些设备,但您可以将它们一起使用,以减少跌倒和受伤的风险。

(一) 如何做才能避免受伤和疼痛

1.定期锻炼。

2.在日常生活中采用良好的体态和良好的身体力学。

3.向医疗保健专业人员请教有关安全体位改变的训练和反馈,以及改变周围环境和活动的方法,以保护自己免受疼痛和伤害。

4.用实践来减少急躁和担忧。不要分心!

（二）如何做才能防止跌倒

以下是可以预防跌倒的具体方法，这些方法都是经过研究证实的。

1. 通过锻炼提高腿部力量和平衡能力。
2. 请医生或药剂师评估服用的药物。
3. 检查平衡力和听力。
4. 检查视力，并按照处方佩戴眼镜。
5. 穿结实的鞋子，不穿人字拖或拖鞋。
6. 安装并保持良好的照明。
7. 消除绊倒的危险和杂物。
8. 在所有楼梯上安装坚固的栏杆。
9. 在浴室安装维护安全的设备和扶手。

第十章

健康饮食

健康饮食指您在大多数时候都选择健康的食物和饮料,但这并不需要您严格或完美地执行某个饮食计划,您需要做的是找到新的或不同的方法来准备饭菜和零食。如果您有慢性病,可能意味着您需要选择吃什么和吃多少。健康饮食并非意味着永远不吃您最爱的食物。

本书中介绍了关于健康饮食的内容,但这并不意味着把这些饮食原则应用于您的生活才是一个最好的方式,这是您的决定。健康饮食的形式多样,只有您自己才知道最好的方法。本书根据营养专家的研究提供对大家都有用的建议。在第 204~207 页,您会找到一些针对最常见健康问题者的饮食建议(糖尿病患者相关信息见第十四章"糖尿病管理"》。

人体是复杂而奇妙的机器。就像汽车一样,您需要适当的混合燃料。没有燃料,您可能会行动得很艰难,甚至停止工作。健康的饮食对生活的每一部分都很重要,与您的出行、思考、睡眠、有多少能量甚至与您对生活的享受都息息相关。您吃的食物也有助于预防疾病和治愈已有的疾病。

当您给身体正确的"燃料"时:

1. 您会有更多的精力,感觉不那么累。

2. 增加预防疾病的机会,如心脏病、糖尿病、肾脏疾病和癌症,并且可以减少可能已有疾病的相关问题。

3. 喂饱大脑,这可以帮助您更好地处理生活中的挑战。

4. 您会睡得更好。

关于这一章

为了撰写这一章,我们引用了美国农业部饮食指南,以及来自美国疾病预防控制中心、营养和饮食学会、美国心脏协会和美国糖尿病协会的信息。

加拿大相关信息来自加拿大的饮食指南和加拿大公共卫生署、加拿大营养学会、加拿大心脏和脑卒中基金会以及加拿大糖尿病学会的信息。请注意,大多数关于加拿大的内容以阴影标记。总体遵循科学、循证且国家已制定的营养准则。

健康饮食有很多方式。有人喜欢一个比较简要的大纲,也有人想知道更多的细节。本书中会对此进行讲解,大多数情况下先列出大纲,再提供更多细节。您可能会想从头到尾阅读这一章,或者您也可能只想查看主标题,并只阅读您认为最有趣的内容。如果您只是想要健康饮食的快速提示,请阅读第 204~207 页。本章提供的相关参考信息,请结合您自身的情况来使用。

一、健康饮食指南

健康的饮食取决于您所做的选择。您可以灵活选择,偶尔享受少量不那么健康的食物,没有一种饮食方式是绝对完美的。**以下是一些关于健康饮食的基本原则:**

1. 无论您的年龄、健康状况或目前的体重如何,都要遵循健康的饮食模式,健康的饮食对每个人都适用。

2. 吃多种类的食物很重要,特别是富含维生素、矿物质和其他营养物质的水果、蔬菜和全谷物。

3. 根据您的体重和健康状况,吃适量的食物。参见第 235 页的附录 A:1 600 和 2 000 卡路里的健康饮食计划,以及第 236~246 页的附录 B:饮食计划食物组合。这些清单包括推荐食物的种类(实际上放在盘子上的食物)和建议每天吃的数量。

4. 加拿大膳食指南也指出了食物在健康饮食餐盘上的比例作为指导,帮助您制作健康的饭菜或零食。

5. 限制添加糖、饱和脂肪、反式脂肪和钠(盐)摄入,选择更健康的脂肪(见第 211 页)和无盐调味料(草本植物和香料)。

6. 吃多种多样的瘦肉蛋白食物,包括海鲜、瘦肉和家禽、豆类(干豆、扁豆和豌豆)。

7. 喝水解渴。

8. 如果您喝酒,控制饮酒量,女性每天不超过一次,男性每天不超过两次。一次酒精饮用量是 150ml 葡萄酒、350ml 啤酒或 50ml 朗姆酒、伏特加、威士忌或其他白酒。

9. 允许自己偶尔吃一点好吃的,即使这不是最健康的选择。

10. 如果您试图改善您的饮食,请逐步转向更健康的食物和饮料。

11. 通过成为健康饮食的榜样来支持他人,并考虑成立一个支持小组(线下或线上)来鼓励自己进行健康饮食。

真正的问题是人们并不总是食用健康的食物,而是用营养不足的食物代替健康食物。不太健康的食物价格低廉、制作方便、味道也很好,所以您可能会爱吃。大约 75% 的北美人饮食中蔬菜、水果和奶制品的摄入不足。许多北美人进食过量的高糖高盐食物;反式脂肪,如人造黄油棒和氢化油；肉类中的饱和脂肪；高脂乳制品，如黄油、冰激凌和奶酪；椰子油和棕榈油。美国和加拿大人也进食很多由白面粉和其他精制谷物制成的食物。这些添加的糖、脂肪和盐都会造成健康问题，如肥胖、高血压、糖尿病和心脏病。

证据表明，以素食为重点的饮食计划是最健康的。地中海饮食和 DASH 饮食计划是两个很好的例子。我们不是建议您一夜之间改变饮食方式，而是利用这些信息逐渐作出更好的选择。请继续阅读，了解更多饮食计划。

（一）地中海饮食

地中海饮食计划是意大利、西班牙和希腊的传统饮食。图 10-1 展示了地中海饮食的四层金字塔，金字塔的底部是推荐您多吃一些的食物。

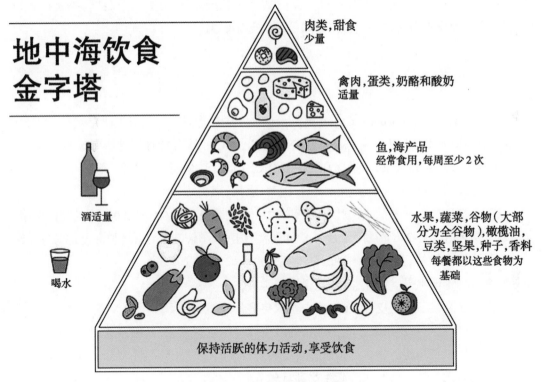

图 10-1　地中海饮食金字塔

资料来源：©2017 年美国测试厨房，www.americastestkitchen.com。

1.金字塔的底座包括水果，蔬菜，干豆和其他豆类（如扁豆、白豆、花豆和豌豆），坚果和种子，全谷物面包、谷类食品、大米和面食，植物油如橄榄油，香料（不加盐）。

2.金字塔的第二层是鱼和海产品，这些食物可以经常吃，每周至少两次。

3.金字塔的第三层是家禽、鸡蛋、奶酪和酸奶，可以经常适量吃这些食物。

4.金字塔的顶端有肉和甜食,每月适量吃几次这些食物。

此外,地中海饮食金字塔建议多喝水,如果喝酒,要适量。

地中海饮食计划建议:

(1) 争取每天吃十份植物性食物。

(2) 每周至少吃两次鱼和其他海鲜。

(3) 减少黄油用量,使用橄榄油或其他植物油蘸面包和烹饪。

(4) 一定要吃些坚果。它们不仅对健康有好处,而且可以帮助饱腹,但注意不要过量。每周吃少量的几次,大约每次三分之一杯(75ml)。

(5) 少吃肉(每月不超过几次),选择较小的份量。避免食用肥肉,如培根和香肠;可以更经常吃家禽、鸡蛋和奶酪。

(6) 乳制品和牛奶可选择低脂或脱脂的。

地中海饮食计划可能与您现在的饮食方式大不相同。记住这句建议:"脚踏实地,追求理想"。您会惊讶于微小的变化积累带来的巨大健康收益。

(二) DASH 饮食

DASH(dietary approaches to stop hypertension)饮食是美国国立卫生研究院在关于预防和降低高血压的研究中开发出来的。在许多方面,DASH 饮食计划与地中海饮食计划比较相似,包括大量水果和蔬菜,少量肉和糖果。DASH 饮食计划还强调低钠、低饱和脂肪酸,高钙、高镁、高钾的饮食(低脂或脱脂乳制品、蔬菜、水果、豆类)。

以下是 DASH 饮食的总体原则(请参阅第 235 页的附录 A:1 600 和 2 000 卡路里的健康饮食计划,以及在第 236~246 页的附录 B:饮食计划食物组合,了解推荐的份量和每天要吃的份数)。

1.每天吃 4~5 份蔬菜。吃多种颜色的蔬菜来获取多种营养。

2.每天吃 4 份水果。记住,水果是很棒的零食。

3.水果和蔬菜不要削皮,以在饮食中获取更多的纤维(见第 214 页)。

4.如果可能,吃新鲜水果。吃不加糖的罐头或冷冻水果或果汁,限制饮用少量果汁。

5.每天吃 6~7 小份谷物。尽量选择全谷物。

6.每天摄入 2~3 份低脂或脱脂牛奶和其他乳制品。

7.如果吃奶酪,请记住 50g 是 1 份,并选择减脂的奶酪。

8.如果您消化乳制品有问题,试着使用无乳糖乳制品或服用乳糖酶。乳糖酶是一种有助于将乳糖(乳制品中发现的糖)分解成更易消化的糖的酶。

9.每天吃不超过 200g 的家禽、鱼、海鲜和瘦肉。

10.去掉家禽的皮和多余脂肪。

11.烤、煮,不要油炸。

12. 选择有益心脏的鱼,如鲑鱼、青鱼和金枪鱼。

13. 吃坚果、瓜子和豆类(芸豆、扁豆、豌豆等),一周 4~5 次。标准份量为 25g 坚果,1/2 杯(125ml)煮熟的豆子,1~4 汤匙(15~60ml)瓜子,或 2 汤匙(30ml)坚果黄油。坚果和瓜子的 热量很高,如果适量食用可以提供有益于健康的营养,并增强饱腹感。

14. 如果您愿意,可以用豆腐等豆制品代替肉类。

15. 每天摄入 2~3 份健康的植物油(橄榄油、牛油果、菜籽油)。

16. 每周吃 4 小份或更少的低脂甜食(如果酱、果冻等)。

DASH 饮食计划将每天摄入的脂肪含量限制在总卡路里的 30% 以内。对于需要 2 000kcal 的人来说,每天从脂肪中摄取的卡路里不超过 660kcal,这听起来似乎很多,但脂肪摄入叠加的量 很快就到上限。查看营养成分表,了解食物的脂肪含量,看看您一天通常吃多少脂肪。**例如:**

(1) 一杯(250ml)香草冰激凌含有约 126kcal 的脂肪。

(2) 85g 的牛排含有 130kcal 的脂肪。

(3) 一片黄油含有 36kcal 的脂肪(大多数人吃超过 1 或 2 片)。

(4) 一个煎蛋含有大约 63kcal 的脂肪。

(5) 一汤匙(15ml)油含有大约 120kcal 的脂肪。

健康素食膳食模式与 DASH 饮食非常相似。素食计划建议食用鸡蛋、豆类(干豌豆和 豆类)、豆制品、坚果和瓜子来代替动物肉类或鱼类。您可以通过访问相关网站了解更多关 于健康素食饮模式的信息:https://health.gov/dietaryguidelines/2015/guidelines/appendix-5/。

二、吃什么和吃多少

吃得好不仅意味着您知道吃什么,还意味着您知道要吃多少。

(一) 实际份量和标准份量

许多人在营养方面做出了很好的食物选择,但摄入食物的量超出了保持健康体重所需 要的。为了解健康饮食,学会使用食品包装袋上的营养成分表和本书相关图表,您还需要知 道食物实际份量和标准份量。

食物实际份量是指您实际吃了多少,也就是您实际放在自己盘子里的东西。如果您吃 一杯冰激凌,那就是您的食物份量;如果您吃半盒冰激凌,半盒冰淇淋就是您的食物份量(也 可能是体重增加的一个原因)。

食物标准份量是在营养成分表或本书相关图表中使用的一个标准份量。一份食物标准 份量可能与您通常吃的实际份量不同。例如,一份食物标准份量可能是半杯或 125ml,如果您吃一份满杯或 250ml,就需要计算一下从实际份量中获取了多少热量。在这个例子中,您吃了两份的食物标准份量(两倍的卡路里)。不同产品的食物标准份量也各不相同,对于一些早餐谷类食品,一份食物标准份量是一杯(250ml);而其他食物,一份食物标准份量是半杯(125ml)。您可以通过阅读食品包装上的营养成分表来了解。

(二) 营养成分表

知道您在吃什么意味着您知道食物中所含的营养成分。在第 208~217 页可以找到关于特定营养成分的内容,有几种方法可以帮助您了解您吃了哪些营养成分。您可以看食品包装上的营养成分表,这也是本部分要讨论的方法;可以使用本书第 217 页提到的健康饮食餐盘法;可以使用本章末尾和附录中的图表;也可以参照政府机构发布的膳食指南,本书中会讲解这些信息。请任意使用这些方法中的一种或多种,帮助您选择健康的食物。

如图 10-2 所示的食物营养成分表以及配料表,可以帮助您更多地了解包装食品中的成分。营养成分表和配料表是食品包装的两个关键部分,会告诉您正在吃什么,并帮助您做出明智的选择。

营养成分表

每包含8份食物
每份食物的量

每份食物的量	2/3杯（55g）
卡路里	230

	%日需要量*
总脂肪 8g	10%
饱和脂肪 1g	5%
反式脂肪 0g	
胆固醇 0mg	0%
含钠量 160mg	7%
总碳水化合物 37g	13%
膳食纤维 4g	14%
糖12g	
包括10g 添加糖	20%
蛋白质 3g	
维生素D 2µg	18%
钙 260mg	20%
铁 8mg	45%
钾 235mg	6%

*日需要量是指以每日摄入2 000卡路里为标准,一份食物中该营养成分在每日饮食中所贡献的百分比。

图 10-2　美国营养成分表

加拿大营养成分表(图 10-3)与美国营养成分表略有不同。后文将详细介绍美国营养成分表并讨论其与加拿大营养成分表的关键差异。

营养成分表

每1杯（250ml）

卡路里 110	%日需要量*
脂肪 0g	0%
反式脂肪 0g	0%
碳水化合物 26g	
膳食纤维 0g	0%
糖 22g	22%
蛋白质 2g	
胆固醇 0mg	
钠 0mg	0%
钾 450mg	10%
钙 30mg	2%
铁 0mg	0%

*低于5%，为少；高于15%，为多。

图 10-3　加拿大营养成分表

1. 每包的份数和每份大小　在营养成分表上首先要看每份食物的量。营养成分表上的所有营养信息都是根据每份食物的量列出的。记住,您平常所吃的量可能要比每份食物的量多或少,所以必须将每份食物的量与您实际吃的量进行比较。如果吃一杯(250ml)煮熟的米饭,而每份大小是半杯(125ml),那您就吃了两份。这意味着当您看卡路里、脂肪、钠和碳水化合物含量时,得考虑到您吃了营养成分表上显示的两倍。如果营养成分表显示每份含25g 碳水化合物,而您吃了两份,那就吃了 50g 碳水化合物。

2. 卡路里　总卡路里是每份食物里所含的卡路里量。卡路里是能量的量度单位,体重在很大程度上取决于摄入的卡路里数量和消耗的卡路里数量,本书中涉及食物的卡路里均指大卡,单位为 kcal(1kcal ≈ 4 186J)。如果一个人吃太多的卡路里,额外的能量就会被储存为脂肪,结果就是超重。

人体每天需要的卡路里取决于体型大小和活动量。对大多数人来说,平均每天1 400~2 000kcal 的饮食可以保持体重稳定,然而,这也取决于每个人的活动量多少。达到目标体重所需的卡路里可能与一个人保持恒定体重所需的卡路里不同。如果活动量大,您可能需要更多的卡路里,或者如果您活动量非常少,可能需要更少的卡路里。此外,体型较小的老年妇女可能需要更少的卡路里,而体型较大的年轻男子则需要更多的卡路里。参见第 235 页的附录 A:1 600 和 2 000 卡路里的健康饮食计划,其中包括低热量和高热量水平的指南。

3. 每日推荐量 % 营养成分表上有一些营养素的每日推荐量。每日推荐量是指在每份食物中,建议摄入不同营养成分所占的百分比。这一比例是基于每天 2 000kcal 的饮食,即使您每天不吃 2 000kcal 饮食,这些信息仍然对您有帮助,提示食物中是否有较小或较大数量的营养物质。一般来说,低于 5% 意味着食物中的某种营养成分含量很低;高于 20% 意味着食物中该营养成分含量很高。请注意,反式脂肪和蛋白质没有每日推荐量值,最好少吃或不吃反式脂肪。

在加拿大,低于 5% 意味着食物中的某种营养成分含量很低,而 15% 或更高意味着该营养成分含量很高。加拿大卫生部使用的术语为"一点"或"很多"。

4. 总脂肪 相同重量的脂肪所含的热量是蛋白质和碳水化合物的两倍。一盎司(约30g)面粉(大部分是碳水化合物)含有约 100kcal;一盎司黄油(全部是脂肪)含有约 200kcal;一盎司巧克力饼干(约 3 英寸的饼干)含有约 140kcal 的热量,巧克力饼干一部分是脂肪,一部分是碳水化合物,以及少量蛋白质。每盎司有脂肪的食物含有的热量都比那些不含脂肪或脂肪含量很少的食物高。

营养成分表列出的总脂肪含量包括健康脂肪(多不饱和脂肪和单不饱和脂肪)和不健康脂肪(饱和脂肪和反式脂肪)。请注意,饱和脂肪和反式脂肪会分别列在食品标签上。一些人认为所有的脂肪对人体都有害,这是不对的。为了让我们的身体正常工作,每天需要一些脂肪,大约一汤匙(15ml)。虽然所有的脂肪都有相同数量的卡路里,但有些脂肪比其他脂肪更健康。本书中将健康脂肪称为"好脂肪",而不太健康的脂肪,也可能是有害的,称为"坏脂肪",这样做是为了鼓励您吃更健康的脂肪。

"好脂肪"通常在室温下是液态的,有助于保持细胞健康,其中一些脂肪可以帮助降低血液胆固醇。"好脂肪"包括橄榄油、菜籽油、大豆油、红花油、玉米油、花生油和葵花油。富含"好脂肪"的食物包括坚果、种子和橄榄(及其油)以及牛油果。

另一组"好脂肪"——ω-3,可以帮助一些人降低心脏病的发生风险,并可能有助于缓解类风湿关节炎的症状。ω-3 存在于深海鱼类的脂肪组织中,如鲑鱼、鲭鱼、鳟鱼、沙丁鱼和金枪鱼。ω-3 的其他来源包括一些油(菜籽油和大豆油)、决明子、亚麻籽和核桃,但人体对来自植物的 ω-3 的利用效率低于来自鱼类的 ω-3。

"坏脂肪"(又称饱和脂肪和反式脂肪)通常在室温下是固体的,例如酥油、黄油、猪油和培根油脂,会增加血液胆固醇含量和增加患心脏病的风险。大多数"坏脂肪"存在于动物食品中,如黄油、牛肉脂肪(牛油)、鸡肉脂肪和猪肉脂肪(猪油)。

其他脂肪含量高的食物包括人造黄油棒、红肉、肉馅、加工肉类(香肠、培根、午餐肉和熟食肉类)、家禽的皮、全脂牛奶和奶酪,包括奶油奶酪和酸奶油。棕榈仁油、椰子油和可可油也被认为是"坏脂肪",因为它们富含饱和脂肪。

最糟糕的脂肪是反式脂肪。反式脂肪比其他"坏脂肪"更能提高血液胆固醇含量和患心脏病的风险。小心！即使每份食物中所含的反式脂肪高达 0.5g,食品公司仍可以合法地在食品营养成分表上标注"无"或"0"反式脂肪。食品中存在反式脂肪的一个线索是,在食品成分列表中是否有"部分氢化油",建议尽可能少吃反式脂肪。

再次强调,请注意,饱和脂肪和反式脂肪在食品营养成分表上是分别说明的,应避免吃饱和脂肪和反式脂肪含量高的食物。对于每日摄入多少脂肪量,目前还没有具体的建议。大多数人吃的脂肪已经大大超过推荐量了。建议尽量不吃"坏脂肪",用"好脂肪"代替,在用"好脂肪"代替"坏脂肪"时,注意不要增加您摄入脂肪的总量。

加拿大的食品营养成分表中列出了"脂肪"而不是"总脂肪"。请注意,在加拿大,如果一种食物的反式脂肪含量少于 0.2g,可以被标记为无反式脂肪。在加拿大,胆固醇信息是可以选择不标注的,因此营养成分表中可能没有胆固醇信息。

选择"好脂肪"的窍门

1.选择食物的时候
- 吃 85g 煮熟的肉、鱼和家禽,大约是一副纸牌或手掌的大小。
- 不要吃家禽的皮,其含有很多饱和脂肪。
- 多吃深海鱼,如鲑鱼、金枪鱼和鲭鱼。
- 选择更瘦的肉(瘦牛肉馅、牛腱子肉、牛里脊肉或腰肉)。
- 烹饪前把在肉中能看到的所有脂肪修剪去除。
- 选择低脂或无脂牛奶和乳制品(奶酪、酸奶油、白干酪、酸奶和冰激凌)。

2.准备食物的时候
- 用少量的油或肉汤进行烹饪。
- 烤肉。
- 避免油煎或油炸食品。
- 烹饪时把炖菜和汤中的油脂去除(如果将它们冷藏一夜,固体脂肪很容易去除)。
- 少用黄油、肉汁、肉酱和奶油酱、面酱和沙拉酱。
- 烹饪和烘焙时,使用植物油(如橄榄油或菜籽油)和较软的(桶装)人造黄油,而不是酥油、猪油、黄油或人造黄油棒。

5. 胆固醇　胆固醇是我们所有细胞的重要组成部分。您的身体会产生胆固醇,您也会从食物中得到胆固醇。胆固醇过多对身体不好,因为它会堵塞血管,导致心脏病发作和脑卒中。您血液中的大部分胆固醇来自您身体所产生的胆固醇。但是,有些胆固醇也来自食物。胆固醇只存在于鱼类、贝类和动物食物中,比如鸡蛋、牛奶和奶酪。要知道某个食物的胆固醇是高还是低,请看"% 每日需要量"一栏,该值超过 20% 的食物都是高胆固醇的。如果您想少吃胆固醇,或者您想要多吃一份食物,就选择胆固醇每日需要量为 5% 或更低的。您体内的大部分胆固醇都是由饱和脂肪造成的。加拿大的食物标签不包括胆固醇的 % 每日需要量。

6. 钠　人体每天只需要大约 500mg 钠,这个量不到五分之一茶匙,大多数人吃的食物含钠量是该数量的六倍多。许多人饮食中的大部分盐来自加工食品,而不是餐桌上的盐罐。吃得太咸是一个令人关注的问题,因为过多的盐(钠)会升高血压,高血压会导致心脏病、脑卒中和肾衰竭。减少钠摄入可以帮助降低血压,成年人每天应将钠限制在 2 300mg 以内(约1 茶匙食盐),有些人可能需要摄入更少的钠(每天 1 500mg)。

在加拿大,钠摄入量的建议是每天 1 500~2 300mg。标签为"低钠或低盐""低钠"和"低钠盐"的食品是指每份食物的含钠量低于 140mg。

《中国居民膳食营养素参考摄入量(2013 版)》建议,18~49 岁人群每天钠的适宜摄入量为 1 500mg,50~79 岁人群钠的适宜摄入量为 1 400mg/d,80 岁及以上人群减至 1 300mg/d。

人们从大多数食物中都会摄入钠,植物性食物中含量较少,动物性食物中含量较多。您不必担心摄入的天然未加工食品中的钠,通常加工食品中添加了大量的不同形式的钠。

对钠的热爱来自吃咸的食物。如果您吃少盐的食物,口味就会随之调整,您可以学会喜欢少盐的食物。减盐饮食需要一些时间来适应,但随着时间的推移,您将学会享受食物的自然风味。以下是一些帮助减少钠摄入量的窍门:

(1) **在腌制食物之前,一定要先尝一尝。**即使不加更多的盐,可能味道也很好。

(2) **烹饪时减少食谱中的盐。**试着减少食谱中一半的盐量,用香料、香草、胡椒、大蒜、洋葱或柠檬调味。

(3) **使用最少加工的新鲜或冷冻家禽、鱼和瘦肉,而不是罐头、面包或准备好的包装食品。**

(4) **选择标有"低钠"或"减盐"的食物或每份含钠量低于 140mg 的食物。**检查营养成分表(图 10-2)中的这些信息。

(5) **把高钠食品留到特殊场合吃。**将罐头食品、包装食物、培根、午餐肉或熟食肉类、咸味小吃(如薯片、坚果和椒盐卷饼)、意大利香肠或香肠比萨饼留到有庆祝活动的时候吃,或作为"偶尔吃"的食物,而不是每天的食物。

(6) **在餐馆就餐时要求您的食物不要加盐。**香肠、面包、米饭、意大利面或土豆制品、馅料或含有火腿、香肠或培根的食物通常含有高钠。沙拉酱的钠含量也很高,把沙拉酱单独摆放,就餐时自行添加,这样可以更好地减少钠的摄入。此外,餐馆里大多数汤的钠含量都很高。

7. 总碳水化合物　碳水化合物是人体的主要能量来源。您的身体把碳水化合物分解成葡萄糖(糖)(纤维除外),葡萄糖为大脑和身体的其他部分提供能量。碳水化合物很大程度上决定了血糖水平,远远超过蛋白质或脂肪的贡献。碳水化合物还有更多的作用,几乎是身体每个部位的基石。

碳水化合物有两种类型:糖和淀粉。碳水化合物存在于植物性食物(谷物、水果、蔬菜)中,牛奶和酸奶也有碳水化合物。

糖自然地存在于食物中,如水果中含有果糖,牛奶/酸奶中含有乳糖。而其他食物,比如我们购买的包装在盒子、罐头或其他包装(例如苏打水、糖果和饼干)中的食物通常会添加糖。添加糖会增加额外的卡路里,这些产品中很可能流失了有益健康的营养物质。

玉米、绿豆、土豆、南瓜、干豆和豌豆等蔬菜含有淀粉碳水化合物。扁豆和其他豆类以及谷物,如大米和小麦,也含淀粉碳水化合物。这就是意大利面、面包、玉米饼和烘焙食品中碳水化合物含量高的原因。

一些以谷物为原料的食物比其他食物加工更精制。加工不会改变碳水化合物的量,然而,加工去除了食物中的健康营养物质(植物营养素)和纤维。吃糙米和全谷物比白米和其他加工谷物更好,因为它们更有营养。人体将一些碳水化合物转化为葡萄糖的速度比其他碳水化合物更快,大多数高纤维食品中的碳水化合物转化为葡萄糖的速度比低纤维食品中的碳水化合物要慢。

如果您患糖尿病,您的身体很难将您摄入的所有碳水化合物全部使用,更高水平的葡萄糖在血液中累积。如果不加以治疗,就会造成许多问题,可以在第十四章"糖尿病管理"中找到更多关于这个主题的信息。

在一些国家,包括加拿大,糖尿病健康教育材料包括血糖指数(GI)和血糖负荷(GL)。GI 是测量不同的碳水化合物被吸收到血液中的速度。GL 是估计一种食物能提高多少血糖。要了解更多关于 GI 和 GL 的信息,请参阅可用的资源 www.diabetes.ca/managing-my-diabetes/tools-resources/the-glycemicindex-(gi)和 www.bullpub.com/resources。

8. 膳食纤维　纤维是一种不被身体吸收的碳水化合物。纤维是天然的,存在于全食品和加工程度较低的植物食品的皮、种子、茎叶(如芹菜和四季豆)中。全谷物、干豆、豌豆、扁豆、水果、蔬菜、坚果和种子都有纤维,而有些食物添加了纤维(例如,把果肉加入果汁时)。动物和精制食品(白面粉、面包、许多烘焙食品和零食)不含纤维,除非生产商在产品中添加纤维。

尽管不能被身体吸收,但纤维对身体很有好处。麦麸、一些水果和蔬菜,以及全谷物作为"天然清道夫"能让消化系统保持活跃,有助于预防便秘。燕麦麸、大麦、坚果、种子、豆类、苹果、柑橘类水果、胡萝卜和车前子中的纤维可以帮助控制血糖。这种形式的纤维,称为"可溶性纤维",其延长了糖进入血液所需的时间,这些食物可以帮助降低血液胆固醇。高纤维饮食也有助于降低患直肠癌和结肠癌的风险。美国推荐成人每天摄入的纤维量为22~34g,

一般男性要多摄入一些,老年人少摄入一些。

在加拿大,女性纤维素推荐量为 25g/d,男性 38g/d。

《中国居民膳食营养素参考摄入量(2013 版)》建议每日膳食纤维推荐摄入量为 25~35g。

9.总糖量:天然糖以及添加糖 营养成分表上的总糖信息列出了一份食物中的含糖总量。许多食物如水果含有天然糖,但在许多其他情况下,糖是被加进去的,如碳酸饮料。

选择更健康的碳水化合物和增加纤维摄入的窍门

- 在您的餐盘中,将不同种类的蔬菜和水果装满至少一半。
- 您吃的谷物中至少有一半应该是全谷类(糙米、全谷类面包和面包卷、全谷类意大利面和玉米饼)。
- 选择在配料表上列出全麦或全谷物(如燕麦)的食物。
- 每周至少有几次选择干豆、豌豆和扁豆替代肉类作为配菜。在蔬菜沙拉和意大利面中加入煮熟的干豆。
- 选择整个水果而不是果汁。整个水果含有纤维,吃起来要花更长的时间,比果汁更能有饱腹感,而且可能有助于防止暴饮暴食。
- 选择高纤维早餐谷类食品或燕麦片。
- 吃高纤维饼干,如全麦或多粒式饼干和全麦饼。
- 吃整个水果、生蔬菜、全麦饼干或面包当零食,而不是薯片、糖果或冰激凌。
- 花几个星期时间逐渐在您的饮食中添加高纤维食物。
- 多喝水,防止便秘。

天然糖和添加糖是否不同? 答案是否定的,人体利用天然糖和添加糖的方式是一样的。相同重量(g)情况下,它们都有相同数量的卡路里。然而,加工食品往往会添加更多的糖,添加糖将带来额外的卡路里。如果您想减肥或降低血糖,尽量少吃含添加糖的食物。一罐 355ml 的可乐含有近 40g(近 10 茶匙)的添加糖,可乐没有有益的营养成分。相比之下,355ml 的橙汁,没有添加糖,果汁含有 33g 天然糖,但也含有大量维生素和植物营养素。显然,相比于可乐,果汁是更好的选择。但还有一个更好的选择,那就是新鲜的中等大小的橙子。橙子大约只含有 12g 碳水化合物,同时提供健康的营养素和纤维。选择水、咖啡、茶来解渴,这些饮料没有添加糖和碳水化合物。无论是天然糖还是添加糖,它们都是糖,但含有天然糖的食物通常含有其他健康成分。

10. 蛋白质 蛋白质是身体中每个细胞的组成部分,帮助身体正常运行。蛋白质帮助免疫系统对抗感染,建立和修复受损的组织,包括肌肉和骨骼。摄入蛋白质后,也产生一种舒适的饱腹感,它满足了您的食欲,而且防止您在吃过东西后很快又饿了。大多数人摄入的蛋白质过量了。目前,许多人从肉类中获得大部分蛋白质,而肉类往往含有较高的有害(饱和)脂肪。吃一些植物性食物,加上少量的瘦肉、家禽或鱼类,或者通过吃各种植物性食物来获取蛋白质,对健康更有好处。

蛋白质有两种类型:完全蛋白质和不完全蛋白质。

身体能完全吸收完全蛋白质。完全蛋白质存在于鱼类和动物食品中,如肉、家禽、鸡蛋、牛奶和其他乳制品;同样也存在于豆制品中,如豆腐和豆豉。

不完全蛋白质是指完全蛋白质中的一个或多个氨基酸成分含量很低,存在于植物食品中,如谷物、干豆和豌豆、扁豆、坚果和种子。几乎所有的植物蛋白都是不完全蛋白质(大多数水果和非淀粉蔬菜很少含有蛋白质)。尽管植物蛋白质是不完全的,但它们是健康饮食的核心。常见的不完全蛋白质组合包括大米和豆类或花生酱和面包。研究者曾经认为,必须在一顿饭中吃两种或两种以上不完全植物蛋白,才能得到人体每天所需的完全蛋白质。但现在我们知道,身体储存了大量的蛋白质部件,这些部件可以转化不完全植物蛋白质。此外,通过摄入植物蛋白(如扁豆或黑豆),加上少量动物蛋白(如鸡肉),人体就能获取所需要的完全蛋白质。炖菜和炒菜就是达到以上要求的烹饪方法。

除含有蛋白质外,一些植物食品,如坚果和种子,也是"好脂肪"的来源。许多植物食品也是纤维和植物化学物的来源。植物性食物没有胆固醇,几乎没有"坏脂肪"。由于这些原因,植物性食物通常是健康饮食的最佳选择。

11. 维生素和矿物质:维生素 D、钙、铁和钾 维生素和矿物质有助于维持人体的正常运作,是生存和健康所需要的。大多数人可以从健康食品中获得所需的所有维生素和矿物质。

只有维生素 D 和其他四种矿物质会列在营养成分表上:钠(见第 212 页关于钠的信息)、钙、铁和钾。营养成分表上没有其他维生素和矿物质的信息,除非是额外添加的,或者在包装上有相关维生素或矿物质的健康声明。必须列出的这四种矿物质与健康问题有关,很多人要么吃得太多(钠),要么吃得太少(钙、铁和钾)。

在加拿大,营养成分表需要列出 13 种核心营养素。对于维生素和矿物质,加拿大列出了维生素 A、维生素 C、钙和铁。在五年过渡期内,正在逐步采用 2017 年发布的新的营养成分表,新营养标签去除维生素 A 和维生素 C,并添加钾。

12. 钾 矿物质钾有助于调节心率,并能降低血压。多种蔬菜和水果是良好的钾源,包括花菜、豌豆、干豆(如白豆、红豆和花豆)、西红柿、土豆、红薯、牛油果、柑橘类水果、芭蕉、香蕉、李子、杏子和坚果。一些鱼(如鲑鱼、金枪鱼、鲭鱼和大比目鱼)、牛奶和酸奶也是钾的良好来源。

并非越多越好

维生素和矿物质,有些人认为如果吃一点点对身体有好处,那么更多就意味着更好,这是不对的,注意不要矫枉过正。这是因为身体里的一切都必须保持平衡,任何东西太多了都会打破平衡(想想烘焙,如果您在饼干、蛋糕或馅饼里放了太多成分,就会失败)。

13.钙 钙有助于构建骨骼,也是血液凝结和血压调节所需要的,还可以预防结肠癌、肾结石和乳腺癌。

不幸的是,有些人,特别是年长的妇女和幼儿,或许不能从饮食中得到足够的钙。大多数60岁以下的女性每天应该摄入3杯(750ml)牛奶中的钙。优质的钙来源还包括酸奶、奶酪;钙强化大豆、大米、杏仁牛奶和橘子汁;钙强化的谷物和面包;带骨头的鲑鱼和沙丁鱼罐头。绿叶蔬菜(如甘蓝、羽衣甘蓝、甜菜、芜菁和菠菜)也含有钙,但人体很难吸收。大多数水果的钙含量很低,例外的是无花果干(虽然无花果饼干中没有太多)和热带番荔枝(奶油苹果)。

少吃盐的另一个原因是盐会使身体的钙流失。如果您的饮食中无法提供足够的钙,请咨询医生服用钙片。

关于维生素D

人体需要一些维生素D来保持骨骼健康。没有维生素D,身体就无法吸收钙。除此之外,关于维生素D在预防心脏病和癌症中的作用及其机制,还有很多争议。美国国家医学研究院建议70岁以下者应每天摄入600IU(国际单位),70岁以上者每天摄入800IU。如果您接触阳光不够,或者您是深色皮肤,或体重超重,您可能需要补充维生素D。如果您有骨质疏松症的家族史,这一点尤其重要(进一步了解骨质疏松和健康饮食请参照第230页)。如果您还没有服用医生推荐的补充剂,请向医生或营养师咨询。

加拿大卫生部建议50岁以上的男性和女性每天服用400IU维生素D补充剂。通常认为,采取提供1 000IU或2 000IU的补充措施是安全的,建议每天摄入量保持在4 000IU以下。

《中国居民膳食营养素参考摄入量(2013版)》建议65岁及以上成年人维生素D每天的推荐摄入量为$15\mu g/d$。

14. 铁 铁是一种矿物质,帮助您的身体使用氧气。如果饮食中没有足够的铁,您会感到疲倦、虚弱、头晕,而且通常会感到不适。植物和动物食品中都含有铁。在美国和加拿大,谷物产品(如面包、意大利面)中添加了铁。

虽然动物食品中的铁对身体来说更容易吸收,但当富含铁的植物食品与作为维生素 C 来源的水果和蔬菜相结合,如柑橘类水果,人体吸收植物食品中铁的能力就会提高。

15. 水 水占我们身体的一半以上,是最重要的营养物质。水充满了身体细胞内和细胞间的空间,人体内所有的天然化学反应都需要水。水使我们的肾脏正常工作,有助于预防便秘,并使我们感到饱腹,帮助我们吃得更少,还有助于预防药物副作用。

大多数成年人每天通过尿液、汗液和呼吸失去大约 10 杯水。然而,人们通常都可以得到足够的水。人体需要的饮水量取决于天气、身体活动和体重。想看看您是否喝了足够的水,就检查您的尿液颜色,如果是浅色的,就意味着饮水量充足;如果尿液颜色更深,可能需要摄入更多的水。当您开始感觉口渴时,就需要更多的水。牛奶、果汁和许多水果和蔬菜是很好的水的来源;咖啡、茶和其他含有咖啡因的饮料也是很好的饮水来源。酒精不是很好的选择,不要依赖酒精来满足您对水的需求。

如果您患有肾脏疾病、充血性心力衰竭或者正在服用特殊药物,可能需要少喝水,具体请咨询营养师或医生。

(三) 配料表

通常在食品包装上的"营养成分表"下面可以找到配料表,但也可能在食品包装的其他地方。配料表列出了食物中所有成分的清单,从最多的成分开始,最后列出是构成食物最小部分的成分。配料表使用配料的常用名称,配料给您提供更详细的信息,让您知道您正在吃什么。如果您试图避免吃某些东西,如大豆或麸质,配料表就特别重要了。

(四) 另一种食物选择方法:食物餐盘法

营养成分表和配料表告诉您,您在吃什么和吃多少,以及这个食物是否是健康食物(要了解更多关于每日推荐值的信息,请参见第 207~208 页)。然而,并不是所有的食物都有标签,有时我们需要一些更容易的办法来帮助我们吃得更健康。食物餐盘法是决定吃什么和吃多少的另一种方法。"我的餐盘"是一个由美国农业部(USDA)制作的可视化指南,来帮助人们做出好的食物选择,如图 10-4 所示,把饭菜放在一个盘子里,一半的盘子放蔬菜和水果,四分之一的盘子放蛋白质(瘦肉、鱼或家禽,或更好的植物食品,如豆腐、熟干豆或扁豆),剩余四分之一放谷物(最好一半是全谷物)或其他淀粉,如土豆、大米、山药或冬瓜。用富含钙的食物结束您的晚餐,可以是牛奶或牛奶制品(最好是脱脂或低脂的),如奶酪、酸奶、冷冻酸奶、布丁，或钙强化食品，如豆浆。当然，您的食物种类选择和数量应该取决于您喜欢和需要什么。每顿饭都吃少量的"好脂肪"（见第 211 页）是健康的，可以来自烹饪食物时使用的油、沙拉酱，或增加风味的调味食品；也可以来自坚果与谷物混合，如糙米。更多关于选择健康脂肪和调味料的建议见第 211~213 页。

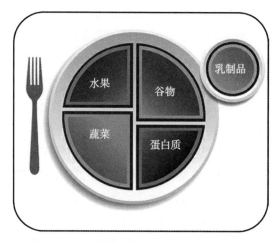

图 10-4   我的餐盘：美国农业部健康饮食餐盘

对于糖尿病患者，美国糖尿病协会推荐类似的餐盘。

加拿大政府推荐的"健康饮食餐盘"与美国"我的餐盘"非常相似，差别微乎其微。如图 10-5 所示，在加拿大"健康饮食餐盘"中，推荐水作为饮品，而乳制品在餐盘外。 这也表明，您应该多选择植物蛋白食物，少选择动物蛋白质。

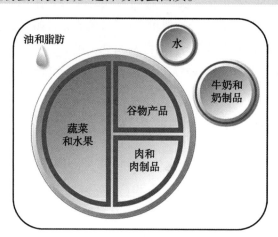

图 10-5   加拿大政府推荐的"健康饮食餐盘"

使用食物餐盘法时，食物数量（份量大小）也很重要。这些年来，盘子的尺寸不断变大，导致我们获得的卡路里比需要的要多。直径 22.5cm 的盘子是适宜的尺寸。第 235 页的附录 A：1 600 和 2 000 卡路里的健康饮食计划，第 236~246 页的附录 B：饮食计划食物组合，列出了不同食物组合的每日推荐份量。您可以依据这些附录来决定盘子里放多少食物。请注意,如果您有特殊的饮食需要,这些数量可能是不同的,如有问题请向医生或营养师咨询。

中国居民平衡膳食餐盘(food guide plate)按照平衡膳食原则,描述了一个人一餐中膳食的食物组成和大致比例(图 10-6)。餐盘更加直观,一餐膳食的食物组合搭配轮廓清晰明了。餐盘分成 4 部分,分别是谷薯类、动物性食物和富含蛋白质的大豆及其制品、蔬菜和水果,餐盘旁的一杯牛奶提示其重要性。此餐盘适用于 2 岁以上人群,是一餐中食物的基本构成。2 岁以上人群都可参照此结构计划膳食,即便是对素食者而言,也很容易将肉类替换为豆类,以获得充足的蛋白质。

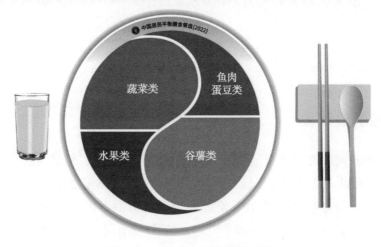

图 10-6　中国居民平衡膳食餐盘

互联网上很多人自称是营养专家,但这可能是假的。如果您想找一个真正的专家,请搜索注册营养师(RD)或注册营养专家(RDN)。请注意,"注册营养师"是他们专业证书的一部分,这些健康管理专业人员经过专门的培训,是咨询饮食和营养信息的最佳渠道。在这本书中,我们将这些专家称为注册营养师(RD)。

营养素:身体需要什么?

您现在知道了很多关于健康饮食的知识,但可能不知道如何把它们放在一起。附录 A:1 600 和 2 000 卡路里的健康饮食计划列出每日推荐的份量、样品菜单和膳食计划食品清单,包括较低(1 600)和较高(2 000)卡路里的标准份量。选择最符合您需要的。所有建议都是针对进行适量运动的成年人。适度运动的例子是一周 5 天,每天步行 30 分钟。如果您有更多的锻炼,比大多数人更胖或更瘦,或者有特殊的健康状况,如糖尿病,您可能需要改变吃某些食物的数量。即使如此,您仍然可以遵循附录 A:1 600 和 2 000 卡路里的健康饮食计划和附录 B:饮食计划食物组合,选择您喜欢的健康食物种类和份量。

三、针对某些慢性病患者的饮食建议

以下内容讨论了几种慢性病及其饮食考虑,是简要的说明。如果您有任何疾病,与医生或营养师谈谈如何做到健康饮食是非常重要的。

(一) 超重和健康饮食

超重是一种长期的健康问题,会导致大多数慢性疾病恶化。但好消息是您哪怕减重一点点也可以改善健康。很多证据已经表明了体重的重要性,体重过重会增加关节的压力,超重与关节炎有关。当您超重时,心脏负荷更重,可能导致高血压、心脏病和脑卒中。超重的糖尿病患者很难控制血糖水平,如果血糖升高,由糖尿病引起的心脏和神经问题可能会变得更糟糕。如果您处于糖尿病前期状态,减掉 5%~7% 的体重可以延迟或避免糖尿病的发展。

降低 5%~10% 的体重可以预防或推迟许多健康问题。对于一个 68kg 的成年人,5%~10% 的体重下降是指减少了 3.4~6.8kg。但减肥和保持体重都是有难度的,研究表明,减肥成功并保持体重的人通常得到了持续的支持。除了得到家人、朋友、医生或团体的持续支持外,减肥成功并保持体重的人还坚持更健康的饮食方式和定期的体育活动。

1.什么是健康体重 没有"理想"的体重,健康体重是一个体重范围。确定健康体重范围,明确是否想或需要改变体重,这取决于年龄、身体活动水平、健康状况、身体脂肪比例、身体脂肪分布情况,以及与体重相关的疾病家族史,如高血压和糖尿病。

了解健康体重的一个方法是计算体质指数(body mass index,BMI),涉及身高和体重。虽然不是一个完美的衡量标准,但 BMI 是一个有用的总体指标。根据美国国立卫生研究院提供的体质指数表(表 10-1),找到您的身高,并跟随这条线找到与您目前体重最近的数字,在体重上面那一栏的标题就是您的 BMI,并告诉您属于什么范围:正常、超重、肥胖或极端肥胖。然后参考表 10-2,告诉您更多关于您的 BMI 对您的健康意味着什么。如果您年龄超过 65 岁,医生可能会推荐一个健康的体重范围,比"正常体重"和"肥胖"的数字高一点(表 10-2)。您的 BMI 和体重目标取决于您的健康状况和其他健康相关问题。

表 10-1　体质指数

身高/cm	正常						超重					肥胖										极度肥胖		
	19	20	21	22	23	24	25	26	27	28	29	30	31	32	33	34	35	36	37	38	39	40	41	42
147.5	91	96	100	105	110	115	119	124	129	134	138	143	148	153	158	162	167	172	177	181	186	191	196	201
150.0	94	99	104	109	114	119	124	128	133	138	143	148	153	158	163	168	173	178	183	188	193	198	203	208
152.5	97	102	107	112	118	123	128	133	138	143	148	153	158	163	168	174	179	184	189	194	199	204	209	215
155.0	100	106	111	116	122	127	132	137	142	148	153	158	164	169	174	180	185	190	195	201	206	211	217	222
157.5	104	109	115	120	126	131	136	142	147	153	158	164	169	175	180	186	191	196	202	207	213	218	224	229
160.0	107	112	118	124	130	135	141	146	152	158	163	169	174	180	186	191	197	203	208	214	220	225	231	237
162.5	110	116	122	128	134	140	145	151	157	162	168	174	180	186	191	197	204	209	215	221	227	232	238	244
165.0	114	120	126	132	138	144	150	156	162	168	174	180	186	192	198	204	210	216	222	228	234	240	246	252
167.5	118	124	130	136	142	148	155	161	167	173	179	186	192	198	204	210	216	223	229	235	241	247	253	260
170.0	121	127	134	140	146	153	159	166	172	178	185	191	198	204	211	217	223	230	236	242	249	255	261	268
172.5	125	131	138	144	151	158	164	171	177	184	190	197	204	210	216	223	230	236	243	249	256	262	269	276
175.0	128	135	142	149	155	162	169	176	182	189	196	203	210	216	223	230	236	243	250	257	263	270	277	284
177.5	132	139	146	153	160	167	174	181	188	195	202	209	216	222	229	236	243	250	257	264	271	278	285	292
180.0	136	143	150	157	165	172	179	186	193	200	208	215	222	229	236	243	250	257	265	272	279	286	293	301
182.5	140	147	154	162	169	177	184	191	199	206	213	221	228	235	242	250	258	265	272	279	287	294	302	309
185.0	144	151	159	167	174	182	189	196	204	212	219	227	235	242	250	257	265	275	280	288	295	302	310	318
187.5	148	155	163	171	179	186	194	202	210	218	225	233	241	249	256	264	272	280	287	295	303	311	319	326
190.0	152	160	168	176	184	192	200	208	216	224	232	240	248	256	264	272	279	287	295	303	311	319	327	335
192.5	156	164	172	180	189	197	205	213	221	230	238	246	254	263	271	279	287	295	304	312	320	328	336	344

表 10-2　体质指数的体重分类

体质指数 /(kg·m⁻²)	体重分类	具体意义
低于 18.5	体重偏低	如果您个子比较矮,这个体重范围不是问题,除非您有其他健康问题
18.5~24.9	正常体重	体重在健康体重范围内
25~29.9	超重	体重过重,如果您很健康或没有其他健康问题的风险,或者您体育活动较多并且有很多肌肉,这可能不是什么大问题
30~39.9	肥胖	这一范围意味着您身体内有大量脂肪,会增加您出现体重相关健康问题的风险
超过 40	极度肥胖	这一范围意味着您体重的很大一部分是脂肪,这会让您极易出现严重的健康问题

另一种判断您体重的方法是测量腰围。站直,在您腰部(裸露,髋骨上方)放置一个卷尺(比较新的、展开的),在肚脐水平用卷尺绕您的身体一周。确保不要太紧,而且卷尺平直地跨过您的背部,不要屏住呼吸,呼气后查看卷尺上的数字。目标腰围是男性腰围小于 101cm,女性非孕妇腰围小于 89cm。如果您的腰围增加了,意味着您有更多的健康风险。如果您超重,并且身体大部分脂肪集中在腰部(而不是臀部和大腿),那您患心脏病、高血压和 2 型糖尿病的风险更高。

2. 做出改变体重的决定　达到和保持健康体重通常意味着要做出一些改变。您是否做出这些改变是您的决定,而不是朋友、家人或医生的决定。如果您想做出改变,慢慢来,只做对您来说现实的改变,"追求实际,而不是理想"是减肥的好方法。

开始前请回顾第二章"成为一个积极的自我管理者"中关于行动计划的信息。如果您认为您想改变体重,考虑让医生推荐一个注册营养师,也可以加入减肥支持小组,如"体重观察者"支持小组。减肥不是您必须一个人做的事,事实上,得到持续支持的人通常更有能力实现他们的目标并维持目标体重。当您准备考虑减肥时,问自己下面两个重要问题:

(1) **我为什么要改变我的体重?** 我们每个人都有不同的减肥理由。以下是一些例子:

- 改善健康症状(疼痛、疲劳、气短等);
- 为了管理糖尿病或其他慢性病;
- 有更多的精力去做想做的事情;
- 让自己感觉更好;
- 改变别人对自己的看法;
- 更好地掌控自己的健康和生活。

在这里列出您的理由(是的,您可以写在这本书上):

_____

_____

_____

_____

(2) 我准备好做出终身改变了吗? 下一步是找出现在是否是开始做出改变的好时机。如果您还没有准备好,可能会失败。但事实是,永远不会有一个"完美"的时间。以下问题可能会帮助您弄清楚您是否准备好了:

• 在生活中还有其他事情可以让减肥更容易吗? 例如,为了得到更多的锻炼,是否要养一只狗来遛狗,或者我能提前一站下车吗?

• 什么困难可能会妨碍您改变饮食和运动方式?

• 目前的家庭、朋友、工作或其他状况会影响您实施改变计划吗?

• 有人支持我吗? 是否有人会让减肥更容易开始和持续做出改变?

使用表 10-3,帮助您思考什么会帮助您,什么会阻碍您做出改变。您还可以在第二章"成为一个积极的自我管理者"重新查看问题解决的部分(第 20~22 页)。您可以在那里找到工具帮助您做出改变,或者您可能会发现现在不是开始的最佳时机。如果是后者,您可以在未来重新审视这一点。不管您发现了什么,接受现实,这个决定对您来说是正确的。

如果您决定开始做出改变,就从最简单和最舒适的改变开始。采取"婴儿步",这意味着一次只做一两件事,不要试图做太多。行动规划技巧十分有用(见第二章"成为一个积极的自我管理者"的第 25~27 页和第 30 页)。逐步而行,您会获得最后的胜利。

表 10-3　影响决定现在增肥或减肥的因素

有助于我要改变的事	让我难以改变的事
例如:我有家庭和朋友的支持	例如:假期来了,我有很多聚会

3. 从减肥开始 从写日记开始，记录您现在吃什么和运动了多少。至少一个工作日和一个周末（或一个工作日和一个非工作日）记录一次。如果您能多记录几天，就更好了。在表 10-4 中写下您吃的东西或者使用手机 APP 或健身追踪器来记录：

- 您吃了什么，在哪里吃的；
- 您为什么吃东西（饿了还是只是因为无聊而吃东西）；
- 您吃东西时感觉怎么样（您的心境或情绪）；
- 您的运动情况（参加的活动）。

表 10-4　生活方式跟踪日记

日期	时间	我吃了什么	我在哪吃的	我为什么吃	我的心境和情绪	我的运动

您也可以在日记中用一个章节来写您想做什么不同的事情。

当您写了一两个星期的日记后，看看您写了什么。您可能会惊讶于您运动了很多或很少，您喝了很多苏打水，或者您每天晚上都吃冰激凌。您可以用您所了解到的您自己和您的习惯来决定从哪里开始做出改变。

4. 改变饮食和活动 有两个基本原则：第一，采取"婴儿步"；第二，从您知道您可以完成的改变开始。做出改变就意味着您可能需要改变您吃的食物的数量以及您吃或喝的一些东西。这似乎很可怕，甚至无法实现，但通过遵循基本原则，您就可以做到！例如，与其吃一碗米饭或一盒冰激凌，不如少吃几勺，试着吃得慢一点。在第 226~228 页还有很多减肥的秘诀。

当您发现您想改变的事情时，从一次只选择一两件事开始。之前已经说过，但在这里重申，因为它很重要。让自己有时间习惯改变，然后慢慢改变更多的事情。如果您告诉自己,您将每天步行 8km,再也不吃土豆或面包,那么您可能坚持不了多久,体重可能也不会减轻,您会感到受挫和沮丧。相反,计划早餐时只吃一片烤面包,而不是两片;每周 4 次,每次 2 轮 10 分钟的散步,这样您更有可能坚持下去,做出长期的改变,从而减少体重。

当您慢慢改变体重时,您就有了更好维持体重的机会。这是因为您的大脑开始认识到这些变化是您日常生活的一部分,而不仅仅是一时兴起。记住,最好的计划是结合健康饮食和运动,这是一个缓慢、稳定的计划,也是对您来说合适的计划。

5.**"200"计划** "200"计划是一个维持健康体重的好方法,包括在饮食和身体活动中每天做一些小的改变。每天改变 200kcal,为了减肥,一天比现在少吃 100kcal,通过额外的活动一天多消耗 100kcal,这样每年可以多减重 9kg。这个"200 卡路里法"是一个平衡饮食和运动,并帮助您实现长期体重变化的好方法。

(1)**每天少吃 100kcal。**看看您的食物日记,有哪些食物是您可以很容易去掉的。然后对照第 235 页的附录 A:1 600 和 2 000 卡路里的健康饮食计划和第 236~246 页的附录 B:饮食计划食物组合,来明确相应的每份食物的卡路里。例如,一片 25~30g 的面包有接近 100kcal 的热量,如果您不吃三明治上的一片面包,您就会少摄入近 100kcal 的热量。

(2)**每天多燃烧 100kcal。**增加 20~30 分钟的常规活动,可以是步行、骑自行车、跳舞或园艺。走楼梯,把车停在离商店或工作地点更远的地方。如果时间比较紧张,在一天中的三个 5~10 分钟时间段里燃烧额外的 100kcal,这和一次性完成一样有效。您可以使用健身追踪器来测算卡路里的消耗。

6.**身体活动和减肥** 身体活动可以帮助您减肥,并保持体重。但是,如果不改变饮食,很难达到足以减肥的锻炼运动量。对于减肥来说,有氧运动和耐力运动是最好的,您可以在第七章"保持身体活力"的第 144~149 页了解更多关于耐力运动的知识,这些运动有助于减肥,因为它们使用消耗卡路里最多的大肌肉。运动指南推荐中等强度的耐力(有氧)运动每周至少 150 分钟(2.5 小时),或高强度运动每周至少 75 分钟。对于一般的健康、减肥和保持体重,这些推荐运动量是一样的。短短十几分钟的体育锻炼与长时间的锻炼一样有效,如果您能增加更多的运动时间,那就更好了。不要低估一些力量训练的重要性,肌肉强化活动可以帮助您在减肥期间保持肌肉,肌肉会昼夜不停地燃烧卡路里,即使在您睡着的时候也是如此!

的确,运动消耗的卡路里越多,减掉的体重就越多。然而,这只是一部分,重要的是要明白,最大的成功来自运动和饮食改变已经成为您日常生活的一部分。当您考虑增加运动量时,遵循与您吃东西一样的原则,采取"婴儿步"来做一些小的改变,从您知道可以完成的改变开始。

如果您运动强度太大或时间太长,更有可能因为受伤、疲劳、挫折或失去兴趣而不得不停止。您不需要一次完成所有的运动。无论您做什么来增加体力活动都是有帮助的,每周做 4~5 次您喜欢的体育活动;不宜超过两天不运动;每周增加一点点活动量。

有些时候您可能会沮丧,体重可能掉不下来。发生这种情况的原因有很多,运动可以锻炼肌肉和减少脂肪,肌肉比脂肪重,所以您可能减掉脂肪了,但体重秤的刻度没有显示体重减少。如果您进行身体测量记录,如腰围和臀围,或注意到您的衣服更合身或更宽松,这可能是运动已经起效的一个信号。记住,当您经常锻炼时,即使体重没有改变,您的身体也在获益。定期的有氧运动可以帮助您获得更多的能量。运动也可以帮助糖尿病前期患者避免进展为糖尿病。运动可以降低血糖、血压和血脂水平,并增加好的胆固醇,降低心脏病的风险,减少抑郁和焦虑。

7. 减肥小贴士 以下是一些帮助您减肥的其他建议:

(1) **设定小目标,并且循序渐进。** 把您想减肥的总重量分解成小的、可达到的目标。对大多数人来说,每周减 0.5~1kg 是现实和可行的,特别是在前几周;一段时间后,一个更小的目标(如每周 1/4kg)可能更可行。如果您能保持健康体重,不再增加任何体重,也可以认为自己是成功的。

(2) **确定您减肥的具体行动。** 例如,每天步行 20 分钟,每周 5 天,不在两餐之间吃饭,而且吃得更慢。回顾第二章"成为一个积极的自我管理者"中关于行动规划的相关内容。

(3) **注意您吃什么。** 当我们和朋友在一起、看电脑或看电视时,暴饮暴食很常见。拿出您想吃的部分,把其他食物放起来。吃东西时不要分心,关注您在吃什么,而不是您在做什么(比如看电视),您就会更容易吃饱且吃得更少。

(4) **关注食物的份量大小,并选择适当的份量。** 一份 3/4 杯(175ml)是一个网球或一个拳头的大小;一份 85g 的熟肉、鱼或家禽,大小相当于一副扑克牌或一本支票簿;拇指至第一关节的末端约为 1 汤匙(15ml)。使用量杯或食物秤是了解适当份量大小的好方法。特别是一开始做出改变时,测量您吃东西的实际份量,并保持经常这样做。令人惊讶的是,如果您不关注食物的份量,很有可能从每天吃一碗米饭变成一碗半或两碗的份量。预先包装成一份的食物可以帮助您了解您吃什么。外出吃饭时,在主菜上选择开胃菜或第一道菜,或者点一顿儿童餐,这将帮助您减少卡路里摄入。另一个诀窍是在您开始吃之前,先准备一个饭盒,把您的一半食物放在盒子里。不要把菜盘都放在桌子上吃"家庭风格"的饭菜,把您的饭放在盘子里,把其他东西都留在厨房里,一旦您吃完了,就把剩菜收起来。

(5) **小心超大尺寸和膨胀的份量。** 一直以来食物的份量在持续增长,常见的奶酪汉堡过去是 330kcal,现在是 590kcal。二十年前,一个大约 3.8cm 宽的饼干有 55kcal,现在的饼干宽 8.9cm,有 275kcal,这是 5 倍的量! 过去碳酸饮料是 192ml 的瓶子,含 85kcal,如今,常见的碳酸饮料瓶是 591ml,含 250kcal。当您在家吃饭时,注意食品包装上的营养成分表,看看是否在吃一份或多份您选择的份量,外出就餐时应询问菜品的卡路里信息。

（6）**不要减少餐数**。每天吃三餐,含早餐。如果您少吃一顿饭,可能会感到饥饿,最后吃得比您需要的更多,以满足更大的食欲。

（7）**慢慢吃**。如果吃一顿饭不到 15 分钟或 20 分钟,您可能吃得太快了。给您的大脑一点时间来赶上您的胃,如果您发现很难慢下来,试着在咀嚼食物的时候把筷子放在桌子上,然后在吞咽后再拿起它。尽量不要成为餐桌上第一个吃完饭的人。

（8）**等等再吃**。养成一个习惯,在吃另一份食物或开始吃甜点或零食之前等待大约15 分钟。您通常会发现,想吃东西或继续吃东西的冲动会消失。

（9）**继续关注正在发生的事情**。按时间表检查体重是有用的。您可能不需要每天检查体重,如果在每天的同一时间(通常是早上的第一件事)检查体重,那您更容易观察到变化。

（10）**确保您喝了足够的水**。有时人们认为饿了的时候,实际上是渴了。

（11）**加入一个自我管理小组(线下或线上的),并保持 4~6 个月**。
- 强调健康饮食。
- 强调饮食习惯和生活方式的终身变化。
- 以持续会议或长期随访的形式提供支持。
- 不会做出奇迹般的声明或保证(记住,如果某件事听起来太好了,不可能是真的)。
- 不依赖特殊膳食或营养辅食。

8. 保持体重的秘诀　如果您开始减肥,一定要把体重控制在健康范围内。如果您感觉良好,有良好的血糖和胆固醇水平,并管理好其他健康问题,您可能不需要再减重了。保持体重也需要努力,以下是一些帮助您从减肥过渡到保持体重的小技巧:

（1）**不要把注意力集中在减肥上**。将注意力集中在保持体重上,几周内不会增加体重,然后重新考虑您的减肥计划。

（2）**增加体力活动**。您的身体可能已经适应了较低的体重,因此需要更少的卡路里,所以您可能需要更多的运动来燃烧更多的卡路里。

（3）**提前计划好食谱**。晚餐通常是最丰盛的一顿饭。提前计划好可以确保您在有需要的时候有相应的食材。每周花一次时间计划一周的膳食,并列出一份购物清单,这样可以减少食物浪费和日常开销。

（4）**定期将食物记录在食物日记中,以便回到正轨**。

（5）**尝试不同的水果来结束晚餐**,最好是一些甜的,但清淡和清爽的水果。用第 239~241 页的食物清单,这样可以知道每份大小以便控制卡路里摄入。

（6）**让自己偶尔享受一下,这样就不会觉得很匮乏**。高热量的食物您通常不吃,偶尔可以尝试一次,但一定要确保吃少量。

（7）**保持积极的想法**。提醒自己,您已经做了什么,写在便利贴上,并把便利贴贴到您看得到的地方。

（8）设定一个个人体重增加的"上限"。这可能比您目前的体重高 1.4kg。知道自己的体重可以帮助您在适当的时候采取行动。比如,有些人决定,当体重反弹到重了 1.4kg 时,就是一个信号,提醒他们应回到吃得少或动更多的状态。如果您达到了这个上限,就回到您的减肥计划上,越早开始,新增加的体重就会越快掉下来。

（9）在大部分日子里保持运动。一旦减掉了一些体重,一周中的大部分时间运动可以让您保持体重。

（10）如果生活中发生了一些大事,体重管理可能需要暂时靠后。设置重新启动体重管理计划的日期。

（11）如果您还没有这样做,请加入自我管理小组。

（二）心脏病、脑卒中和健康饮食

如果您患有心脏病或脑卒中,健康的饮食包括降低体重、降低血压、降低胆固醇,这样动脉就不会变硬或堵塞。减肥会使心脏更容易工作,使血压降低,第 205~207 页的地中海饮食和 DASH 饮食对心脏病患者来说是最好的饮食。观察食物的数量,脂肪的种类,钠摄入量和酒精摄入量,一次喝两杯以上的酒精会使血压升高。如果您是一个重度饮酒者,并且想减少饮酒量,可以在 1~2 周时间里慢慢减少,突然停止饮酒也会升高血压。重度饮酒的定义是在过去一个月有 5 天或 5 天以上在短时间内（2 小时）喝超过 5 杯酒（女性超过 4 杯）。适量饮酒指女性每天不超过一杯含酒精的饮料,男性每天最多不超过两杯。

在加拿大,低风险饮酒指南建议女性每周不超过 10 杯酒,大多数情况下每天不超过 2 杯;男性每周不超过 15 杯,大多数情况下每天不超过 3 杯。计划出每周不喝酒的日子,避免养成饮酒的习惯。

《中国居民膳食指南（2022）》建议儿童青少年、孕妇、乳母以及慢性病患者不应饮酒。成年人如饮酒,一天饮用的酒精量不超过 15g。

如果您患心脏病、脑卒中或有脑卒中的风险,以下饮食建议可能会给您提供帮助:

1.**注意吃的食物份量。**

2.**减少添加糖摄入量。**更多关于糖的内容参见第 214 页。

3.**减少脂肪摄入量。**摄入的脂肪类型也很重要,大部分脂肪应该是"好脂肪"（不饱和脂肪）,拒绝"坏脂肪"（饱和脂肪）,少吃或不吃反式脂肪。如何做出健康的脂肪选择详见第 210~211 页。

4.**增加纤维摄入量。**纤维,特别是燕麦、大麦、干豆和豌豆、扁豆、苹果、柑橘类水果、胡萝卜和车前子,有助于控制高脂血症,而高脂血症是心脏病的主要危险因素。如何在饮食中增加纤维的建议见第 214 页。

5. **少吃钠有助于预防或控制高血压。**试着限制每天摄入钠总量不超过 1 茶匙的食盐（约 2 300mg），有些人可能需要吃低于 2 300mg 的钠。看营养成分表，了解您吃的加工食品中有多少钠，使用草药、香料、柠檬和醋来调味，而不要用盐。

6. **保持健康的生活方式以控制高血压。**减重、限酒、身体活动、坚持 DASH 饮食计划对控制高血压很重要。如果需要药物治疗，按医嘱服用药物对控制胆固醇、血压和血糖也很重要。

（三）肺部疾病和健康饮食

对于肺部疾病患者，如肺气肿和 COPD，均衡的饮食很重要，包括水果和蔬菜。以下是一些帮助您实现均衡饮食目标的建议：

1. 吃饭时限制食盐，多喝液体。

2. 避免碳酸饮料。

3. 不要喝咖啡和茶类的饮料。如果您在饮食中难以获得足够的卡路里，试着喝一杯奶昔或高热量的液体补充剂。

4. 对于一些人来说，每天吃几顿少量的饭，等到饭后再喝液体可能有助于呼吸。

5. 避免吸烟和二手烟，虽然这不是健康饮食的一部分。

6. 参加肺康复计划有助于了解健康饮食以及运动和呼吸。

7. 如果您很难吃足够的食物（没有胃口的时候），试着一整天吃高热量的食物，比如干果和坚果。

8. 在身边放一些健康、易于食用的食物，并在厨房放些现成的食物。

9. 如果您经常不想吃东西，请咨询医生，看看是否患有抑郁症。

10. 注册营养师可以帮助增重或减重。如果您体重不足，在第 232 页可以找到如何增加体重的技巧。肺部疾病也会导致体重增加，比如类固醇药物会产生这种副作用。

（四）骨质疏松症和健康饮食

骨质疏松使骨骼变脆，被称为沉默的杀手，因为它的第一症状可能就是骨折，特别是在脊柱、髋部或手腕。但是，减缓骨质疏松症的症状永远不太晚，如果您患有骨质疏松症，可以在饮食中摄入足够的钙和维生素。定期做肌肉增强和负重（如步行，见第七章"保持身体活力"），并遵循医生的建议，如服用处方药物治疗骨质流失。

严格来说，骨质疏松并不是一种因缺钙而产生的疾病，骨质流失之后，获得更多的钙并不会修复它。但是,维生素 D 加上足够的钙可以帮助身体更好地吸收钙,减缓骨丢失。每个人每天都需要一些钙,最好的来源是牛奶及其制品。然而,有些人拒绝牛奶产品,因为他们不喜欢牛奶,不吃动物产品,或者消化乳糖有问题(乳糖不耐受)。即使您不喝牛奶,也可以从饮食中得到足够的钙。如果喝牛奶的量比较少或同时和其他食物一起吃的话,许多人是可以享受牛奶产品的。可以考虑麦片和脱脂牛奶一起吃或浆果与无脂酸奶一起吃。如果您乳糖不耐受,可以吃含有乳糖酶的非处方药片或滴剂来更好地消化乳糖或吃乳糖含量较低的食物,如酸奶;也可以喝非乳制品替代,如豆浆和杏仁饮料,只要确保其富含钙质即可。

蔬菜中的钙不如动物(乳制品)来源的钙好吸收。有些食物和饮料添加了钙,如豆腐和橙汁。钙和维生素 D 补充剂可以在没有处方的情况下在药店买到。如果您认为自己可能得不到足够的钙,请与医生或注册营养师咨询饮食问题,以及是否需要钙和维生素 D 补充剂(药丸),最好先尝试通过饮食来满足人体钙需求。

(五) 肾脏疾病和健康饮食

肾脏是清理身体废物的器官。如果您的肾脏运转不好,身体就很难清除废物。肾脏疾病有不同的阶段,根据您所处的不同的肾脏疾病阶段,对您最好的饮食建议也是不同的。您可能需要限制富含钾、磷和钠的食物和液体摄入;此外,可能需要改变您喝的液体数量和类型。医生或注册营养师可以帮助您遵循正确的指导原则。

确定食物和液体中的钾、磷和钠可能很棘手,例如,一些盐替代品的钾含量很高,但在饮食中,这一钾的来源往往被忽视。阅读所有的食品营养成分表和配料表,以确定钾和钠的含量,这很重要。回顾一下,营养成分表列出了钠和钾(见第 208 页,第 209 页)含量。

识别磷含量更困难,因为磷没有列在食品标签上,且在许多食品中自然存在。磷含量高的食物包括全麦面包、麸皮谷类、燕麦片、坚果和葵花籽。深色软饮料,如可乐,磷含量也很高。要识别含有磷的其他成分,请找含有"磷酸"的词(如磷酸钙和磷酸)。因为从这么多常见的食物中减少磷可能很困难,医生可能会推荐一种药物,其可以"结合"食物中的磷,防止磷在体内蓄积。更多关于药物选择的信息请咨询医生或药剂师,以避免对您的食物限制太多。

大多数肾脏疾病患者可以根据需要饮水和其他液体。然而,根据肾病的不同阶段,可能会限制摄入液体,以及一些含水量高的食物,如汤、冰激凌、果冻和西瓜。如果限制这些液体和食物,您可能会感到口渴,嚼口香糖或吃硬糖可能会有帮助。

有些肾病患者可能还需要补充钙和维生素 D。肾脏疾病的管理对每个人来说都是非常不同的,与接受过肾脏疾病特殊培训的注册营养师合作,将有助于设计一个适合您的饮食计划。医生可以根据肾脏疾病的变化,帮您找到合适的专业人员来指导您。

(六) 糖尿病和健康饮食

如果您患糖尿病,吃健康的食物和避免不健康的食物来控制病情是非常重要的。请参阅第十四章"糖尿病管理"的第 298~300 页,以获得更多关于当患糖尿病时应吃什么、吃多少以及什么时候吃的信息。

四、更多健康饮食的秘诀

以下部分包含了更多的信息,帮助您养成健康的饮食习惯。

(一) 选择食物的秘诀

1. 选择接近自然的食物　商店有很多包装食品,也有新鲜水果、蔬菜、肉类、海鲜和奶制品,应少买垃圾食品、零食和高加工食品。为了制造加工食品,制造商会添加一些东西(通常是糖、盐或脂肪)或去除一些东西(通常是纤维和有益健康的营养)。

2. 吃富含植物化学物质的食物　植物食品,如水果、蔬菜、全谷物、坚果和种子,含有天然存在的对抗疾病的健康化学物质。当制造商提炼或加工食品时,植物化学物质就会丢失。

3. 吃各种各样、五颜六色的未经加工的食物　食物品种越多越好,盘子里的蔬菜和水果颜色越多越好。

4. 吃最低程度加工的食物　选择烤鸡胸肉而不是裹着面包屑的炸鸡块。选择烤土豆(带皮)而不是炸薯条。选择全谷物,如全谷物面包、全麦意大利面和糙米。

5. 从食物中获取营养,而不是补充剂　膳食补充剂不能弥补不健康的饮食。天然的食物有适合人体的营养素含量和营养素组合。非天然食物中的营养物质可能所含的剂量不达标,或者它们的作用方式与自然的不同,甚至可能产生有害的副作用。

6. 一些饮食中需要营养补充剂　有时人们无法从食物中获得所需要的所有营养,例如,老年人可能需要更多的钙来帮助预防或减缓骨质疏松症。如果您想服用补充剂,请先咨询医生和注册营养师。重要的是要知道补充剂是否与您可能服用的药物相互作用。

7. 规律饮食,最好在白天间隔均匀　这可以防止您过度饥饿,保持和平衡血糖水平。有规律地饮食对不同的人来说是不同的,可能意味着三顿普通的饭或五顿小餐或任何对您和健康状况有用的饮食。

8.**根据身体需求进食(不多吃或少吃)** 这很容易说,但很难付诸行动。您应该吃多少取决于以下几点:

(1) 年龄(随着年龄的增长,需要更少的卡路里)。

(2) 男性还是女性(男性通常比女性需要更多的卡路里)。

(3) 身材和体型(一般来说,如果您更高或有更多的肌肉,您可以吃更多)。

(4) 健康需要(有些疾病会影响身体消耗卡路里的方式)。

(5) 活动水平(运动越多,可以摄入的卡路里就越多)。

(二) 增重秘诀

1.吃水果干代替一些新鲜水果或喝花蜜,而不是普通果汁。

2.选择全脂牛奶而不是低脂乳制品。

3.在酱汁、果汁、谷类食品、汤和砂锅炖菜中加入**额外的全脂牛奶**或奶粉。

4.**同餐或两餐之间饮用液体营养补充剂或奶昔。**

5.**喝高热量的饮料**,如奶昔、麦芽酒、水果冰激凌和蛋酒。

6.**沙拉、汤和炖菜**,配碎奶酪、坚果、水果干或种子。

7.**每天吃几次小食。**

8.**试着在饭后30分钟喝饮料**,这样就有更多的空间吃更高卡路里的食物。如果您渴了,可以边吃饭边喝高热量的饮料。通过尝试这两种方法,选出最适合的方法。

9.**把一些坚果或水果干放在外面**,每次看到的时候时吃几个。

10.**先吃热量最高的食物**,再吃热量较低的食物(例如,在煮熟的菠菜之前吃黄油面包)。

11.**在蔬菜和其他菜肴中加入融化的奶酪。**

12.**使用黄油、人造黄油或酸奶油作为配料。**添加调味植物油作为有益心脏健康的配料。

13.**在床边放点零食**,这样如果您半夜醒来,就可以吃点东西了。水果干和坚果是健康的零食。

(三) 注意饮食的秘诀

去追求实际,而不是理想。健康饮食不是全或无,而是做一些小的改变。

1.**吃饭时要注意** 注意您吃了什么,吃了多少,您是如何享受它的。练习这个方法,不要转移您的注意力,比如朋友、电子游戏或电视。吃饭的时候专心吃饭,当一些东西味道不错时,专心品尝它的味道。

2.消除"从不、永远和拒绝"这样的想法 告诉自己,您可以偶尔享受一些事情,"但对我来说,大多数时候选择更健康的会更好"。

3.考虑重新训练您的味蕾 做出更健康的选择可以使您的饮食更健康,当减少盐量时尤其如此。您的味蕾最终会适应不那么咸的口味,并学会享受它们。

4.在吃饭前尝试放松运动或在吃饭时做几次深呼吸。

5.注意您日记中食物和情绪的联系(表 10-4) 阅读您的食物日记,特别是您写的关于吃东西时的感觉(您的心情或情绪)。以点带面,用您所学做小改变。

6.当您感到无聊并想吃东西时,问自己:"我真的饿了吗?"如果答案是否定的,先干点别的事情,保持头脑和身体忙碌。

(四) 享受烹饪和饮食的小贴士

1.**尝试做点新的菜肴。**上烹饪课或在电视或网络上看视频。如果您有零碎的食材或剩菜,在网上搜索食谱,可以帮助您找出如何处理它们。

2.**如果您喜欢做饭,但现在只需要做自己一个人的饭,**可以邀请别人吃饭,计划一个聚餐,或为某些慈善活动准备食物。

3.**疾病、药物和手术可以改变食物的味道。**如果缺乏味觉让您吃得太少,以下是一些可以尝试的建议。

(1) 向医生询问药物可能会导致的变化。

(2) 避免吸烟,限制饮酒。

(3) 做好口腔护理。如果您觉得口干是一个问题,咨询牙医或医生如何治疗口干。

(4) 使用草药(罗勒、牛至、龙蒿)和香料(肉桂、孜然、咖喱、生姜、肉豆蔻)。

(5) 将新鲜柠檬汁挤在食物上。

(6) 在食物中或食物上放少量的醋。有许多调味醋,可以尝试不同的种类。

(7) 添加健康的成分(胡萝卜或大麦汤,或果干和坚果沙拉),使它们更美味。

(8) 慢慢咀嚼食物,以释放更多的味道。

4.**如果太疲劳,不想做饭或进食,这里有一些提示。**

(1) 煮够两三顿饭,冷藏起来以备不时之需。

(2) 与朋友或家人交换膳食。

(3) 把食物准备分成几步,中间休息。

(4) 寻求帮助,特别是大型节日聚餐或家庭聚会。

(5) 使用送餐服务,如食物外卖 APP 等许多可以在互联网上找到的新的食物派送服务。

5.如果吃东西会引起不适或呼吸急促,不妨试试这些小贴士。

(1) 少量多餐,每天吃 4~6 顿份量较小的饭。

(2) 避免食用会产生气体或膨胀的食物,如卷心菜、西蓝花、芽甘蓝、洋葱和豆类。

(3) 慢慢吃,小口吃,好好咀嚼食物,偶尔暂停一下。为了避免气短而快速进食,反而会引起呼吸急促。

(4) 选择容易吃的食物,如酸奶或布丁、奶昔或水果冰沙。

(五) 出去吃饭的小贴士

1.选择有多种菜品选择的餐厅。

2.选择烤、烘焙或蒸而不是油炸的食物。

3.在出去之前,先决定好要吃什么,可以上网查菜单。

4.点小份菜或开胃菜代替主菜。

5.当您和一群人在一起时,您先点菜,这样就不会想改变主意了。

6.考虑把主菜分开或带一半回家。

7.选择低脂肪、低钠和低糖的菜,或者询问是否可以用较少的盐、肉汁或酱汁来准备食物。

8.吃没有黄油的面包或不吃面包。

9.请在沙拉的旁边放上调味汁,每次吃之前,用叉子蘸上调味汁。

10.甜点请选择水果、脱脂酸奶、冰糕或冰冻果子露。

(六) 零食小贴士

1.与其吃饼干、薯片和点心,不如吃新鲜水果、生蔬菜,或无脂肪的或原味爆米花。

2.量出您一份零食的大小,这样就不会被诱惑吃更多。

3.在家里设定特定的地方作为"饮食区",不要在其他任何地方吃东西。

4.如果想吃甜的食物,可以尝试少量的硬糖或口香糖(或冷冻葡萄),而不是冰激凌或饼干。

附录 A　1 600 和 2 000 卡路里的健康饮食计划

这些建议是基于美国 2015—2020 年膳食指南。在附录 B:饮食计划食物组合中,可以查看表 10-5 第一栏中提到的食品的更多信息。

食物组合的每日份数改编自《健康美国膳食模式》(表 10-5),展示了不同卡路里水平每组食物的推荐摄入量,可在以下网址查阅 http://gov/dietaryguidelines/2015/guidelines/appendix-3/。

家庭中食物的计量换算见表 10-6。

表 10-5　食物组合的每日份数

食物组合	1 600kcal	2 000kcal	参考食谱及说明
蛋白质食物	140g	170g	午餐:56g 火鸡三明治 晚餐:85g 烤鲑鱼 (2 000kcal 计划需要 113g)
脂肪 / 食用油	选 6 种	选 6 种	零食:6 颗杏仁 午餐:2 茶匙(30ml)沙拉酱,3 茶匙(15ml)橄榄油,用于调味蔬菜和鱼
低碳水化合物蔬菜	至少 2 大杯(500ml)	至少 3 大杯(750ml)	午餐:一杯(250ml)沙拉蔬菜(2 000kcal 要 2 杯或 500ml) 晚餐:1/2 杯(125ml)熟青豆
高碳水化合物蔬菜	选 2 种	选 3 种	午餐:1/3 杯(75ml)扁豆汤(2 000kcal 要 2/3 杯或 150ml) 晚餐:1/2 杯(125ml)玉米
水果	选 2 种	选 3 种	早餐:1/2 个香蕉(2 000kcal 要 1 个香蕉) 晚餐或夜间零食:3/4 杯(175ml)蓝莓
面包,谷物(至少一半是全谷物)	选 5 种	选 6 种	早餐:1 杯(250ml)熟的燕麦片 午餐:2 片全麦面包,三明治,1/3 杯(75ml)糙米(2 000kcal 需要 2/3 杯或 150ml)
牛奶	3 杯(750ml)	3 杯(750ml)	早餐:1 杯(250ml)原味酸奶 中餐和晚餐各 1 杯(250ml)牛奶
不含卡路里食品	随意	随意	早餐:咖啡 午餐:茶 晚餐:苏打水 零食:无糖布丁
超热量食物	大约 100kcal	大约 200kcal	从附录 B:饮食计划食物组合,选择额外的食物,或者通过营养成分表来选择其他食物来决定额外食物的量

表 10-6　家庭计量换算

度量衡(英制)	度量衡(公制)
1 茶匙(Tsp)	5ml
1 汤匙(Tbsp)	15ml
1/4 杯	60ml
1/3 杯	75ml
1/2 杯	125ml
2/3 杯	150ml
3/4 杯	175ml
1 杯	250ml
1 盎司	28g
1 液盎司	30ml
1 英寸	2.54cm

附录 B ▶ 饮食计划食物组合

蛋白质

动物来源的蛋白质不含碳水化合物,植物来源的蛋白质含有不同数量的碳水化合物。蛋白质来源是根据其含有多少脂肪列出的。还请注意,以下清单显示了 1 盎司(28g)份量的蛋白质来源,以便在进食不同份量的食物时更容易进行比较和计算。标准份量的蛋白质接近 3 盎司(84g),相当于一副扑克牌的大小。

优质蛋白质来源

1 盎司 =7g 蛋白质,0~3g 脂肪,21~45kcal

1 盎司相当于:

牛肉(去除脂肪的牛里脊、牛眼肉、肋排和牛腩),1 盎司(28g)

罐装金枪鱼(排油或装在水中)、鲱鱼(未加奶油的),1/8 杯(30ml)或 1 盎司(28g)

鲶鱼、比目鱼、黑线鳕、大比目鱼、罗非鱼、鲈鱼、鲑鱼(新鲜或冷冻),1 盎司(28g)

奶酪(每盎司 3g 脂肪或更少),1 盎司(28g)

鸡、火鸡、鸭、鹅(无皮,去脂肪),1 盎司(28g)

野味(水牛、兔子、鹿肉、鸽子),1 盎司(28g)

仿蟹肉(4g 碳水化合物),1 盎司(28g)

肾、肝、心(牛肉或鸡肉),1 盎司(28g)

牡蛎,6 个中等大小

加工肉类(每盎司脂肪 3g 或以下),1 盎司(28g)

沙丁鱼(排油或装在水中),6 条小的

虾、龙虾、扇贝、螃蟹,1 盎司(28g)

鸡蛋替代品(普通),1/4 杯(60ml)

鸡蛋(大)蛋白,2 个或 1/4 杯(60ml)

低脂或脱脂干酪(2g 碳水化合物),1/4 杯(60ml)

煮熟的干豆、豌豆、扁豆(20g 碳水化合物),1/2 杯(125ml)

中等脂肪蛋白来源

1 盎司 =7g 蛋白质,4~7g 脂肪,46~70kcal

1 盎司相当于:

咸牛肉、碎牛肉、肉饼,1 盎司(28g)

奶酪(低脂奶酪、马苏里拉奶酪、羊奶酪,每盎司 4~7g 脂肪),1 盎司(28g)

毛豆(去壳,7g 碳水化合物),2¾ 盎司(78g)或 1/2 杯(125ml)

鸡蛋,1 个

鱼(油炸),1 盎司(28g)

猪肉(肩),1 盎司(28g)

野鸡,1 盎司(28g)

带皮家禽,1 盎司(28g)

减脂香肠(每盎司 4~7g 脂肪),1 盎司(28g)

奶酪(用脱脂牛奶制成),1/4 杯(60ml)或 2 盎司(56g)

豆腐(3g 碳水化合物),3 盎司(84g)

高脂肪蛋白质来源

1 盎司 =7g 蛋白质,8g 或更多脂肪,80kcal 或更多

1 盎司相当于：

培根，2 片

奶酪（普通），1 盎司（28g）

熟食肉类（腊肠、意大利腊肠、熏肉），1 盎司（28g）

墨西哥奶酪（切碎的干酪），1/3 杯（75ml）

花生（或其他坚果）黄油（约 7g 碳水化合物），2 汤匙（28g）

猪肉排骨（小到中），1 根

香肠、腊肠、西班牙辣香肠，1 盎（28g）

芝麻酱（8g 碳水化合物），2½ 汤勺（32g）

土耳其培根，3 片

脂肪 / 油脂

每一茶匙的脂肪和油脂中含有少量或不含碳水化合物、5g 脂肪和 45kcal。一些脂肪来源也含有蛋白质，如坚果和花生酱。

要多选择不饱和脂肪，而不是饱和脂肪和反式脂肪。

主要为不饱和脂肪的脂肪来源：

牛油果，1/4 杯切片

蛋黄酱，1 茶勺（5ml）

蛋黄酱（减脂），1 汤勺（15ml）

坚果或种子（6 颗杏仁，2 颗山核桃，5 颗带壳花生，2 颗整个核桃），1 汤勺（15ml）

橄榄，10 个小的或 5 个大的

花生黄油（或其他坚果黄油），1½ 茶勺（7ml）

沙拉蘸酱，1 汤勺（15ml）

沙拉蘸酱（减脂，可能含有碳水化合物），2 汤勺（30ml）

软人造黄油（无反式脂肪），1 茶勺（5ml）

植物油（橄榄、红花、菜籽油、玉米、向日葵、花生），1 茶勺（5ml）

主要是饱和脂肪或反式脂肪的脂肪来源：

黄油，1 茶勺（5ml）

培根，1 片

椰子油，1 茶勺（5ml）

椰子（切碎），2 汤勺（30ml）

奶油(半打发),2 汤勺(30ml)

奶油(完全打发),1 汤勺(15ml)

奶油奶酪,1 汤勺(15ml)

猪油,1 茶勺(5ml)

人造黄油(棒状,含有反式脂肪),1 茶勺(5ml)

非乳制咖啡奶精(含有碳水化合物,可能含有反式脂肪,检查营养成分表),2~5 汤勺(30~75ml)

棕榈油,1 茶勺(5ml)

腌猪肉,1/4 盎司(7g)

起酥油(含有反式脂肪),1 茶勺(5ml)

酸奶油,2 汤勺(30ml)

低碳水化合物蔬菜

含有少量碳水化合物(5g 或更少)的蔬菜几乎不含脂肪,含有小于 25kcal,一份为 1/2 杯煮熟的或 1 杯生的;其他份量大小注明如下。

洋蓟,芦笋,竹笋,豆芽,豆类(绿),甜菜,西蓝花,抱子甘蓝,卷心菜,胡萝卜,花椰菜,芹菜,佛手瓜,菊苣,辣椒,茄子,葱,绿色蔬菜(羽衣甘蓝、芥末、大头菜),豆薯,甘蓝,蘑菇,仙人掌,秋葵,洋葱,豌豆荚,水萝卜,芜菁甘蓝,沙拉蔬菜,酸菜(含钠量高),豌豆菠菜,夏季南瓜(黄色,西葫芦),甜椒,西红柿(1 个大的),蔬菜汁(钠含量通常很高),豆瓣菜

高碳水化合物食品

高碳水化合物蔬菜和豆类

碳水化合物含量较高的蔬菜大约含有 15g 碳水化合物,几乎不含脂肪,大约含有 80kcal,多数有大约 3g 蛋白和少量脂肪。

烤豆子(蛋白质含量较高),1/4 杯(60ml)

玉米,豌豆,防风草,车前草,土豆(捣碎),豆煮玉米(利马豆和玉米),1/2 杯(125ml)熟的

木薯根(丝兰属),1/4 杯(60ml)

玉米棒,6 英寸(15cm)穗

干豆或豌豆(黑眼豆或分裂豌豆,黑豆、芸豆、利马豆或藏青豆,扁豆,熟的,蛋白质含量较高),1/3 杯(75ml)

土豆(烤或煮),1 个小的(3 盎司或 85g)

红薯,山药,1/3 杯(75ml)

芋头(熟片),1/3 杯(75ml)或 1½ 盎司(42g)

冬南瓜(橡子,胡桃,南瓜,煮熟的),1/2 杯(125ml)

箭叶芋片,1/2 杯(125ml)或 2 盎司(56g)

（水果）

　　一份水果含有大约 15g 碳水化合物,几乎没有脂肪,没有蛋白质,含 60kcal。一般来说,1/2 杯(125ml)水果或果汁或 1/4 杯(63ml)干果是一份。

新鲜水果:

苹果,1 个

杏,4 个

香蕉(9 英寸或 23cm),1/2 根

浆果(蓝莓,覆盆子),3/4 杯(175ml)

樱桃(约 12 个),1/2 杯(125ml)

无花果(小),2 个

葡萄柚,1/2 个

葡萄(小),1/2 杯(125ml)

番石榴,1½ 或 1/2 杯(125ml)

猕猴桃(大),1 个

杧果(切块),1/2 杯(125ml)

甜瓜(蜜瓜、哈密瓜,切块),1 杯(250ml)

橙子(小),1 个

木瓜(小,切块),1 杯(250ml)

桃,油桃(中),1 个

梨(中),1/2 个

柿子(中)1½ 个

菠萝(切块),3/4 杯(175ml)

李子(小),2 个

石榴,1/2 个

草莓(整个),1¼ 杯(310ml)

西瓜(切块),1½ 杯(375ml)

水果干：

苹果,3 片

杏,3 个半

枣(干的,去核),3 个

无花果,2 个

西梅(去核,中等大小),3 个

葡萄干,2 个汤勺(30ml)

面包、谷物和谷物制品

每份面包、谷物和谷物制品含有 15g 碳水化合物,3g 蛋白质,几乎不含脂肪,大约 80kcal。添加脂肪的产品含更多的卡路里。选择全谷物,这是好的纤维来源,要尽可能多吃。

面包、面包卷、松饼、玉米饼和谷物：

红苋菜(熟)*,1/3 杯(75ml)

百吉饼(中等大小),1/4(1 盎司或 28g)

大麦,藜麦(熟)*,1/3 杯(75ml)

饼干(小)†,1/2 片

面包(白色,全麦 *,黑麦),1 片(1 盎司)

小麦(熟)*,1/2 杯(125ml)

面包(热狗或汉堡包),1/2 个

英式松饼,1/2 个

霍查塔(饮料),1/2 杯(125ml)

煎饼†(4 英寸或 10cm),1 个

意大利面,白色,全麦 *(煮熟),1/3 杯(75ml)

皮塔面包(6 英寸或 15cm),1/2 个

大米(白色,棕色 *,或者野生稻 *,熟),1/3 杯(75ml)

卷饼(原味),1/2 个

塔博勒色拉(一种黎巴嫩蔬菜)*(熟),1 杯(250ml)

玉米饼(玉米 * 或面粉,6 英寸或 15cm),1 个

华夫饼(减脂,4½ 英寸或 11cm),1 个

小麦胚芽 *(干),3 汤勺(45ml)

谷物:
麦麸 *,玉米片,勺子大小的小麦碎 *,1/2 杯(125ml)
燕麦片 *†,四分之一杯(63ml)
燕麦 *(熟),1/2 杯(125ml)
膨化,未磨砂的小麦或大米谷类食品,1½ 杯(375ml)

饼干和零食:
全麦饼干(2½ 英寸或 6cm²),3 块
无酥饼,3 盎司(85g)
麦尔巴吐司(2 英寸 × 4 英寸或 5cm × 10cm),4 块
爆米花(减脂)*, 三杯(750ml)
薯片,1 盎司(28g)或 15 片
椒盐脆饼,3 盎司(85g)
年糕(4 英寸或 10cm 宽),2 块
撒盐饼干,6 块
全麦饼干 *(减脂,3 盎司或 85g),2~5 块
注:* 富含纤维;† 增脂

甜食

低脂或脱脂甜食:
低脂或脱脂甜食含有大约 15g 碳水化合物,0~3g 蛋白质和 60~80kcal。尽量少吃甜食。
姜饼,3 块
蜂蜜,1 汤勺(15ml)
果酱或果冻,1 汤勺(15ml)
软糖豆(小),15 个
甘草棒,2 根
布丁(脱脂牛奶),1/4 杯(60ml)
冰冻果子露,1/3 杯(75ml)
苏打水,1/2 杯(125ml)
糖浆(常规),1 茶勺(15ml)

中等脂肪甜食:

中等脂肪甜食含有大约 15g 碳水化合物、0~3g 蛋白质、5g 脂肪和 110~130kcal。

糖霜蛋糕,(1 英寸或 2½cm^2)

饼干(小,1/4 英寸或 4cm),2 块

格兰诺拉燕麦条(小),1 块

高脂甜食:

高脂甜食含有约 15g 碳水化合物、0~3g 蛋白质、5g 以上脂肪和超过 130kcal。

巧克力糖棒(1½ 盎司或 42g),1/2 块

丹麦甜糕(4½ 英寸或 11cm),1/2 块

水果派(9 英寸或 23cm),1/16 块

冰激凌,1/2 杯(125ml)

牛奶

奶制品含有碳水化合物和蛋白质,脂肪含量可能低也可能高,取决于所选的奶制品种类。酸奶的脂肪和卡路里含量根据使用的牛奶脂肪的百分比而变化。风味牛奶和甜味酸奶的脂肪、碳水化合物和卡路里根据牛奶脂肪和添加糖的百分比而变化。食用时应检查这些产品的营养成分表。

脱脂和非常低脂的奶制品:

一份含有 12g 碳水化合物、8g 蛋白质、0~3g 脂肪和大约 80kcal。

干脱脂牛奶,1/3 杯(75ml)

脱脂牛奶,1/2 杯(125ml)

低脂酪乳,1 杯(250ml)

普通脱脂酸奶,8 盎司(226g)

脱脂牛奶和 1% 牛奶,1 杯(250ml)

低脂乳制品:

一份含有约 12g 碳水化合物、8g 蛋白质、5g 脂肪和 120kcal。

2% 牛奶,1 杯(250ml)

普通低脂酸奶,8 盎司(226g)

高脂乳制品：
一份含有约 12g 碳水化合物、8g 蛋白质、8g 脂肪和 150kcal。
全脂淡炼乳，1/2 杯（125ml）
全脂牛奶，酪乳，1 杯（250ml）
全脂、新鲜或淡山羊奶，1 杯（250ml）
全脂原味酸奶，8 盎司（226g）

牛奶替代品：
一份含有 6~9g 碳水化合物、8g 蛋白质、5g 不饱和脂肪和 80~130kcal。
钙强化豆浆，1 杯或 250ml（15g 碳水化合物）
钙强化不加糖豆浆，1 杯或 250ml（4g 碳水化合物）
其他牛奶替代品的蛋白质含量通常较低，卡路里含量也各不相同，可能会强化，也可能不会强化。
奶酪和白干酪见前述"蛋白质"部分
酸奶油和黄油见前述"脂肪"部分

酒精饮料
每杯酒都没有蛋白质和脂肪，热量和碳水化合物含量各异。
蒸馏酒（80 度），1½ 盎司（44ml）（0g 碳水化合物，80~100kcal）
啤酒（普通），12 盎司（355ml）（约 13g 碳水化合物，160kcal）
烈性酒，1½ 盎司（44ml）（10~24g 碳水化合物，140~240kcal）
啤酒（低度），12 盎司（355ml）（5g 碳水化合物，100kcal）
葡萄酒（红，白，干，起泡），5 盎司（148ml）（4g 碳水化合物，125kcal）
啤酒（不含酒精），12 盎司（355ml）（约 20g 碳水化合物，100kcal）
葡萄酒（甜酒，甜点酒），3½ 盎司（103ml）（14g 碳水化合物，165kcal）
混合饮料（玛格丽塔、莫吉托、杜松子酒和汤力水等），一杯（20~30g 碳水化合物，200~250kcal）

不含卡路里食品
每份不含卡路里食物含有 5g 碳水化合物和 20kcal，适量食用，尽量少选择高盐食品。
汤，肉汤，清炖肉汤
糖果，硬（无糖）

口香糖(无糖)

苏打水,矿泉水

咖啡或茶,纯的或加了甜味剂的(无糖)

风味冰棒(无糖)

大蒜

明胶(无糖或原味)

草药,香料

辣椒酱

软饮料(无糖)

酱油 *

辣酱油

注:* 高钠(盐)。

糖替代品(美国食品药品监督管理局批准)*

Equal(阿斯巴甜)

罗汉果提取物(罗汉果)

Newtame(纽甜)

NutraSweet(阿斯巴甜)

Splenda(三氯蔗糖)

Sugar Twin(阿斯巴甜)

Sunette(安赛蜜钾)

Sweet Leaf(甜菊糖)

Sweet One(安赛蜜钾)

Sweet Twins(糖精)

Sweet' N Low(糖精)

注:* 上述糖替代品,也称为非营养甜味剂或低热量甜味剂,不包括所有政府批准的通用代糖产品,也没有列出所有的品牌名称。该清单还省略了碳水化合物(和卡路里)高于代糖但低于常规糖的甜味剂。这些甜味剂包括果糖和糖醇,如山梨醇、甘露醇和木糖醇。

加拿大卫生部批准了以下用于食品和口香糖和/或餐桌甜味剂的高强度非营养甜味剂:安赛蜜钾、阿斯巴甜、甜蜜素、纽甜、糖精、甜菊糖苷、三氯蔗糖、硫马汀和罗汉果提取物。

Equal(阿斯巴甜)

Hermesetas(糖精)

Sucaryl（甜蜜素）

Krisda（甜菊糖苷）

NutraSweet（阿斯巴甜）

Pure Via（甜菊糖苷）

Splenda（三氯蔗糖）

Stevia（甜菊糖苷）

Sweet Twins（糖精）

Sweet' N Low（糖精）

Truvia（甜菊糖苷）

第十一章

与家人、朋友和医护人员交流

"您就是不明白！"

当交流不太顺利时，"您就是不明白！"这句话道出了沟通双方内心的挫败感。人与人之间交流的目的是让他人听懂您在说什么，被误解会让人感到沮丧。沟通不畅往往会导致愤怒、孤立和抑郁。如果您的病情迁延不愈，情况可能会更糟。当双方无法沟通时，疾病的症状往往会更加严重：疼痛加剧、血糖和血压上升、心脏承受的压力也可能会增加。当您被误解时，可能会变得易怒，无法集中精力，这都可能引起意外的发生。显然，沟通不畅对身体、心理和情绪健康都是有害的。

有效沟通是一种非常重要的自我管理技巧，可以帮助您更好地自我管理。沟通有助于保持良好的人际关系，良好的人际关系有助于人们应对和处理压力。沟通不畅是与配偶或伴侣、家人、朋友、同事或医务人员之间关系欠佳的最主要原因。

本章将讨论有助于改善沟通的方法，这些方法可以帮助您表达自己的感受，获得积极的结果并避免冲突；还将讨论如何倾听、如何识别肢体语言以及如何获得所需的信息。沟通是双向的，如果您在表达自己的感受或寻求帮助时感到不自在，其他人可能也会有同感。因此，确保沟通渠道畅通很有必要。

以下是两个改善沟通的关键要素：

• **不做假设。** 我们经常想，"他们应该知道"，但人们都不会读心术。如果您想确定他们知道，请直接告诉他们。

• **您不能改变他人的沟通方式。** 您所能做的就是改变自己的交流方式，从而确保您被理解。

沟通障碍

当您患慢性病时，可能会面临一些沟通障碍。您可能需要家人和朋友的支持，而获得这种支持需要有效沟通。有时，家人和朋友可能试图掩饰自己的愤怒、悲伤和负罪感，他们可能不知道如何与您相处。如果您的疾病是突发的，甚至危及生命，比如癌症或脑卒中，情况尤其如此。如果您的病情迁延不愈，可能会面临以下沟通障碍：

1. 告知他人您的病情。
2. 决定把病情告诉哪些人。
3. 谈论对未来的恐惧。
4. 谈论对疾病复发的恐惧。
5. 变得依赖他人。
6. 被朋友抛弃。
7. 处理工作中的难题。
8. 与孩子谈论您的病情。
9. 与父母谈论您的病情。
10. 承认您可能面临的经济困难。
11. 谈论性困难。
12. 寻求帮助。
13. 做出决定。
14. 谈论临终关怀。

本章中提到的方法可以对上述这些情况提供帮助。记住，当您第一次使用它们时，可能会感觉很尴尬。随着时间的推移，事情就会变得更容易。

一、表达您的感受

当沟通有困难时，停下来回顾一下已经发生的情况会有所帮助。问问自己的真实感受是什么，并把您的感受表达出来，这样可以使沟通更顺畅。请思考以下的例子：

Manny 和 Trenton 约好了一起去看足球比赛。当 Manny 来接他时，Trenton 还没有准备好。事实上，他不确定自己是否真的想去，因为他的膝关节炎发作了。

Trenton：你就是不明白。如果你像我一样疼，你就不会一开口就责备我了。你从来不为任何人着想，只想着你自己。

Manny：嗯，我看透了，我就该自己一个人去。

在这次谈话中，Manny 和 Trenton 都没有停下来思考到底是什么在困扰着他们，或者他们的真实感受到底是什么。两个人都在指责对方造成了这个不愉快的局面。同样的对话，

深思熟虑后再说出口效果便不一样了,如下:

> Manny:我们都计划好了,但在最后一刻你还不能决定你是否能去,所以我有些着急,不知道怎么办了。是丢下你我自己去看比赛,改变计划陪你一起待在家里,还是就不做计划了?
>
> Trenton:我的关节炎突然发作了,所以才犹豫不决。我一直都希望能去看比赛,所以没有给你打电话。我不想让你失望,真的很想去,我一直盼着我的膝盖会好起来。
>
> Manny:原来是这样,我明白了。
>
> Trenton:我们去看比赛吧。你可以让我在大门口下车,这样我就不用走太远的路了。我可以慢慢爬楼梯,坐下来等你,我真的很想和你一起去看比赛。下一次如果我的关节炎发作了,我会尽快告诉你的。
>
> Manny:这样听起来不错。我真的很希望你能和我一起去,而且想知道该怎么帮助你,只是有时候临时改变计划会让我有点儿生气。

在这个例子中,Manny 和 Trenton 谈论了当时的情况和他们的真实感受,彼此都没有责怪对方。

遗憾的是,人们责怪对方的场景太常见了,工作中也不例外。请看下面的例子:

> Elena:为什么你总是不能按时完成工作? 我什么事都得自己做。
>
> Sandra:我明白,完成工作的截止日期会使我焦虑。我很想按时完成任务,但有时我承担的工作有点多,在紧要关头我又感到焦虑了,很苦恼。我一直希望能把一切都做好,我之所以没有告诉你我还没完成,是因为我不想让你失望。我一直希望随着时间的推移,我的焦虑会减轻一些,赶上工作的进度。
>
> Elena:好的,我希望以后出现类似情况时你可以打电话给我,我不喜欢被突然通知工作未完成。
>
> Sandra:我知道了,我会继续写报告。如果时间很紧迫,而且我觉得很焦虑的话,我会告诉你的。

在这个例子中,只有 Sandra 采用了体谅对方的沟通方式并表达了她自己的感受,而 Elena 还是在责备。但不管怎么样,结果仍然是积极的,两个人都达到了预期的目的。以下是一些保持良好沟通和建立支持性关系的建议:

1. 表达尊重 永远要表现出尊重,尽量不要说教,避免贬低或责备诸如“为什么你总是不能按时完成工作? 我什么事都得自己做”这样的话。说出“你”这个词的时候就暗示您正在责备他人。保持礼貌对缓和局势大有裨益(参见第五章“了解和管理常见症状和情绪”中的愤怒,第 96~98 页。)。

2. 表达清晰 避免使用笼统字眼,如“每件事”“总是”“从不”。例如,Sandra 说:“我知道了,我会继续写报告。如果时间很紧迫,而且我觉得很焦虑的话,我会告诉你的。”

3. 不要做假设 询问更多细节。上述例子中,Elena 没有询问更多的细节,她认为

Sandra 态度不好或不用心就是她没有完成报告的原因。如果她仔细询问 Sandra 没有早点告知她的具体原因,情况也许会更好。假设是良好沟通的敌人,很多争吵都是因为一个人希望另一个人会读心术引起的。当您在想"他／她应该知道"的时候,就是在做假设了,不要依赖读心术,要直接、清晰地表达自己的需求和感受。如果您不明白别人为什么要那样做,请主动询问。

4. **开诚布公地表达您的感受**　不要让别人猜测您的感受,他们的猜测很大可能是错误的。Sandra 做得对,她开始准备报告了,并提出如果出现焦虑问题时,会早点让 Elena 知道。

5. **倾听**　好的倾听者很少打断别人。不妨在听对方说完以后,稍等几分钟再作出回应,他(她)可能还有话要说。

6. **接受他人的感受**　理解或接受别人的感受并不总是那么容易,这需要时间和不断实践。您可以说"我明白了"或"我不确定我是否明白了,您能再解释一下吗？"

7. **谨慎使用幽默的方式**　有时候,温和地引入一点幽默会有所帮助,但不要使用讽刺或伤人的幽默。要知道什么时候需要严肃起来。

8. **不要扮演受害者的角色**　当您没有表达自己的需要和感受时,您就成了受害者。有时您可能希望对方以某种方式行事,但除非您向他们表达了您想要什么,否则他们可能不会那样做。除非您做了伤害别人的事,否则不必道歉。一直道歉是一种信号,这是在表明您认为自己是受害者。您值得尊重,您有权表达自己的愿望和需求。

二、使用以"我"开头的语句

很多人在表达情绪时存在一些问题,尤其是在批评别人的时候。当您情绪激动且感到受挫时,就更容易说出许多"你"语句。这些话通常是以"你"开头,并且带有责备的语气,会让对方感觉受到了攻击,产生抵触情绪。沟通障碍随处可见,由此导致的结果就是更多的愤怒、挫败感和不良情绪。这种情况下,每个人都不是赢家。

避免这种情况出现的一种方法就是在交流时使用以"我"而不是"你"开头的语句。以"我"开头的语句,就是用强烈而直接的方式来表达自己的观点和感受。

以下是一些可以用"我"来代替"你"的例子:
- 说"我在尽我所能地出色完成工作"而不是"你总是挑剔我"。
- 说"我希望你在我们谈话的时候把电视声音关小"而不是"你总是心不在焉"。

有时人们认为他们使用的是"我"语句,而实际上却是"你"语句。例如,"我觉得你对我不公平"就是一种变相的"你"语句。真正的"我"语句是"我感到生气和受伤"。

这里有几个例子:
- "你"语句:"你为什么总是迟到？我们从来没有准时到过任何地方。"

"我"语句："当我迟到的时候,我真的很不开心,准时对我来说非常重要。"

• "你"语句："你无法理解我有多难受。"

"我"语句："我觉得身体不舒服,真希望今天能得到一些帮助。"

注意隐藏的"你"语句,这些被隐藏的信息主要是表达"我感到……"

• "你"语句："你总是走得太快。"

• 隐藏的"你"语句："当你走得这么快时,我感到很生气。"

• "我"语句："我很难走得快。"

说出"我"语句的诀窍是用"我"这个词来表达自己的个人感受,尽量避免使用"你"这个词。当然,就像任何新技能一样,使用"我"语句需要不断练习,从倾听自己和他人说话开始吧(杂货店是一个适合练习的好地方,在商店里父母和孩子交谈时常常会使用"你"语句)。在您的脑海里,不断地练习把一些"你"语句转换成"我"语句,您会惊讶地发现,您可以很快养成使用"我"语句的习惯。

如果使用"我"语句有困难,试着用以下短语开始您的表达:

• "我注意到……"(陈述事实)。

• "我认为……"(陈述观点)。

• "我感觉……"(说出您的感受)。

• "我想要……"(说出您想让别人做的具体事情)。

练习:"我"语句

将以下语句更改为"我"语句(注意隐藏的"你"语句):

1."你自始至终都想让我等你!"

2."医生,你从来没有为我预留足够的时间,你总是很匆忙。"

3."你几乎不理我了。自从我心脏病发作之后,你就再没关心过我。"

4."医生,你没有告诉我这些药物的副作用,也没有告诉我为什么我必须服用它们。"

例如,想象您精心制作了一些面包准备送给朋友,结果,您的家人走过来并切走一大块。您不高兴是因为面包少了一块,礼物就不完整了,您可以对他/她说:"您切开了我的特制面包(事实),我认为您应该事先问我一下(观点)。我很不开心,因为我现在不能再把它作为礼物送给朋友了(感受)。我希望您能道歉并且下次请提前问问我(事实)。"是的,这包含了一些"你"语句,但陈述了具体的事实与观点。这种方法比前面谈到的明显的"你"语句更恰当一些,因为它能让对方明确一些具体的细节,帮助他们理解您的感受同时帮助您缓解情绪。

"我"语句并不是万能的。沟通时,双方要有耐心去倾听,当一个人习惯了听到责备的"你"语句时,使用"我"语句就会变得更加困难。如果"我"语句一开始不起作用,也请继续使用。随着您获得新的沟通技巧,旧的沟通模式将会发生改变。

但有些人使用"我"语句来控制别人。他们诉说自己的悲伤、愤怒或沮丧,实际上只是为了获得别人的同情。如果您以这种方式使用"我"语句,您的问题可能会变得更糟。良好的"我"语句能够反映您真实的感受。

最后,请注意,"我"语句也是表达积极情绪和赞美的绝佳方式,例如,"医生,我真的很感谢您今天能抽出时间为我治疗。"

良好的沟通技巧有助于让每个人的生活变得更轻松,特别是那些患慢性病的朋友们。表 11-1 中列出了一些可能有助于或不利于沟通的词汇。

表 11-1　确保清晰的沟通

有助于理解的词语	不利于理解的词语
我、我的	你、你的
现在,当下	从不、总是、每次都这样
谁、什么事、在哪里、什么时间	很显然
你说的话是什么意思,请解释一下,请说得详细一点,我不明白	为什么

三、减少冲突

除了"我"语句,还有一些其他减少冲突的方法。

1. 重新聚焦话题　如果您已经感到情绪激动且偏离了谈话的目的,请暂时转移注意力,稍后再拉回原定的话题。例如,您可以说,"我们都感到不安,偏离了我们原本要讨论的内容。"或者说"我感觉我们已经不是在谈本来想谈的事情了,我感到心烦意乱。我们能不能先忽略这些无关紧要的事情,回到原定的话题呢?"

2. 预留更多思考的时间　例如,您可以说"我似乎能理解您的担忧,但我需要时间思考之后再回复您。"或者说"您的话我听懂了,但我现在情绪低落,恐怕无法立即回答您。请让我多了解一些资料后再聊吧。"

3. 确保您已经理解对方的观点　这需要您总结、归纳听到的内容,如有疑问要及时了解清楚。您也可以试着转换角色,站在对方的立场来思考问题,从而帮助您更全面地理解问题。这种做法也能表现出您对他人及其观点的尊重与重视。

4. 适当妥协　您不可能总是找到完美的解决方案或与对方达成完全一致,但仍然有可能找到一些双方都能同意（或妥协）的办法。例如，这次按您的方式来解决问题，下次就可以按照对方的方式；或者，一部分听您的意见，一部分听对方的意见。这些都是妥协的形式，可以帮助您度过困难时期。

5. 主动道歉　我们都曾经说过伤害别人的话或做过伤害过别人的事，由于大家没有学会"道歉"这一强大的社交技能，许多亲密关系都可能受到伤害，有时这些伤害会持续多年。很多时候修复一段关系需要的也许只是一个简单而真诚的道歉。道歉并不是软弱的表现，反而更能展现您的强大。为了发挥道歉的作用，请遵循以下步骤：

（1）**承认具体错误并承担责任**：说出您的冒犯之处。不要说一些笼统的话来掩饰事实，比如"我为我所做的事感到抱歉。"请您说得具体点。例如，您可以说："我很抱歉我在背后说了你的坏话。"并解释您为什么要这么做，请不要找借口或推卸责任。

（2）**表达您的感受**：一个真挚的、发自内心的道歉可能会让您觉得痛苦，但正是这种难过反映了您很重视这段亲密关系。

（3）**承认错误行为的影响**：您可以说："我知道我伤害了你，我的行为让你付出了很大代价，对此我感到非常抱歉。"

（4）**弥补过失，改善关系**：询问您能做些什么可以让现况变得更好，或者主动提出具体的建议。

道歉不是一件容易的事情，需要勇气来弥补过错。它能够帮助彼此形成一种新的、更牢固的关系，促使彼此和平相处。

6. 原谅他人　任何事情都是相互的。当他人向您道歉时，请尽可能礼貌地接受，并告诉他们怎样去弥补过失。当您受了委屈，对方却没有道歉的时候，无论发生什么，您的脑海里都会夸大这个事实。也许这段关系已经结束了，但您还在为此心烦意乱。这时，请您试着学会宽恕与原谅，当然，这并不是说您必须重新开始这段友谊，只是别再让过去的错误拖累您了。

四、寻求帮助

获得和给予帮助是生活的一部分。尽管我们大多数人都需要帮助，但很少有人愿意主动寻求别人的帮助。我们可能不想承认我们做不了某些事，可能也不想给别人添麻烦，所以寻求帮助时往往只是含糊其词，比如"我很抱歉，但我不得不请您帮忙""我知道这很……，麻烦您……"。但含糊其词无法让对方明白您的意思，反而会使对方提防，甚至会想"天哪，他到底想让别人干什么呢？"请避免这种情况，并尽量表达得详细一些，含糊的请求可能会引起误解。如果表述不清晰，被请求方可能会作出消极的反应，这不仅会使沟通中断，而且无法获得任何帮助。一个具体的请求更有可能产生积极的结果。

以下是如何提出具体请求的示例，您可以使用它们来代替那些笼统的表达：

含糊的请求："我知道这是您最不想做的事,但我需要帮助。您可以帮我搬家吗？"

反应："嗯……我不知道。嗯,我能不能看一下日程表再给回复您？"

具体的请求："我下周就要搬家了,我想把我的书和厨房用品先搬过去。您能不能星期六早上过来帮我装卸这些箱子呢？我觉得只需要一趟就能搞定。"

反应："我星期六早上会很忙,但是星期五晚上我可以帮您。"

如果您在寻求帮助时总是犹豫不决,可以借助本章第 248~250 页"表达您的感受"中提到的方法。想象您自己就是那个被请求的人,您会是什么感觉,可能感觉还不错呢。我们大多数人都乐于助人,这让我们觉得自己是有价值的,提供帮助也是我们表达友情的一种方式。这时候请您再思考一下,您有没有想过,请求帮助也许是您送给家人或朋友的礼物呢？他们想要帮助您,想要发挥自己的价值,但他们可能不知道做什么,不知道怎么做才不会让您觉得不舒服。

有时您可能会得到一些不想要或不需要的帮助,而且这种情况往往来自您生活中的重要人物,他们/她们关心您,真诚地希望能帮助您。措辞得体的"我"语句可以帮助您委婉地拒绝对方,且不会让对方难堪。例如:"谢谢您考虑得这么周到,但我觉得我今天可以自己应付。下次有需要时,我会请您帮忙。"

五、说 "不"

当您被要求提供帮助的时候会怎么办呢？您最好不要马上回答,可能需要了解更多详细信息。如果这个请求让您感到不舒服,请相信自己的感觉。

上文中提到的搬家求助示例就是一个很好的例子。"请帮我搬一下东西"可以代指很多事情,可以是把家具搬到楼上,也可以是给饥饿的人分发食物。运用沟通技巧、提出更具体的请求,可以帮助您避免这些问题。在答复对方之前充分了解请求的内容十分重要,复述或询问更多的信息有助于了解具体的内容。您可以先说"在我回答之前……"然后再问一些关键问题,这不仅可以明确请求,还可以避免对方认为您会答应他的请求。

如果您决定拒绝提供帮助,也请您理解对方提出的这个要求对他来说是很重要的。通过这种方式,对方就可以知道您只是在拒绝他们的请求,而不是拒绝他们。您的拒绝不应该是一种轻蔑的说辞,例如,您可以礼貌地说"听起来您正在做一件很有意义的事情,但这周我没有办法帮您。"再强调一遍,讲清楚具体的理由是关键。尽量清楚地告诉对方您拒绝的原因,让他们知道您是一直拒绝这个请求,还是只是今天、本周或当下此刻无法提供帮助。如果您感到不知所措或者感到对方强迫您答应请求时,请您说"不"。您或许可以给出一个备选方案:"我今天不能开车,但下周我可以。"请记住,您有权拒绝任何一个请求,即使是一个合理的请求。

六、接受帮助

我们经常听到"我能帮上什么忙吗？"您的回答可能是"我不确定"或"谢谢，我现在不需要"。但您的心里却想着"他们应该知道……"。下次，请您试着接受帮助，并告诉他们具体可以提供哪些帮助。例如，"如果我们每周能出去散步一次就太好了"或者"您能帮我把垃圾拿出去吗？我拿不动了。"请记得，没有人能读懂您的心思，所以请您告诉他们您需要什么帮助，并表示感谢。

想想那些提出想帮助您的人能帮您做些什么。如果可以的话，交给他们一些可以轻松完成的任务。是的，您这是在送给他们一份礼物。人们大都是乐于助人的，当他们想关心您却无法帮您时，他们会感觉自己被冷落。当然，当别人为您提供了帮助时，您也别忘了说声谢谢，表达您的感激之情很重要（请参阅第六章"运用思维去处理症状"中第 133 页的"练习感恩"）。

七、倾　听

倾听应该是最重要的沟通技巧了，大多数人往往更擅长"说"而非"听"。当别人和我们交谈时，我们大部分人都是分心在准备回应，而不是单纯地倾听。成为一个好的倾听者，应具备以下几个方面：

1. 倾听说话者的语气并观察肢体语言　有些时候，文字并不能说明整件事情的来龙去脉。这个人的声音是不是在颤抖？说话者是不是在努力寻找合适的词语？您注意到他／她的身体紧张了吗？他们是不是精神恍惚？您听到嘲讽的语气了吗？他／她的面部表情是什么？如果您观察到一些迹象，您就会发现说话者内心想的要比说出来的多。

2. 让对方知道您正在听　或许只是一个简单的"嗯"，很多时候，说话者只想确认您在听他说话就行了。他们需要的可能只是一位能理解他／她的听众。

3. 让对方知道您听到了他们说话的内容以及明白他们的感受　复述对方刚才说的话或许是个好办法，例如"听上去您正在计划一次愉快的旅行。"或者您也可以通过表达自己的情绪来回应对方，例如"那一定很难熬""您一定感觉很难过"等。当您能够与对方共情时，结果往往出人意料，对方会更乐意向您打开心门，吐露心声。对谈话内容以及谈话者的情绪予以回应，都有助于双方沟通。这样一来，对方就不会只是一味地重复刚才说过的话了。不要试图说服他人忽略他们的真实感受，您只需要倾听并表达自己的观点就可以了。

4. 了解更多信息后再回应对方　尤其是当您不完全清楚对方说的什么或想要什么的时候，这一点非常重要。

八、获得更多信息

如何有效获得更多信息是一门艺术。最简单的方法就是直截了当地询问对方，比如"请您说具体一点""我不明白，请解释一下""我想了解更多关于……的事情""您能换一种方式说吗？""您是什么意思？""我不确定我听懂了""您能再详细说一下吗？"等。

（一）复述疑问

一种获取更多信息的方法是复述，意思就是用您自己的话重复一遍您听到的内容。当您想要确保您完全理解了对方的话时，请试试这种方法。如果您能够准确复述对方说的话，就说明您理解了它的真正含义。

复述既能帮助沟通同样也能阻碍沟通，这取决于用词表达方式。需要注意的是请以提问题而不是陈述的方式来复述。例如，假设有人说：

"我不知道，我真的感觉不舒服。这个聚会人会很多，也可能会有人吸烟，而且我和主人也不熟悉。"

糟糕的复述：

"很明显，你是在告诉我你不想去参加聚会。"

人们不愿意别人直截了当地说出他们内心真正的想法，这样的回答可能会激怒对方，比如，"不，我没那么说！如果你要那样做，我肯定会待在家里。"或者，他们可能因感到愤怒或绝望而沉默不语（"他就是不明白"）。恰当的复述：

"你是说你更愿意待在家里而不愿去参加聚会吗？"

对您提出的问题，可能的回应是：

"我不是这个意思，我最近身体不太舒服，需要吸氧。我对结识新朋友有点紧张，如果聚会时你能陪着我的话，我将不胜感激，这样我可能会玩得开心。"

如您所见，复述您的疑问有助于沟通，这个疑问切中了您朋友对参加聚会犹豫不决的真正原因。当您用自己的话复述对方的疑问时，将会获得更多的信息。

（二）提出具体问题

问问题时要具体。如果您想得到具体的信息，您必须问一些具体的问题。但我们经常问一些笼统的问题。例如：

医生："您最近感觉怎么样？"

患者："不太好。"

医生没有得到太多信息。"不太好"只是泛泛而谈，没有什么意义。医生这样说可以获得更多信息：

　　医生："您的右肩还是很疼吗？"

　　患者："是的，挺疼的。"

　　医生："疼的次数多吗？"

　　患者："一天会疼几次。"

　　医生："疼痛一般会持续多久？"

　　患者："很长一段时间。"

　　医生："您说大约多少分钟？"

　　依此类推……

　　医务人员虽然接受过专业培训如何从患者那里获得具体信息，但依然会时不时问一些笼统的问题。我们大多数人都没有接受过培训，但我们也可以学一些技巧。直截了当地询问细节通常很管用，例如"您能说得更具体一些吗？""您有什么特别的事情需要说吗？"

　　避免只是提问"为什么"，因为这太笼统了。"为什么"会让人只从因果的角度思考问题，也就是说只会解释此问题的原因和结果。我们都有这样的经验：被一个 3 岁的小朋友一遍又一遍地问"为什么"。可怜的父母丝毫不知道孩子到底在想什么，只是解释说"因为……"，一直到孩子的问题得到回答。然而，有时候父母的回答与孩子真正想知道的大不相同，孩子总是得不到她/他想要的答案。不要用"为什么"，而是用"谁""何时""何地"来提问，这样的语言通常更容易得到具体的答案。

　　需要指出的是，有时候我们得不到正确的信息，是因为我们根本不知道该问什么问题。在一些重要的场合，请您仔细考虑后再提问，甚至可以提前把问题写下来。例如，您可能正在向老年中心寻求法律服务，您打电话询问有没有律师时，如果对方说没有，您就挂断电话。相反，如果您询问哪里可以获得费用较低的法律服务，您可能就会得到一些推荐。

九、注意肢体语言和说话方式

　　倾听别人说话，还包括观察他们/她们的说话方式。即使人们什么都不说，他们/她们的身体也在传递信息，有时甚至在强烈地表达。研究表明，人与人之间的交流一半以上的信息都是通过肢体语言传递的。如果您想掌握恰当的沟通技巧，需要注意您的肢体语言、面部表情以及说话的语气。这些都应该和表达的内容相符合，以免信息混乱、引起误解。

　　例如，如果您想表达坚定的观点时，应该注视对方、语气友好。保持自信的站姿，呼吸均匀，放松胳膊和双腿，甚至可以身体微微前倾以表示您很感兴趣。尽量不要在谈话时嗤之以鼻或者咬嘴唇，这似乎在表示不舒服或怀疑。不要把目光移开或没精打采，因为这些会传递出不感兴趣和不确定的信息。

当您注意到他人的肢体动作和语言不相符时,请委婉地指出来,并向对方核实。例如,您可以说:"亲爱的,我听到你说你想和我一起去参加家庭野餐,但是你看上去很疲惫,而且还在打哈欠。你是不是更愿意待在家里休息,要不我一个人去吧?"

除了关注他人的肢体语言外,认识到每个人都有自己独特的表达方式也很有帮助。我们的说话方式会因为出生地、成长经历、职业和文化背景的不同而有所不同。沟通方式因人而异,不要期望每个人都以完全相同的方式沟通。知道了这些,在与他人交谈时就可以避免不必要的误解、沮丧和怨恨。

文化差异也常常令人感到困惑。虽然在同一种语言环境里,表述也会引起歧义。在英国,"角落"的意思是"转弯处 / 拐角"。在美国东海岸,"苏打水"通常指的是"汤力水",而在美国中西部"苏打水"一般指的是"汽水"。同样,肢体语言也有所差异。例如,有某些文化背景的人会和陌生人站得比较近,但您可能不太习惯,甚至会感到不舒服。但如果您刻意保持距离的话,他们可能会认为您冷淡、不合群。

这些例子说明了不同文化之间的交流是不同的。这个主题太复杂了,本书无法详细论述。我们所能说的就是,当您试图与他人交流但感到困惑时,请您仔细询问对方细节或请对方解释得更详细一些。

十、与医护人员沟通

要获得良好的医疗保健,关键之一就是要与医护人员进行良好的沟通,这对您来说可能是一项挑战。您可能担心无法畅所欲言,或者觉得没有足够的时间与医生交流;医生可能会说一些难以理解的医学术语;您可能不愿意与医生分享私密的和难堪的信息。这些恐惧感都会影响您与医护人员交流,损害身体健康。

请注意,本节中我们使用术语"医生"和"医护人员"指代您可能遇到的初级卫生保健专业人员。您去医院就诊,会有医生、医助、护士等为您提供治疗。为了简化内容,本节中把所有这些医护人员统称为"医生"。

沟通无效,医生也有责任。他们有时太忙了,没有时间与患者深入交流。他们可能会忽略您的问题,这些行为可能会伤害或冒犯到您。

尽管您不需要与医生成为好朋友,但也期望得到他们的关心,期望他们能耐心倾听并能清楚解释您的问题。这一点对于长期患有某种疾病的患者来说尤其重要。您可能认为您只能从专科医生那里得到最好的照顾,有时的确这样,但这样会拖延病情,使病情变得更复杂。您可能就诊过几位专科医生,他们可能不会真正了解您,也可能并不知道全科医生正在做什么、想什么。因此,有一个全科医生或家庭医生会很方便。与医生的关系就像一种生意伙伴关系,甚至婚姻关系。虽然建立和维持这种长期关系可能需要付出一些努力,但会对您的身体健康产生很大的影响。

除了您的配偶、父母或伙伴外,家庭医生可能比其他任何人都了解您的个人情况。所以,您可以轻松愉快地表达自己的恐惧、提出您可能认为"愚蠢"的问题并制定一份双方都满意的治疗计划。

为了更好地与医生沟通,您必须清楚您到底想要什么。许多人希望医生是充满爱心的计算机——拥有强大的大脑,知道所有与生理、心理有关的知识。您可能希望医生帮助您分析健康状况,了解您的想法,给出合理的诊断,提出治疗计划,并制定明确的治疗目标。同时,您可能还希望他们热情温暖,把您当作他们最重要的患者。

大多数医生也都希望自己是那种人。遗憾的是,没有一个医生能真正成为患者想象的那样。医生也是普通人,也有不顺心的生活琐事,他们的身体也会这疼那疼,他们也会感到疲倦,也需要时间照顾家庭。文书工作、保险公司、电子病历以及职场行政事务都可能会让他们受挫,就像他们让您失望一样。

大多数医生都想治病救人。尽管他们经过了多年专业训练,但有些时候,他们也无法帮助患者完全治愈疾病,他们能做的也只是缓解患者的症状。毫无疑问,您时常对自己的病情感到沮丧、愤怒,但不要忘记医生也同样如此,他们会因为没有能力帮助您完全好起来也承受同样的情绪问题,在这一点上,你们是真正的伙伴关系。

(一) PART 原则

建立良好医患关系的障碍是时间不够。如果您和医生都想建立良好关系,您可能需要更多的面对面交流的时间。当时间很仓促时就会很焦虑,这时,"你"语句和彼此误解就很常见了。

大多数医生和其他医护人员的日程安排都比较紧迫。他们试着按计划行事,但总有突发情况出现。其他患者出现急症或者因为迟到而耽误了时间,就会导致您不得不在诊室候诊,这样必然会使您感到很不舒服。等待有时会让患者和医生都感觉有点匆忙。保证会面时能得到有效沟通请遵循 PART 原则。

PART 原则

P 准备 prepare

A 咨询 ask

R 重复 repeat

T 采取行动 take action

1. 准备　在您拜访医生之前,请提前做好准备工作。您为什么去就诊? 您希望在医生那得到什么信息? 请把您关心的问题都记录下来。当您走出诊室时,您有没有问过自己,"我为什么没有问关于……的问题" 或者 "我忘了说……"。事先列一个问题清单有助于确保您的疑惑得到解决。要务实一点,如果您有 13 个不同的问题,医生可能无法一次性回答所有问题,请用星号标出两三个最重要的问题。

在就诊刚开始的时候就把问题清单交给医生,并解释您已经把您最关注的问题用星号标出了,给医生几分钟时间浏览清单。通过这个清单,医生明确了哪些问题对您来说最重要,同时医生也了解了您所有的问题,以防有些问题没有标星号但却是医学上的重要信息。如果您等到就诊快结束时才提出这些问题,可能就没有什么时间讨论了。

举个例子,医生问:"身体出了什么问题来看病呢?" 您可能会说 "我有很多问题想咨询您"(医生看了看时间,想了想日程安排,马上开始紧张起来),"但我知道我们的时间有限。最让我担心的是我的肩痛、头晕以及药物的副作用。今天我最重要的事情是想知道我是否可以去度假。"(您的问题比较集中,而且在预约时间内可能可以处理,医生也会放松了)。

除了问题清单,您还可以做一些其他准备工作。携带列有服用药物名称和剂量的清单,如果列清单对您来说很困难,可以把所有的药物放在一个袋子里,并随身携带。您也可以在医生工作系统里下载您的电子病历(EMR)(有关电子病历的更多信息,请参见第 264 页)。如果医生们使用同一个医疗系统,就不需要再下载了。如果您服用了维生素、非处方药和其他营养补充剂,请告知医生。

您需要准备的最后一件事就是准确描述病情。就诊时间十分有限,当医生问您感觉如何时,有些患者描述自己的症状就要花费好几分钟。清晰的主诉可以是 "我不常焦虑了,但现在睡眠不怎么好。" 您应该提前准备好如何准确描述您的症状。

医生想了解的症状包括以下几点:

(1) 症状开始时间;

(2) 症状持续时间;

(3) 具体部位;

(4) 什么情况下会变得好一些或更糟;

(5) 以前是否有过类似问题;

(6) 是否调整饮食、身体活动或药物后,才出现这些症状;

(7) 您最担心的症状是什么;

(8) 您认为是什么引起了这些症状。

如果您上次就诊后调整了治疗方案,请提前告诉医生具体时间以及方案有哪些变化。如果您拜访过好几个医生,请携带近六个月内的所有检查结果(如果医生们使用同一个医疗系统,就不需要带了)。

当您描述这些症状时,也请说一说症状是如何进展的,是变好了、变差了还是基本没变化？同时也请告知医生您的症状是否或多或少变得频繁或强烈。例如，"总的来说，我正在慢慢好转，但今天我感觉不太好。"

请敞开心扉，尽情说出您的想法、感受和恐惧。记住，医生不会读心术。如果您很担心病情发展，请解释原因，"再这样下去，我担心我不能工作"或者"我父亲死前有类似的症状"。您越能敞开心扉，医生就越有可能提供帮助。如果您有疑问，不要等到医生"发现"它，请主动说出您的顾虑。例如，"我担心我胸前的这颗黑痣。"告知医生您猜测的可能导致这些症状的原因，这些猜测往往会为明确诊断提供重要线索。即使事实证明这些猜测是错误的，但却有机会让医生了解并解决您的担忧。

您说得越具体（但没有必要添加无关的细节），医生了解得就越详细，花费的时间就更少。

2. 询问   自我管理者最有力的方法就是提出问题。提问可以填补缺失的重要信息、填补沟通中的关键空白。提出问题表明您在积极参与自我管理，这对您恢复身体健康至关重要。获得答案和信息是自我管理的基石。

准备好要咨询的问题，包括诊断、检查、治疗和随访等。以下是提出问题的一些基本准则：

（1）**诊断**：咨询医生自己为什么会患病，病因是什么，是否是传染性疾病，预后会怎么样，需要怎么做才能预防或控制它。

（2）**检查**：如果医生希望您做一些检查，您可以问一问检查结果对治疗效果有什么影响，如果不做检查会怎么样。如果您准备做检查，有哪些注意事项。询问这些检查是如何操作的，什么时候能看到检查结果以及如何查询检查结果。

（3）**治疗**：询问医生有哪几种治疗方案，每种治疗方案的优缺点是什么。咨询医生如果没有接受治疗会有什么后果（见第十三章"治疗方案和药物的管理"相关内容）。

（4）**随访**：弄清楚您是否需要随访以及什么时候打电话或面对面随访复诊。在两次就诊之间应该关注哪些症状，当出现这些症状时应该怎么做。

3. 重复   检查您是否理解了关键信息的一个方法是简要复述要点。例如，"您建议我一天吃三次这种药"。复述的同时，医生就有机会及时纠正误解。

如果您不理解或没记住医生说的话，就请医生再说一遍。例如，您可能会说，"我很确定您之前跟我说过这些事情，但我现在还是不明白。"不要害怕问那些您觉得可能比较愚蠢的问题，这类问题很重要，可以避免产生误解。

要记住每一件事并不容易。您可以尝试做笔记，或者带另一个人陪您一起去看医生。如果医生允许，您甚至可以用手机录下整个过程。许多医生会写一个简要的病例总结，在就诊结束时留给您，或者您也可以在电子病历中查询相关信息。

4. 采取行动   就诊结束时，您必须知道下一步要怎么做，您需要采取什么行动。这些行动包括治疗方案、检查项目以及复诊时间。您还应该知道哪些是危险信号，以及当它们出现时应该如何处理,如有必要,请医生写在您的病历本上。您也可以请医生推荐一些阅读材料或网络资源。

如果出于某种原因您不能或不愿意听从医生的建议,请直言不讳。例如,您可能会说,"我没有吃阿司匹林,因为会让我胃不舒服""我的保险报销不了这么多的治疗费用,我负担不起"或者"我在尝试做运动,但似乎坚持不下来"。医生知道了您不能或不愿听从建议的原因后,他们可能会提出其他办法。如果您不说出这些原因,医生也无能为力。

(二) 询问另一位医生的意见

有时候您可能还想再咨询另一位医生的意见,但却不太能开口,尤其是当您与现在的医生相处已经有很长时间了。您可能会担心如果征求他人意见会让医生不高兴,但其实这一般不会给医生带来困扰。如果您病情比较复杂,医生可能已经私下请教过其他专家了(可能不止一位专家)。询问他人的意见无可厚非,医生通常会接受这样的请求。然而,找三个,四个,甚至五个医生询问可能没有什么必要。

您可以使用"我"语句委婉地表达您的诉求,比如:

"通过现在的治疗,我还是感觉身体不太舒服。如果能再听一下其他医生的建议,我想我可能会更安心。您能帮我引荐一位医生吗?"

这样,您既表达自己的真实感受,也没有暗示医生有什么过失。请您的医生为您推荐其他医生,同样反映了您对他/她的信任。不过,您也不一定完全按照医生的推荐去做。

(三) 给予医生正向反馈

如果您对医生的诊疗感到满意,就请告诉他们吧!没有人不喜欢赞美和正向反馈,尤其是医生。他们也和我们一样是普通人,您的赞美可以让这些辛辛苦苦努力治病救人的医生们获得动力以及安慰。感谢医生为您的付出,不仅会让医生们感到心情愉悦,也可以拉近彼此之间的距离,改善医患关系。同样,如果您不喜欢某位医生的工作方式,也请告诉他。

(四) 选择治疗方案时您的角色

很多情况下没有唯一的治疗方案,您通常会有多种选择。除了在危及生命的紧急时刻,其他时候选择哪种方案主要取决于您的价值观和偏好,不完全由医生决定。例如,如果您患有高血压,您可能会说:"我不太愿意吃药。如果依靠身体活动、健康饮食等生活方式调整血压,多长时间血压还没有控制好,我就必须决定服药治疗呢?"

没有人能告诉您哪种选择对您来说最合适。但是,要做出明智的选择,您需要掌握有关治疗方案的知识。知情选择，不仅是知情同意，也是优质医疗服务的重要组成部分。最佳的治疗方案是医生专业素养与您自身知识、技能和价值观的共同体现。

做选择之前，您也需要知道治疗的成本和风险有哪些，不仅包括出现药物反应、出血、感染、受伤或死亡等并发症的概率，还包括个人成本（如缺勤）、经济压力（如保险可覆盖的费用）等。您也应该知道如果不采取治疗会有哪些风险。

您还需要了解，这些治疗方案在缓解症状、恢复健康以及延长寿命方面提供帮助的概率。

有时，最好的选择可能是暂缓做决定，"谨慎等待"。

选择治疗方案并不容易，更多内容参阅第二章"成为一个积极的自我管理者"第 22~24 页相关内容；更多关于评估最新疗法的建议，请参阅第十三章"治疗方案和药物的管理"相关内容。

十一、与卫生系统合作

医生大多都就职于医院、诊所等卫生系统，就诊预约时间、治疗费用结算、电话邮件随访等工作一般都是由医生以外的其他医务人员承担的。

如果您对卫生系统不满意，不要默默忍受，想个办法吧。您可以找到机构管理者，然后通过信件、电话或医生线上工作系统等方式分享您的感受与建议。大多数医院都愿意留住患者，但问题的关键在于有些机构管理者只想按照自己的想法管理医院。我们更倾向于向咨询接待员、护士或医生表达感受，但遗憾的是，这些人几乎没有或根本没有权力改变医疗制度，不过，他们可以告诉您应该向谁反映问题。如果某些事情对您来说是一个麻烦，那么很可能对医生和其他患者来说也是如此。如果您与医生共同合作，卫生体系可能就会逐步完善。

在加拿大，卫生政策由省或地区制定。患者护理质量办公室可以处理相关医疗投诉。

以下有一些建议供参考。写信或发电子邮件时最好言简意赅，并且建议具有可操作性，请提出您认为有效的措施。例如：

亲爱的李女士：

昨天我和张医生约好了 10：00 会面，但她直到 12：15 才有时间，我的就诊时长总共才 8 分钟。我只有再次预约就诊，医生才能回答我的问题。

我理解有时会有突发紧急情况。如果医生有急事时提前告诉我，我将不胜感激，因为这样我就不用去医院了。如果我已经在医院了，我希望可以提前告知我先暂时离开以及再次就诊的时间。我希望与医生交流的时间在 15 分钟以上。

请您两周内回复。

以下是卫生系统常见的一些问题以及可能的解决方案,仅适用于大部分医疗机构,并非所有机构。

1. 讨厌的电话预约系统　当您电话预约或咨询问题时,往往听到的都是自动回复,这实在让人生气。遗憾的是,这种局面很难改变。电话预约系统一般不会经常变化,所以如果您能记住需要按的数字或按键,就可以更快跳转到所需的选项。有时按 # 键或数字 0 键会有人工接待咨询。一旦电话接通,记得问一下是否有更便捷的方式。现在许多系统可以实现在线预约,这样更能节省时间,避免您的烦躁情绪。

2. 预约时间太长　第一次预约挂号时可以咨询接待员,如果他人取消了挂号,我怎样才能被通知就诊。有些医院希望取消的预约可以由其他患者替补。您可以试着每周给他们打一两次电话,或者上网查看是否有人取消了预约。询问接待员如何可以最快地约到医生。询问可以与接待员直接对话的联系方式。有些医疗机构会预留当天的预约名额,询问什么时候可以知道是否有预留名额(一般是早上)。如果您感到疼痛,或者认为您必须马上去看医生,请告诉接待员。无论您有多沮丧,都要表现得和善一些,接待员有权帮您预约,同样也可以不帮您预约。如果您觉得等不及了,美国和加拿大的一些诊所有无须预约的门诊("drop in")或急诊("urgent care")服务,您无须去医院急诊就医。

3. 许多医生都给我看过病,我不知道该问哪一个　请确定一位医生作为您的主管医生,询问帮您统筹治疗方案的医生,很可能就是您的初级保健医生或全科家庭医生(GP)。请和他 / 她确认一下,如何确定治疗方案以及自己能做什么。当其他医生为您开了新的检查或药物时,请告知这位医生,尤其是这两家医院使用的是不同的电子病历系统时。

4. 电子病历(EMR)　您的大部分诊疗信息都存储在安全的计算机上,只要在同一信息系统里,所有医生都能看到这些记录。现在已经很少有医生保存纸质病历了,您应该知道 EMR 中有哪些信息。有些系统中,EMR 只包括检查结果,有些包括检查结果和药物信息。医生想知道的诊疗信息大多数系统里都能看到。电子病历跟纸质记录一样:只要医生不看它,它就什么用都没有。例如,当您需要做检查时,帮您预约检查的医生知道什么时候会出结果,但其他医生对此却一无所知,除非您提醒他们阅读结果报告。了解医生使用的电子病历系统,可以帮助医生更高效地利用这些信息。

在美国、加拿大和其他许多国家,您自己会有一份所有诊疗记录的副本。很多时候,您可以通过诸如 MyHealth 或 MyChart 等应用程序在线获取这些信息。在您拜访其他医生之前(常规复诊除外),请先下载您的检查结果和药物清单,并交给医生。如果您自己不能下载,请您的医生为您提供一份副本。

目前在加拿大,有一小部分居民可以在网上查阅他们的医疗记录。但由于医疗机构之间信息无法共享,所以这些记录并不完整。各省正在开发改进信息共享的系统,例如 LifeLabs in BC 以及 Ontario,患者可以通过这些系统在线查阅实验室检查结果。

5. 我联系不上我的医生　很难打电话联系上医生,但您可以试试发电子邮件。现在许多系统都能为医生和患者提供安全的交流平台,通过短信或电子邮件都可以。下次您拜访医生时,请咨询是否可行。另外,您也可以登录医院互联网门户网站看看有哪些联系的选项。电子系统的一个优点就是可以快速完成常规的事情,比如医嘱开药。您只需要在网站患者端发送请求、拨打某个专用电话或告知护士就可以,请学习这个方法。

出现医疗紧急情况时很关键。不要浪费时间上网或试图直接联系您的医生,请拨打911(美国和加拿大)(在中国大陆请拨打120)或直接去医院急诊室就诊。

6. 候诊时间或者检查等待时间太长　紧急情况造成的延误时有发生。或者如果排您前面的每个患者就诊时多花费了 5 分钟,就很容易造成候诊时间延长。如果您的日程安排很紧,再遇上预约被推迟就会很麻烦。您可以在离家前打电话给医生办公室,询问等待时间大概多久。如果您已经知道医生要迟到了,您可以决定带上一本书候诊或是要求重新安排预约。看会儿书来打发候诊时间也是可以的,不要生气。如果您要出去一小会儿或者去喝杯咖啡,请告知接待员,并告诉他 / 她您会在特定时间之前回来。

有两种方法可以预防这个问题。第一,合理利用就诊时间。就诊前提前做好准备,尽量不要占用额外时间。如果每位患者多花 5 分钟,就意味着医生需要额外工作 2~3 个小时,而预约时间较晚的患者就需要等待更长的时间。第二,即使您的就诊时间比较充足也请不要闲聊。当医生已经解决了您的问题,请向医生表达感谢,同时也将留给下一位患者额外的 5分钟时间。这是一份宝贵的礼物,他们一定会感激您!

7. 就诊时间太短　这可能是医疗系统本身的问题,因为就诊安排一般不是医生决定的,而是由其他人来决定安排多少患者以及每位患者的就诊时长。有时就诊时间是根据您和接待员说的话决定的。如果您说您只需要测量血压,那就诊时间就比较短。如果您说您很沮丧,身体情况很不好,那可能就诊时间会稍长一些。请在预约时告知接待员您需要的大概时间,特别是超过 10 分钟或 15 分钟时,并请说出您的理由。您也可以要求当天最后一位就诊,这样您可能需要等待一段时间,但至少医生不会急着去接待其他患者。

以下是解决这些问题的建议:

(1) **如果医疗卫生系统不够完善**,想一想自己能做一些什么来完善——通常如果您对某个系统很熟悉,您就有可能更好地解决您遇到的问题。

(2) **要友善**,或者至少要尽可能友善。如果您的医生将您视为难缠的患者,只会让您的就诊过程变得更加困难。

很多人对医疗系统不满,认为把医疗系统的这种负担强加给患者是不公平的。医疗卫生系统应积极回应并对患者保持友好。许多医疗机构已经在努力改善,除此之外,您可以利用本章中的建议来帮助您解决遇到的困难。

第十二章

享受性和亲密

两性关系包括亲密关系和身体愉悦,是健康生活的重要组成部分。性行为和其他形式的亲密身体接触,包括抚摸、牵手、拥抱、依偎和接吻等可以促进情感交流,增进亲密关系。亲密关系可以帮助您建立信任,体现自身价值,从而更好地管理生活。亲密关系不仅是指和伴侣发生性关系,也包括了您与爱人之间对身体和情感的分享,这种分享反过来又会对您的身体、精神和情感产生积极的影响。亲密关系也能改变您的人生观。

多年来,研究表明,性行为和亲密的身体接触对身心健康有以下益处:

1.改善心脏健康 性行为是一种低强度的耐力运动,可以带来像短距离、中等强度快走一样的健康收益,但这种收益也因人而异。它有助于增强肌肉,消耗热量,降低血压,减少患心脏病、脑卒中和高血压的风险。研究还表明,性生活活跃的人往往倾向于做更多的锻炼,饮食更加健康,而这些都会增加他们整体的身体适应能力、健康和福祉。

2.增加免疫力 性行为可以提高一些重要抗体的水平,帮助对抗感染,减少生病。性行为也能改善循环,并有助于维持体液平衡,进而减少腹胀,应对小病小恙。

3.减压和放松 和多种形式的身体活动一样,性行为能够降低应激激素皮质醇(会导致焦虑)的水平。性行为和其他亲密的身体接触也可以缓解肌肉紧张,促进身心放松。

4.改善睡眠质量 性行为期间特别是性高潮时,身体会产生有益的激素,可以起到镇静剂般的作用,使您神经放松,集中注意力,也能促进入睡,并在夜间保持良好的睡眠状态。

5.增加幸福感和改善情绪 性行为就像锻炼一样,使身体释放内啡肽,使您感到更加快乐和更有活力。

尽管有这么多收益,但许多患有慢性身心健康问题的人或者夫妻会发现,维持生命中的这一重要部分是一个挑战。对于症状恶化、不能正常进行性生活或者对于引发突发健康问题的担心等情绪,都可能会产生挫折感,从而降低一方或双方对性行为的欲望。

一、性行为的常见问题

对于许多慢性病患者来说,进行性生活有困难,因为其对身体状况有要求。性行为会增加心率和呼吸,也会使一些人身体疼痛、体力不足或引发一些呼吸和循环问题。在性行为开始之前,多用些时间进行爱抚和感官上的刺激是很有帮助的。集中精力唤醒自己和 / 或伴侣,使对方感到愉悦,会增加亲密感和满足感。通过爱抚和亲吻之类的身体接触来分享快乐也可以获得满足。在性活动中,通过集中注意力进行幻想或想象,或者专注于当下愉悦的感觉而忘掉身体上的不适,都可以增强您在性行为时的享受。

恐惧或其他情感上的忧虑也会影响亲密关系。例如,曾有过心脏病发作或脑卒中病史者往往会担心性活动会导致再次病发,所以他们会尽可能地避免性生活。呼吸困难者往往担心性生活过于激烈,会引发咳嗽、喘鸣或其他更严重的后果。他们的性伴侣可能也会感到害怕,而且觉得如果引发什么不好的事情,他们也有责任。一些慢性健康问题,如糖尿病,会导致勃起困难或阴道干燥,使性交过程不舒服或特别尴尬。所有这些担心都会影响两性关系。

失去自尊和自我形象的改变也可能是微妙和毁灭性的性行为障碍。许多慢性病患者认为他们的身体不再具有吸引力,这可能是因为瘫痪、气促、药物引起的体重增加、关节变形、乳房或身体其他部位的缺失。心理健康问题也会损害人们的自我意识,进而使得他们逃避性生活,会"尽量不去想它"。

忽视两性关系中的性行为或者在身体和情感上疏远性伴侣会导致抑郁,反过来又会导致性趣缺乏,然后进一步加重抑郁,形成恶性循环。抑郁是可以治疗的,治疗可以给您带来良好的感觉。请参考第五章"了解和管理常见症状和情绪"了解更多关于抑郁的知识。有时候仅仅具备自我管理技巧是不够的,如果您担心自己抑郁,那就找时间和医生或心理咨询师聊一聊。

当您避免性行为和其他亲密接触时,您的生活是有问题的。您不仅否定了自己生活中非常重要而快乐的一部分,而且还会因为让您伴侣失望而感到内疚。同样的,您的伴侣可能会有更强的恐惧和内疚感,害怕他/她可能在性行为中伤害了您,而且会因对此感到愤恨而有负罪感,这会引发严重的两性关系问题。但是作为一个积极的自我管理者,您应该避免发生这样的情况。毕竟,性行为和其他亲密的身体接触应该是有趣和愉快的,而不是恐慌和不适!

幸运的是,对于人类而言,亲密关系不仅指性行为或者达到性高潮,而是与伴侣或亲近的人分享我们的身体和情感。请记住,做出改变使您能够继续做您喜欢的事情。做出改变是在第二章"成为一个积极的自我管理者"中所讨论的任务之一。因此,如果在两性关系中,性行为和亲密的身体接触是最重要的,那么努力开诚布公地和您的伴侣进行交流,和他/她一起讨论探索和尝试不同类型的身体和精神刺激,从而体验更多的感官享受和亲密关系,也同样可以克服您对性行为的任何恐惧。

克服性行为中的恐惧对于成功的两性关系来说,最重要的是沟通。解决配偶一方或者双方对性行为的恐惧最有效的方法是面对它。只要开诚布公地面对恐惧,您就可以按照解决问题的步骤来化解恐惧。如果缺乏有效的沟通,只是学习新的性爱体位和增加性快感是不够的,这对于那些担心因他们的健康问题而使自己在他人面前形象低落的人来说尤其重要。通常,他们会发现伴侣远不会像他们那样在意自己的形象。

当您和伴侣能够非常自然地探讨性问题的时候,就可以找出慢性病相关问题的解决办法。通常,一开始人们会先分享他们喜欢什么样的身体刺激,以及他们觉得最舒服的体位。然后,他们会分享他们发现最能激起性欲的性幻想。当您的头脑中充满这种性幻想时,就不再会有恐惧了。

在开始这个沟通过程时,您和伴侣可以在第十一章"与家人、朋友和医护人员交流"中找到一些交流技巧。同时,在第二章"成为一个积极的自我管理者"中获得一些解决问题的技巧。请记住,如果这些自我管理方法对您来说是陌生的,那么在认为它们不起作用或者想要放弃之前,先给自己多一些机会去了解和使用它们,任何新技巧都需要花时间来熟练。

二、性感官

在社会中,性吸引力几乎完全依赖于视觉体验,这就会导致我们过于强调外在形象。然而,视觉只是您五种感官中的其中一种。当您在幻想性活动中抚摸的时候,好好享受一下您伴侣的声音、气味、味道以及触摸带来的诱人感觉吧。性活动中的抚摸是通过所有的感官与您的伴侣产生联系,不仅用眼睛,而且要用您的耳朵、鼻子、嘴和手去感受。

皮肤是身体最大的感觉器官,因为它富含感觉神经,因此性爱活动中的触摸特别重要。对皮肤任何部位进行适当的抚摸都很容易唤起性欲。幸运的是,在任何体位下都可以通过抚摸进行性刺激,而且通过使用润滑油、芳香乳液、羽毛、皮手套等任何您能想到的东西还能增强这种刺激。敏感部位包括口腔、耳垂、颈部、乳房和乳头(男女两性)、肚脐区域、双手(用指尖给予愉悦,用手掌接受愉悦)、手腕、后腰、臀部、脚趾、大腿和手臂的内侧。您可以尝试不同的抚摸方式,有些人发现用轻柔的爱抚可以唤起性欲,而另一些人则更喜欢坚实的抚摸。另外,许多人也极易被鼻子、嘴唇、舌头甚至性玩具的触碰唤起性欲。

三、性幻想和性快感

在您脑海里发生的事情可能会很容易激起性欲。大多数人有时会设法进行性幻想,有多少人就有多少性幻想。在精神上放纵性幻想是可以的。如果您发现一个可以和伴侣分享的性幻想,即使简单到只是自己和伴侣在性生活中喜欢听的话,也可以在床上表示出来。

关于性的误解

许多性的态度和信念都是可以习得的，它们并不是自动的或本能的。当您年轻的时候，您开始从家人、朋友、年长的孩子和其他成年人那里学习这些东西。您听到的笑话，以及您阅读和观看的一些东西，如杂志、电视、电影和互联网等，都会影响您。遗憾的是，许多人对性的了解大多是"应该这样做"和"不应该那样做"，这反映了我们社会中的禁忌和对性的误解。

为了探索并最大限度地享受性，人们往往需要打破这些禁忌和误解。下面就是一些关于性的非常普遍但是并不正确的看法：

- 老年人不能享受性。
- 性是给身体漂亮的人的。
- 一个"真正的男人"时刻准备着做爱。
- 一个"真正的女人"，无论何时只要她的伴侣有兴趣，就应该有性生活。
- 做爱必须涉及性交。
- 性生活必须有性高潮。
- 两个伴侣应该同时达到性高潮。
- 接吻和触摸只能在性交时进行。

在性生活中对唤起性欲来说，性幻想与身体的刺激同样重要。当性生活中的症状干扰了您的性享受时，进行性幻想也是有帮助的。但要小心，有时幻想会产生不切实际的期望，您真正的伴侣可能不会表现得像您的梦中情人那样好。如果您经常用一些年轻、强壮的性幻想对象的照片或视频来激发您的性幻想，可能会降低您的性满意度。

四、在性生活中克服症状

有些人在性生活中找不到一个完全舒适的体位。有些人发现性生活过程中出现的疼痛、呼吸急促、疲劳甚至消极的想法（自我对话）太分散注意力，会妨碍性享受或不能达到性高潮，这样就衍生了一些特殊的问题。如果您不能达到性高潮，您可能会对伴侣感到不满。如果他／她无法达到高潮，您可能会为此感到内疚。如果您因为沮丧而避免性生活，伴侣可能会有所不满，而您又可能会有内疚感。您的自尊心可能会受到伤害，您和伴侣的关系可能也会受到伤害，似乎生活的方方面面都变得糟糕了。

解决这种问题的办法之一是找到合适的服用止痛药的时间,使得止痛药的药效刚好在您准备进行性生活时达到顶峰。当然,这需要提前计划。此外,药物种类的选择也很重要。如果服用的是麻醉性止痛药,或者药物中包含肌肉松弛剂或镇静剂,那么您的感觉神经将会和疼痛一样变得迟钝。很明显,神经迟钝会降低性愉悦。由于药物治疗,您的思维可能会变得混乱,难以专注。有些药物会引起男性勃起困难,而另一些药物则有助于男性勃起。如果您有这方面的问题,咨询医生或药剂师以选择合适的服药时间或调整止痛药物的种类。

另一种处理不适症状的方法是成为一名性幻想方面的专家,当然这需要经过实践和训练。在思维中建立一种或多种性幻想,可以在您需要时投入其中,并使它们在您的脑海中变得逼真。然后,在进行性行为时,您就可以唤起您的性幻想并专注其中,这样会分散您的注意力,使您不去想您的症状或其他消极的想法。

如果您还没有运用这类思想技巧的经验,可参考第六章"运用思维去处理症状",通常,每周练习几次就可以掌握这些技巧。这些练习并不一定就是性幻想,开始时可使用第六章中的任何能够转移注意力的图像磁带或文稿内容,每一次练习都要使想象更加逼真。开始想象时,可以只勾勒出图片的轮廓。当您掌握得好一点之后,就可以把想象的画面加上颜色。然后,再想象低头看着自己双脚行走。接着,当您对这个步骤越来越熟练时,试着倾听您周围的声音,再集中注意力于画面中的气味和味道,并感受微风或薄雾正在抚摸您的皮肤。最后,感受自己正在触摸想象中的事物。

每次只对您的其中一个感觉进行训练。掌握好之后,再进行另一种感觉的训练。一旦您熟练了想象方法,就可以引入性幻想,想象、倾听、嗅闻并感受它。您甚至可以设想自己把症状放在一边而进行性幻想,性幻想的可能性只受您想象力的限制。

学习集中精神对专注性生活很有帮助。在性生活中专注于您的身体和情感也可增强性爱,如果您的思想飘忽不定(这是正常的),轻柔地把注意力慢慢拉回来。**重要的是:不要试图以这种方式克服身体一侧的胸痛或突然的虚弱,出现这些症状时不应忽视,应该立即就诊。**

如果您决定因为慢性病带来的健康问题而节制性生活,或者感觉性生活不是您生活中的重要部分,那也没有关系。但是,您的伴侣理解并同意您的决定很重要。良好的沟通能力至关重要,您可以与专业治疗师讨论这一情况并获取相应的指导。有些受过专业训练去处理重要人际关系的人也可以提供帮助。治疗师对这些问题非常有经验,因此无须因为与治疗师敞开心扉而感到尴尬。

五、性生活的体位

找到一个舒适的体位可以减少性行为中的不适,同时也可以减少对疼痛或伤害的恐惧。

不断地实践是您和伴侣找到合适体位的最好方法。每个人都有自己不同的舒适体位,也不存在一种能使每个人都满意的体位。我们鼓励您尝试不同的姿势,用一种更舒服的姿势可能更能唤起您和伴侣的性欲,可以尝试使用枕头或者在椅子上采取坐姿。尝试不同姿势本身可能就会唤起性欲。

无论您尝试哪种姿势,进行性行为之前做一些热身运动都很有帮助。考虑一下伸展运动,参考第八章"运动让生活更轻松"。运动可以在许多方面帮助您的性生活,增强体质是增加性行为中舒适感和耐力的最佳方法。散步、游泳、骑自行车等活动可以减少呼吸急促、疲劳和疼痛等症状,有益于性活动和其他任何活动。此外运动也能帮助了解您的极限以及如何调整自己的节奏。

在性活动期间,偶尔换换姿势可能会有帮助。如果出现症状或因一种姿势持续太久而使症状加重,就要改变体位。在爱抚中改变体位会使双方都感到有乐趣。就像做任何其他形式的运动一样,在性生活过程中适时停下来休息一下也无伤大雅。

六、性与亲密:特殊的考虑

具有某种健康问题的人对于关注性和亲密会有特殊考虑,接下来重点讨论其中的一些情况。

曾有心脏病发作史或脑卒中史的人常常因为担心性能力降低或心脏病再次发作甚至死亡而害怕恢复性关系,这种担心在他们的配偶中更为常见。幸而真正的情况并不是这样,只要您准备好了就可以恢复性生活。研究表明,性活动导致心脏病发作的风险小于1%,而这种风险在经常进行体育锻炼的人中甚至更低。对于脑卒中患者,可能会有偏瘫或肌无力,这就需要在性生活中更加注意寻找最好的支撑和最舒适的体位。您还需要注意识别身体最敏感的部位以便抚触。同时,也要考虑到大小便控制的问题。美国心脏协会(www.heart.org)对心脏病患者或脑卒中患者的性问题有非常好的指导方法,加拿大心脏病和脑卒中中心也有相关指导内容(www.heartandstroke.ca)。

糖尿病患者有时会有性功能问题。男性可能勃起或维持勃起困难,这可能是由药物的副作用或与糖尿病有关的病情引起。男女双方都可能有生殖器区域敏感性降低的问题,女性最常见的问题是阴道润滑不够。如果您患糖尿病,预防或减少这些问题的最好方法是控制好血糖、经常运动、保持乐观的态度,以及做好全身的自我保健。使用润滑剂能改善双方的敏感度。如果使用避孕套,一定要使用水性润滑剂,石油基润滑剂会破坏乳胶。使用振动器对生殖区域感觉减少的人非常有帮助,集中刺激身体最敏感的部位也有助于更愉快的性生活。对于有勃起困难的男性也有一些新的疗法。美国糖尿病协会(www.diabetes.org)和加拿大糖尿病协会(https://diabetes.ca)网站上都有关于糖尿病和性的详细资料。

慢性或反复发作的疼痛会降低性兴趣。当您正经受疼痛或担心性生活会出现疼痛时，就很难享受性。主要症状是疼痛的疾病包括关节炎、偏头痛、肠道疾病和许多其他慢性疾病，这些疾病的患者要克服疼痛以达到性唤起或性高潮是充满挑战的。如本章前面和第六章"运用思维去处理症状"中所讨论的，集中注意力和专注是一些有用的技巧，学会专注于当下或性幻想会分散您对痛苦的注意力，让您专注于配偶。适时服用止痛药使得药效在性生活时达到高峰，找到一个舒适的体位，慢慢来，放松，享受性爱前的爱抚。

由于癌症或其他疾病的治疗而失去乳房、睾丸或其他身体部位的人也可能对性生活或者亲密接触感到恐惧，对于有手术瘢痕、关节肿胀、关节变形的人也是如此。在这些情况下，您可能会担心配偶的想法。配偶是否会感到扫兴？虽然这可能会发生，但它发生的次数比您想象的要少。通常当您爱上一个人时，您会爱上那个人，而不是那个人的乳房、睾丸或其他的身体部位。在这里再次强调，与配偶进行有效的沟通，分享您的担忧和恐惧是有帮助的。如果这很难做到，家庭生活顾问或治疗师可以提供帮助，通常您担心的事情并不严重。

疲劳是另一个可以消减性欲的症状。第五章"了解和管理常见症状和情绪"讨论了如何应对疲劳，这里要额外提示：根据您的疲劳程度计划您的性生活。也就是说，在您不那么累的时候，白天和晚上都可以尝试进行性生活，这可能意味着早晨比晚上好。

许多心理健康问题和用于治疗这些症状的药物也会干扰性功能和性欲。请咨询医生这些药物的副作用，这样您就可以找到替代方案。有时医生会调整药物，改变药物的剂量和服药时间，或者给您推荐治疗师，这些都会帮助您和配偶学习其他的应对策略来减少或消除症状。个体咨询或夫妻共同咨询有助于处理其他与您的药物无关的人际关系、亲密关系和性生活问题。

无论您有任何慢性健康方面的问题，都应该首先咨询医生，以求解决由健康问题而引起的性生活障碍。不要害羞或害怕提到关于性的话题，一般来说并不是只有您有这样的问题，医生在此之前可能已经遇到过类似的情况，所以可以提供一些解决办法。记住，就像疲劳、疼痛和体力限制等所有与慢性疾病相关的问题一样，性问题也只是其中的一个问题，自我管理者可以试着学会解决这些问题。有慢性健康问题并不意味着就要终止性生活，通过良好的沟通、计划和解决问题，您可以享受令人满意的性生活和更加亲密的两性关系。积极进行创造性的体验可使性生活和双方的亲密关系更加融洽。

第十三章

治疗方案和药物的管理

新的治疗方法、药物、营养补充剂和替代疗法层出不穷。几乎每周新闻里都会报道新的治疗方法,您被报纸、杂志、电视以及社交媒体上的药物和营养补充剂广告狂轰滥炸,电子邮件里也总有新的治疗和治愈方法。您有没有注意到,电视广告总是用缓慢而积极的声音来描述药物的好处,而副作用却被迅速带过。医生也可能会推荐新的疗程、药物或其他治疗方法。制药公司花费数十亿美元为医生和患者做广告和推广。想象一下,如果这些营销力量是促进自我管理技能的幕后推手,那么慢性病患者就会越来越少,对药物、手术、中草药、补充剂和替代药物的需求也会减少。

哪些信息是值得相信的呢? 您如何决定哪些方法值得一试呢? 自我管理要求您具备评估这些方法的能力。在尝试新事物之前,您必须做出明智的决定。本章主要介绍如何做出明智的决定,以及如何有效管理治疗方案和药物。

一、评价医疗和健康资讯

要做出明智的决定,您需要了解各种治疗方法,无论是主流的医疗方案还是一种替代疗法。对相关医疗和健康资讯进行评价时,请从以下问题开始。

(一) 您在哪里知道的这种治疗方法

您是从科学杂志、超市宣传单、网络、报纸或电视广告了解到这种治疗方法的吗? 还是在哪儿捡到的传单上描述了这种治疗方法呢? 这种治疗方法是朋友、邻居或家人给您的建议吗? 还是医生推荐您这样做?

信息来源很重要。发表在权威科学期刊上的研究结果比您在超市宣传单或广告上看到的结果更可信,这些研究结果通常来自科学研究,在发表之前已经通过了严格审查。尽管有可能存在偏倚、错误和造假,但可能性很小,而且有办法矫正。许多替代疗法和营养补充剂尚未经过科学研究,心得、轶事、未经证实的声明和观点不同于客观的、循证的信息。如果一件好事夸张得令人难以置信,那它可能就不是真的。

请思考这个例子:一位女士从温泉度假回来说她的关节炎有所好转,她把这归功于特殊的饮食、草药和补品。但这是否可能与温暖的天气、身心放松和调养等都有关呢? 这个例子说明,仔细观察从患者开始接受治疗以来发生的任何变化都很重要。当一个人开始一种自认为有效的新疗法时,他通常会选择更健康的生活方式,健康的生活方式是否发挥了一定作用呢?

(二) 治疗是否包括极端的饮食改变或停止其他药物或治疗

一种神奇的食物或补充剂正在被推广吗? 如果您想改变您的饮食习惯,一定不要忽略优质营养。替代治疗被用来代替传统医学,执行传统治疗方案的同时一般还有一些补充治疗。当您正在遵医嘱传统治疗时,通常正在采用其他补充治疗方法来控制同样的病情。例如,您在服用治疗关节炎药物的同时可能也在坚持做瑜伽。另一方面,如果某种治疗方法要求您停止服用其他药物,请慎重。在停止任何治疗或做出改变之前,请咨询医生。

(三) 治疗方案是否安全有效

所有的治疗都有副作用和风险,只有您自己才能决定如何权衡治疗方案的益处与潜在问题。

许多人认为如果某种东西是天然的或有机的,那一定对身体有好处,但这种想法未必正确。当某种物质对治疗特定症状有非常明显的效果时,它同样很可能具有强烈的副作用。天然产品(来自天然的植物或动物)并不一定比人工合成产品更安全。洋地黄类药物提取自天然植物,可用于治疗心脏疾病,但如果未按医嘱服用相应剂量,可能导致生命危险。一些药物甚至维生素补充剂,小剂量服用时可能是安全的,但大剂量就可能会带来危险。

虽然很多人都使用某些产品或者某种治疗措施,甚至使用某些产品已经有很多年的经验了,但依然不能说明它就是安全的或有效的。有一些方式,如冥想,已被证明对健康有益,风险极低或可忽略。但有很多传统方法对有些人来说可能不安全,这些方法可能根本起不到作用或者目前还未被证实有效果。

美国食品药品监督管理局(FDA)仅管理非处方药和处方药,并不管理草药或其他补充剂。加拿大卫生部健康产品与食品处负责管理、评估和监测加拿大境内的用于治疗和诊断的药品的质量、安全性和有效性。草药和补充剂无须达到与处方药和非处方药一致的安全性、有效性和生产标准。检验结果表明,补充剂药品标签上的内容和瓶身包装上的内容有较大差异。一些产品甚至没有广告宣传中介绍的活性成分,产品还有其他一些问题,比如金属超标,未注明处方药标识,杀虫剂、微生物或其他物质污染等。在试用新产品之前,请对其厂家和销售商做一些调查与了解。

（四）这种新疗法的"成本"是多少

您有足够的钱支付治疗费用直到病情改善吗？您的健康状况能维持这种新方法吗？您能控制好情绪吗？这会给您的家庭或工作带来压力吗？

二、掌握更多治疗方法

您可能想知道在哪里可以得到更多关于治疗方法的信息，以便您做出正确的决定。互联网可以查阅很多治疗方法的信息，也是了解最新进展的重要资源，但您浏览产品销售网站时要谨慎。互联网上的信息不是每条都是正确的，甚至都不一定是安全的。请留意网站的作者、赞助商以及网站的互联网地址（也称为 URL），以 .edu、.org 和 .gov 结尾的网址通常更客观可靠，信息来源通常是高校、非营利组织和政府机构。有些以 .com 结尾的网站也比较可靠，但由于它们是由商业或营利组织维护的，信息可能更偏向于自己的产品。请回顾第三章"寻找资源"相关内容，学习如何找到可靠的信息。以下是一些有用的网站，您可以登录 www.bullpub.com/resources 点击"药物使用以及治疗方案选择"主题了解更多信息。

1.（美国）国家补充医学和综合健康中心（National Center for Complementary and Integrative Health） 是一个政府机构，可以查阅丰富的研究成果（从针灸到锌的补充等各个方面）。

2. 天然药物综合数据库（Natural Medicines Comprehensive Database） 涵盖了大约 90 000 种中草药产品、膳食补充剂、维生素、矿物质、顺势疗法产品、阿育吠陀药物、补充替代药物、综合疗法、替代疗法（如针灸）、中药产品和其他自然疗法的临床数据，还提供了一个交互检查器，显示天然产物如何与处方药和非处方药相互作用。

3. 消费者实验室（Consumer Lab） 提供营养相关产品的独立测试。

4.《消费者报告》（*Consumer Reports*） 回顾和评估替代疗法和传统疗法及其相关产品。

5. 加拿大公共卫生署设有补充和替代医学（Complementary and Alternative Health）网站。

6. 加拿大政府还维护获得许可的天然保健品数据库（Licensed Natural Health Products Database，LNHPD），包含由加拿大卫生部颁发产品许可证的天然保健品的信息，包括关于维生素和矿物质补充剂、草药和植物疗法、传统中药、传统阿育吠陀（印度）药物、顺势疗法药物和许多日常消费品的信息。

某件事虽然很常见，但并不意味着它总是正确的。有时拒绝传统的医疗方法是明智的。经过医学证据审查后，多家专业医疗机构均认为目前许多常见的治疗方法是不正确的。同时，也建议您做一些本该做但还没做过的检查和治疗。请登录 www.choosingwisely.org 了解更多相关信息(加拿大同类网站为 www.choosingwiselycanada.org)。例如,您背痛可能不需要做 X 线检查,鼻窦感染可能不需要抗生素治疗,体检不需要全身扫描,简单的头痛不需要 CT 扫描等。与此同时,有一些检查您可能没有做过,但对您来说却大有裨益。例如,您可能从哮喘的肺功能测试或糖尿病的心脏和肾脏保护药物获益。美国预防服务工作组(US Preventive Services Task Force)和加拿大预防保健工作组(Canadian Task Force on Preventive Health Care)为医生和患者提供了对各种筛查和医学治疗的循证的、客观的审查。

决定是否采用一种新的治疗方案并不容易。请依据本章提出的问题以及第二章"成为一个积极的自我管理者"中的决策步骤等策略做出最佳选择。如果您已经问了自己上述所有问题,并决定尝试一种新的治疗方法,请告知医生。医患之间是合作伙伴关系,您需要在接受治疗期间让医生了解您的进展。

三、药物相关知识

药品是个充满宣传和商业元素的产品,这些广告的目的就是让您相信只要您使用这种药,您的症状就会被治愈,生活就会变得更好。好像每一种病都有灵丹妙药。

但是人体有一定的自愈能力,随着时间的推移,许多常见症状会得到改善。身体自己"内部药房"开出的处方往往是最安全、最有效的治疗方法。您只需要耐心、细心地自我观察和监测就可以了。

药物在慢性病治疗过程中也是非常重要的一部分。虽然大多数药物不能完全治愈慢性病,但它们可以发挥以下作用:

1. **缓解症状**　例如,吸入药物后有助于扩张支气管,使呼吸更顺畅;硝酸甘油片可以扩张血管,减轻胸痛;对乙酰氨基酚可以减轻疼痛。

2. **预防其他疾病**　例如,稀释血液的药物有助于阻止血块凝成,预防脑卒中和心肺疾病的发生。

3. **改善或减缓疾病的进展**　例如,非甾体抗炎药可以抑制关节炎的炎症过程,抗高血压药物可以降低血压。有时即使药物不能消除症状,也能帮助减缓潜在的病情或疾病。

4. **替代人体无法正常分泌的物质**　例如,糖尿病患者使用胰岛素和甲状腺药物治疗甲状腺功能减退。

上述例子表明,大多数治疗慢性病的药物可以改善疾病的预后或减缓疾病的进展。当服用这些药物时,您可能不会有任何感觉,可能认为这药不管用,但它的确可能会预防并发症的发生以及预防病情恶化。因此,当您对服用药物存有疑虑时,请与医生商量药物治疗方案,并坚持服药。

药物治疗大有裨益,但我们也会为此付出代价。除了药效外,所有的药物都有不良反应,有些副作用可以预测而且很微弱,而有些则意想不到,甚至会危及生命。5%~10% 的住院病例是由于药物不良反应导致。与此同时,不按医嘱服药(如高血压药物),也是住院的主要原因。

四、运用精神力量:期待最好的结果

药物对身体有两种影响。第一种取决于药物的化学性质,第二种取决于您的信念和期待。信念可以改变身体化学反应和症状,甚至可以增强任何药物或治疗的效果。安慰剂成分不会影响健康,但安慰剂效应则显示人们服用了所谓的糖丸后症状也有所改善。这个例子反映了精神和身体是如何紧密相连的。

许多研究已经证明了安慰剂的力量,即精神战胜身体的力量。当人们服用安慰剂时,有些人症状会得到缓解。每次您吞下药片的同时也吞下了自己的期待和信念,在服药的同时,您可以学着利用这强大的精神力量,期待最好的结果!

以下方法供您参考:

1. 反思您对治疗的看法　如果您告诉自己,我不是一个"药罐子"或者药物总是给我带来不好的副作用,您认为您的身体可能会有什么反应呢?如果您认为处方治疗不可能帮助您缓解症状,消极信念将削弱药物的有利作用。您可以把这些消极信念转变成积极信念(第六章"运用思维去处理症状"中关于积极思考的讨论有助于帮您解决这个问题)。

2. 把药物当成维生素　许多人把身体健康与维生素联系在一起,而不是药物。服用维生素会让您觉得您正在做一些积极的事情来预防疾病和促进健康。如果您认为您的药物有助于恢复和促进身体健康,就像维生素一样,药效可能更明显。

3. 想象一下药物对您的帮助有多大　在脑海中想象药物是如何在您体内发挥作用的。例如,想象服用的甲状腺激素替代品填补身体化学链中缺失的一环,帮助调节新陈代谢;或者把抗生素想象成扫帚,可以把细菌从身体里扫出去。对一些人来说,在脑海中形成这样一个生动的形象是有帮助的,不用担心您想象的体内发生的化学变化是否准确,一个清晰、积极的信念才是最重要的。

4. 牢记您服药的原因　您不只是遵医嘱服药,而是为了拥有美好的生活。了解并提醒自己药物是如何帮助您恢复身体健康的,您可以利用这些信息来强化药物发挥作用。例如,假设一位患癌症的妇女正在接受化疗,如果医生告诉她会出现流感样症状、呕吐、脱发等,这些信息可能会加重药物对她的副作用。但假设医生同时告诉她这些症状只会持续几天,并且脱发是个好迹象,因为这意味着生长迅速的细胞(癌症和头发)正在被破坏。头发会逐渐恢复,但癌细胞不会。有时候副作用的存在也可以证明药物正在起作用。

五、服用多种药物

患有多种疾病者通常会服用多种药物。例如,一个人可能正在服用降血压药、治疗关节炎的药物、治疗勃起功能障碍的药、治疗胃食管反流的抗酸药等,他们也可能服用维生素、草药和非处方药(OTC)。服用的药物越多,产生副作用的风险就越大。不是所有的药物都能发挥协同作用,当累积在一起时,有时就会出现问题。幸运的是,一般减少药物的使用就可以降低风险,但这需要医生的帮助。就像大多数人做饭时不会改变食谱中的配料,修车时也不会扔掉一些零件一样,并不是说这些事情不能做,只是如果您想要最好和最安全的结果,可能需要医生的帮助。

人体对药物的反应主要受年龄、日常活动、症状、慢性病、基因和心态等因素影响。如何最大限度发挥药物的作用,取决于您自身。告知医生您所服用的药物对您的症状有什么影响,以及任何副作用(如果有)。根据这些信息,医生会维持、增加、停止或更换您的药物。在良好的医患合作关系中,信息是双向流动的。遗憾的是,这种信息交互的可能性比较小。研究表明,只有不到5%的患者在执行新处方时会咨询问题。医生习惯性认为,如果患者不提出问题,就意味着他们掌握了如何正确服药。当患者获得的药物信息不全面或不知道如何正确服药时,问题就会随之而来。此外,人们往往不能严格遵医嘱。安全有效的用药取决于医生的专业知识,同样也取决于患者对服药时间和方式的理解,患者可通过提问来获得需要的信息(请参阅第十一章"与家人、朋友和医护人员交流"中的与医护人员沟通相关内容)。

有些人不敢问医生问题,他们害怕自己会显得很愚蠢,或者医生会认为他们很难缠,但咨询问题是健康医患关系的必要组成部分。

治疗的目标是以最小的风险获得最佳的治疗效果,这意味着在最短的时间内服用最少的药物,使用最低的有效剂量(注意,有些药物需要终身服用)。药物有益还是有害通常取决于您对药物了解多少,您与医生的沟通如何以及是否按照医嘱服用。

六、接受检查或治疗前需主动告诉医生的事情

正如本章之前和第十一章"与家人、朋友和医护人员交流"中提到的,沟通是关键。医生需要知道以下问题的答案,即使他/她没有问:

（一）您在服用其他药物吗

告诉医生您正在服用的所有处方药和非处方药，包括避孕药、维生素、阿司匹林、抗酸剂、通便药、酒精和草药。一个简单的方法就是随身携带一张所有药物的清单和您服用的剂量。现在许多电子病历可以下载或复制完整的药物列表（参考第十一章"与家人、朋友和医护人员交流"，了解更多关于电子病历的信息），或者就诊时随身携带您服用的所有药物。只说您在吃"一个绿色的小药丸"没有用。

如果您看过多名医生，每个医生可能都不知道别人开了什么药。除非您知道所有医生使用相同的电子病历系统，否则请一定要带一份药物清单，这对医生做出明确诊断和治疗极其重要。例如，如果您有恶心或腹泻、失眠或困倦、头晕或记忆力丧失、虚弱或乏力等症状，也许是由药物副作用引起的，而不是疾病本身的症状。如果医生不知道您吃的所有药物，就无法避免开出容易引起交叉反应的药物。

（二）您曾对任何药物有过敏或异常反应吗

告知医生药物、麻醉药或 X 线造影剂引起的任何症状或异常反应。具体包括：描述您服用的药物和反应类型，服药后出现的皮疹、发热或喘息属于过敏反应。如果出现上述任何情况，请立即联系医生。恶心、腹泻、耳鸣、头晕、失眠和尿频都可能是药物的副作用，而不是药物过敏。

（三）您有哪些慢性病，您的身体状况怎么样

一些疾病会干扰药物发挥作用或增加副作用，肾脏、肝脏可以影响身体利用和分解药物的速度。如果您曾经患高血压、消化性溃疡、哮喘、心脏病、糖尿病或前列腺疾病，医生可能也会避免让您服用某些药物。一定要告知医生是否有出血史，是否在备孕或处于哺乳期，许多药物在这些情况下服用并不安全。

（四）您过去曾尝试过哪些药物或治疗方法

留好自己的诊疗记录是个好方法。曾经用过哪些药物或治疗方法？效果如何？您也可以在电子病历中查询这些信息，确保其他的治疗、处方药、非处方药和替代疗法、草药和补充剂都记录完整。医生会根据您曾经试过哪些治疗方法以及这些方法的效果推荐某种新的药物或治疗。然而，一种药物在过去不起作用并不一定意味着它永远不会起作用。疾病会不断变化，药物的作用也会随之改变，第一次不起作用的药物第二次可能就会起作用。

七、接受检查、治疗、手术或服用新药物前需咨询的问题

理想情况下,您应该在任何检查、治疗、手术或服用新药物之前咨询以下问题,实际上,您可能想节省时间和精力,只在更重要或风险更大的治疗前才会问这些问题。记住,除非在极端紧急情况下,医生给您开的处方实际上只是给您的建议,最后怎么选择治疗方案由您自己决定(参见第十一章"与家人、朋友和医护人员交流"相关内容)。

(一) 我真的需要这种检查、治疗、手术或药物吗

一些医生开处方或要求患者做很多检查,并不是因为检查必须要做,而是因为他们认为患者希望和期望他们这样做。医生经常感到来自患者的压力,所以才开了一种新药,请不要给医生施加压力。许多新药被大肆宣传,但上市后才被发现风险较高,而后被撤出市场。因此,请谨慎使用最新的药物,如果医生没有给您开新药,那就把这当成一个好消息吧。

与其要求开新药,不如询问非药物替代治疗。在某些情况下,您应该考虑改变生活方式,比如身体活动、健康饮食和压力管理。无论被推荐哪些治疗方案时,请询问医生如果您推迟治疗会怎么样?随着时间的推移,您的情况会变得更糟或更好吗?有时最好的治疗是不用药,而有时最好的选择是尽早服用特效药以避免永久性损伤或并发症。

当涉及医学检查时,问问自己,如果结果不正常怎么办?如果结果是正常的呢?如果答案是一样的,那么您可能就不需要做检查了。如果您已经做过类似的检查或服药,主动告知医生这些信息有时可以避免不必要的风险。

(二) 这种检查、治疗、手术或药物的风险和益处是什么

没有任何一种检查、治疗或者药物是完全没有风险的,权衡可能的风险和收益很困难,但非常重要,承担结果的是您自己。副作用和并发症的范围较广,从轻微、常见、可逆到严重、罕见和永久性。了解病历信息中所有可能的副作用也许令人感到恐慌,请与医生或药剂师沟通,寻求帮助。记住,不服用必须服用的药物一样也会有风险。

在找到最适合您的药物之前,医生可能需要尝试多种药物。您需要知道服用药物时可能出现哪些症状,以及如果这些症状出现,您应该怎么办,是否应该立即就医、停药或打电话联系医生?虽然不能期望医生会告诉您所有可能的副作用,但也请咨询最常见和最重要的副作用。遗憾的是,一项调查显示,70% 开始服用新药的患者不记得医生或药剂师告诉过他们可能会出现的副作用以及相应的预防措施。

即使是医学检查也不排除误诊的风险。"假阳性"结果会提示您生病了,但实际上并没有生病;"假阴性"结果会导致漏诊,这些情况可能会导致焦虑、延误诊断以及做一些没必要的检查。

外科医生和手术团队的技能和经验是影响手术成功以及预防并发症的重要因素。

我们应知道有些风险是不必要的,并且主动避免这些风险很重要,但不是所有检查都如此。有些检查,如乳腺 X 线检查、阴道检查、前列腺检查和结肠镜检查(直肠和结肠的检查)都有些令人不快和尴尬;有些药物会有副作用,如化疗,但这些并不是拒绝这些检查或药物的理由,这些检查或治疗可以挽救生命。作为一个自我管理者,您必须权衡风险和收益,医生可以帮助您。

(三) 我能从这种检查、治疗、手术或药物中期待什么效果

如果医生给您开了一种新药,您应该知道它的名字是什么、服用剂量是多少、如何服用以及需要服用多长时间。

药物是否有助于延长寿命、完全或部分缓解症状以及帮助您更好地工作呢? 有些药物用于预防并发症,有些药物用于治疗当前出现的急性症状。例如,如果您服用治疗高血压的药物,通常是为了预防并发症(如脑卒中或心脏病),而不是为了止头痛;如果您在服用止痛药,如布洛芬,其目的是帮助缓解头痛。

您还应该知道服药多久会见效。治疗感染或炎症的药物可能需要几天到一周的时间,抗抑郁药物和一些关节炎药物通常需要几周甚至几个月的时间才能逐渐见效。

正确服药是至关重要的。然而,近 40% 的人报告说,医生没有告诉他们怎么服药或者应该服用多少药。如果您不明白处方,请联系医生或药剂师。即使您是在网络上购买的药物,也可以咨询当地的药剂师。

每 6 个小时是指清醒时每 6 个小时还是全天每 6 个小时? 药应该在餐前、随餐还是两餐之间服用? 如果不小心少吃了一次药,该怎么办? 您是应该跳过这次服药,下次服用双倍剂量,还是想起来就立即服用呢? 您是否需要继续服药直到症状消失,还是把所有的药物吃完为止? 有些药物是必要时服用,有一些则需要定期服用。有些药物需要一些实验室检查结果来反映是否出现了副作用。如果您正在服用这些药物中的一种,请与医生沟通,确认您已经做了必要的实验室检查。

如果医生建议进行外科手术,商量选择哪种麻醉方式以及需要做哪些术前准备工作很重要。例如,您是否应继续服用药物? 是否需要禁食禁水? 如果需要,什么时候开始? 您能开车去做手术吗? 咨询医生需要多长时间才能恢复正常活动。医生可能会给您开一些止疼药,但也请咨询医生如果不服药有哪些办法可以缓解疼痛、改善症状(参见第六章"运用思维去处理症状")。

(四) 这种检查、治疗、手术或药物的费用是多少

对检查、治疗和药物的费用提前估算。询问医生在您医疗保险覆盖范围内是否有更便

宜的检查或治疗,有没有更便宜的替代或非专利药物?

每一种药品至少有两个名称:通用名和商品名。通用名是药物的学名,商品名是药品开发商给药品起的名字。当一家制药公司在美国开发一种新药时,它被授予生产该药物的独家权利,有效期为 17 年(在加拿大专利期限是 20 年)。17 年之后,其他公司可以生产销售与该品牌药品化学成分相同的药品。这些仿制药通常被认为与原始品牌药一样安全有效,但价格往往要低得多。在极少数情况下,医生可能会出于特殊原因而偏爱品牌药而不是仿制药。即便如此,如果您担心费用问题,问问医生是否有更便宜但同样有效的药物。

借助医疗保险省钱。例如,在保险定点机构或者在网上购买药物可能会节省一些开支。此外,许多药房为老年人和低收入人群提供专有折扣。买药时咨询一下没有坏处。即使在同一个城镇,不同的药店商店出售同样的药物可能价格也不一样,大卖场里的药房通常是个不错的选择。

加拿大卫生法规定,在加拿大医院管理范围内的处方药可以免费为居民提供。在医院之外,省和地区政府负责管理自己的公共药物计划。公共药物计划决定纳入的处方药物种类以及接受者的符合条件。大多数加拿大人可以通过公共和私人保险计划获得处方药保险。联邦、省和地区政府提供不同级别的保险,并由其决定覆盖人群以及覆盖范围。公共药物计划通常根据患者年龄、收入和身体状况为最需要的人提供药物。许多加拿大人及其家庭成员都享有职业相关药物保险,也有一些居民可能没有医疗保险,需要全自费支付处方药。

(五) 是否可以在书本或者网络查到关于这种检查、治疗、手术或药物的信息

医生可能没有时间回答您所有的问题,您可能也不能完全记住医生说的话。幸运的是,还有许多其他可靠的信息来源。别忘了药剂师!药剂师是药物方面的专家,可以面对面地回答您的问题,也可以通过电话、电子邮件或安全的门户网站回答问题。此外,许多医院、医学院和药学院都有药物信息服务,您可以电话咨询问题,也可以咨询护士,或者查阅药品说明书、小册子、书籍和网站等。请回顾"第三章 寻找资源"相关内容,您可以登录网址 www.bullpub.com/resources 点击"药物使用以及治疗方案选择"主题了解更多信息。

八、药物管理

如果您不吃药,就不会有疗效!这是天经地义的,但几乎一半以上的药物都没有按照医生处方的要求被服用,有些人把这称为"药品问题"。人们不遵医嘱服药的原因有很多:健忘、缺少明确的说明、复杂的剂量、副作用以及费用高等。无论出于什么原因,当您无法遵医

嘱服药时,请告知医生。一般情况下,简单的调整是容易做到的,例如,如果您正在同时服用多种药物,可以适当地减少一种或几种;如果一种药需要一天吃 3 次,另一种药需要一天吃 4 次,医生可以简化服药时间安排,选择某些药,只需要一天吃 1~2 次就可以。

如果您在服药时遇到困难,请阅读以下问题,并咨询医生或药剂师:

- 您是否总是健忘?
- 您是否弄清楚了药物服用说明?
- 您的服药时间表是不是太复杂了?
- 您的药物是否引起了烦人的副作用?
- 您的药太贵了吗?
- 您觉得您的病还没有严重到需要定期用药的程度吗(有些疾病早期可能没有任何症状,如高血压、高脂血症或糖尿病前期)?
- 您是否觉得治疗似乎没有什么效果?
- 您是否承认您的病需要治疗?
- 您是否曾经有过服用其他药物的糟糕经历?
- 您是否知道有人因为服用这种药物曾有过不好的经历,所以您担心类似的事情会发生在自己身上?
- 您是否害怕药物的副作用或害怕会药物依赖?
- 服药会让您觉得难堪吗?您是否认为服药是一种软弱或失败的表现,或者害怕别人知道后对您做出负面评价?
- 如果您遵医嘱服药,对身体有什么益处?

九、阅读处方标签

处方标签可以提供大量信息,包括药品名称、剂量、外观、服用方式、预防措施等,图 13-1 展示了如何阅读处方标签。

(一) 记得吃药

如果您总是忘记服药,这里有一些建议可以帮助您:

1.把药放在明显的位置 将药或提醒标志放在牙刷旁边、早餐桌上、午餐盒或其他容易看到的地方。注意把药放在儿童接触不到的地方。您也可以在浴室的镜子、牙刷、冰箱门、咖啡壶、电视或其他明显的位置贴上提醒便条。如果您把服药和一些已经根深蒂固的习惯联系起来,比如吃饭、刷牙或看您最喜欢的电视节目,就更容易记住了。

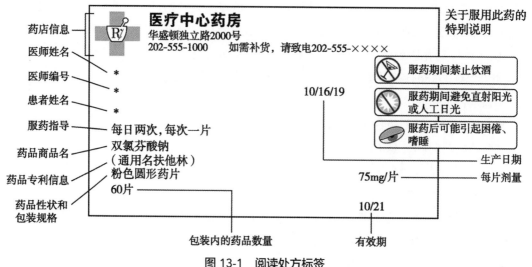

图 13-1　阅读处方标签

2. 使用药物清单或小药盒　制作一个药物清单,列出您正在服用的每种药物和服药时间,服药时在日历上核对并做个标记。您可以在药店买一个小药盒,把每天要吃的药按照时间分开装。您可以每周整理一次药物清单,提前把药准备好,只要看一下药盒,就会知道是否忘记吃药了,这样也能防止重复服药。

现在有一些药房可以提供按照每天用量预包装药品的服务。您也可以在一些网站上下载、打印关于服药提醒的图表,帮助您按时服药。

3. 使用电子设备设置服药提醒　在手表或手机上设置服药提醒。有一种电子药盒,会在设定的时间发出"哔哔"声提醒您服药。如果您有手机,也可以下载一些应用程序,提醒您按医嘱时间服药。

4. 请他人提醒您　请家人提醒您按医嘱时间服药。

5. 不要把药吃完时才补充　当您拿到处方时,推算药物吃完前一周或网购药物送到前两周的日期,并在日历上添加提醒。这样可以提醒您及时续药,不要等到吃完最后一片药了再购买。大多数邮购药店会自动续药,在您的药吃完之前就会准时送到。

6. 旅行时提前做好计划　如果您计划旅行,在行李上贴上便条,提醒您打包药品,并一定要把它们放在您的随身行李中,而不要放在托运行李中。另外,请随身携带一份药品处方复印件,在药品弄丢时备用。

(二) 服用非处方药(OTC)

您可以服用非处方药(OTC)或草药。在美国有 81% 的成年人将 OTC 产品作为治疗轻微疾病和缓解症状的首选。许多 OTC 药物非常有效,甚至也受到医生的青睐。但如果您自行服用非处方药和补充剂,应该清楚您在服用什么、为什么服用以及如何安全使用这些药物。

在美国,有超过 20 万种的非处方药向公众出售,这些药物包括大约 500 种有效成分。在加拿大,有超过 15 000 种非处方药和超过 43 000 种天然保健品。许多人通过网络或电视、广播、报纸和杂志广告了解 OTC 药物。

很多药品广告都宣称该药适用于任何症状、疼痛等任何不适。虽然有很多 OTC 药效好,但也有很多只是浪费钱而已。这些药物可能会妨碍您使用其他高效的非药物方法来管理疾病,可能会干扰或与您的处方药产生严重的相互作用。

无论您是在服用处方药、非处方药还是草药,请参考以下建议:

1.**如果您处于孕期或哺乳期、患有慢性病,或已经在服用多种药物,自行用药前请咨询医生。**

2.**一定要仔细阅读药品说明书并按照要求服用。**阅读药物说明书并检查每一种成分,避免服用曾经产生过不良反应的药物。如果您不理解说明书上的信息,请在购买或服用前咨询药剂师或医生。

3.除非您已经咨询过医生,否则**服药不要超过推荐剂量或超过推荐服用时长。**

4.**如果您正在服用其他药物,请慎重。**非处方药和处方药可能会产生交叉反应,消除或增强一种或所有药物的效果,混合服药前请咨询医生或药剂师。

5.**尽量选择单一活性成分的药物,而不是复合(多功能)产品。**如果您使用含有多种成分的产品,很可能是在治疗那些您根本就没有出现的症状。为什么要服用本来不需要的药物,承担不良反应等不必要的风险呢? 单一成分药品还可以使您单独调整每个药物的剂量,从而更好地减轻症状,几乎没有副作用。

6.**了解活性成分的通用名称,选择非专利药品。**仿制药与品牌药含有相同的活性成分,但价格通常较低。

7.**不要服用未贴标签或标签不清晰的药物。**将您的药物保存在原标签的盒子里,或放在贴好标签的药盒中,不要把不同的药物混放在一起。

8.**即使有类似的症状,也不要服用别人的处方药。**

9.**不要把您的药物分给他人。**阿片类处方药物滥用的最大原因就是从家人或朋友那里借来或偷来的药物。

10.**服药时至少喝半杯水**,吞咽后保持站立或坐下一小会儿,这样可以防止药片黏附在黏膜上。

11.**把药放在儿童接触不到的地方。**药物中毒是一个常见但可以预防的问题,儿童、青少年消遣性药物的主要来源就是家人或朋友家人的处方药。浴室药柜通常不适合储存药物,上锁的厨房橱柜或药箱更安全。

药物有益也有害,其中重要的是患者谨慎用药并与医生共同讨论药物服用问题。

（三）酒精和消遣性药物

酒精和消遣性药物（用于非医疗目的的非法药品或处方药）的使用近年来有所增加，尤其是在 60 岁以上人群中。这些药物，无论合法还是非法，都会带来麻烦。它们会与处方药相互作用，使疗效降低，甚至影响身体健康；会影响疾病诊断，导致不良事故，对您和他人都造成伤害。

某些情况下，酒精或消遣性药物会使病情恶化。饮酒会增加高血压、糖尿病、胃肠道出血、睡眠障碍、抑郁、勃起功能障碍、乳腺癌和其他癌症以及意外伤害的风险。建议男性每天饮酒不超过 2 杯，女性每天不超过 1 杯。根据您的身体状况、病史以及机体对酒精的反应决定可以喝多少，如果能完全戒酒就更好了。某种酒精饮料含有 17g 纯酒精，相当于 350ml 普通啤酒（5% 酒精）、150ml 葡萄酒（12% 酒精）或 50ml 的 80 度蒸馏酒（40% 酒精）。

对女性来说，每周饮酒超过 7 杯或每天饮酒超过 3 杯属于危险饮酒；对男性来说，每周饮酒超过 14 杯或每天饮酒超过 4 杯属于危险饮酒。任何年龄的女性和 65 岁以上者平均每天饮酒不应超过 1 杯，65 岁以下的男性平均每天不应超过 2 杯。在加拿大，建议女性每周饮酒不超过 10 杯，大多数时候每天不超过 2 杯，男性每周不超过 15 杯，大多数时候每天不超过 3 杯。

如果您正处于危险饮酒的状态或经常使用消遣性药物，请认真考虑减少或停止使用它们。请与医生讨论您使用这些药物的情况。医生通常会犹豫是否提出这个问题，因为他们不想让您感到尴尬。所以，请主动告知医生这些情况，医生会很乐意与您一起讨论这个问题，不会因为您有这些情况就看轻您。与医生发自内心的交流有助于您身体健康。

第十四章

糖尿病管理

糖尿病患者的幸福生活离不开优质的医疗护理和积极的日常自我管理。本章主要介绍糖尿病以及糖尿病自我管理所需的方法。

一、什么是糖尿病

糖尿病有多种类型,其中1型糖尿病、2型糖尿病和妊娠糖尿病(仅在妊娠期发生的一种糖尿病)最为常见。当人体不能正确地利用已摄入食物中的碳水化合物来获取能量时,就会患糖尿病。碳水化合物存在于谷物、水果、蔬菜和乳制品中。了解人体中食物的消化过程、胰腺中胰岛素的分泌过程以及细胞中胰岛素的利用过程,可以帮助您更好地认识糖尿病(图14-1)。

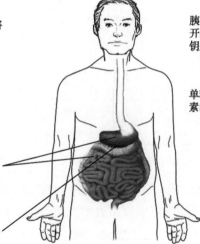

口腔:摄入食物,初步咀嚼混合,然后将其送到胃部。

胰岛素:进入血液循环。胰岛素是打开细胞通道、允许葡萄糖进入细胞的钥匙。

单糖/葡萄糖:进入细胞后,在胰岛素的作用下为人体提供能量。

胃和肠道:食物初步溶解,将大颗粒变成小颗粒,包括葡萄糖(一种单糖)。

胰腺:分泌激素和消化酶,其中一种激素就是胰岛素。

图 14-1　食物消化过程

消化过程中,人体可以将所摄入的碳水化合物分解成一种叫作葡萄糖的单糖。葡萄糖在胃和肠道中被血液吸收,导致血液中的葡萄糖水平上升。血液中的葡萄糖通常被称为血糖。在胰岛素的作用下,细胞才能利用血液中的葡萄糖为人体提供能量。胰岛素是一种激素,激素是人体内的一种化学信使。胰腺位于胃的下后方,分泌的胰岛素帮助血糖从血液进入细胞,一旦葡萄糖进入细胞中,人体就可以利用这些葡萄糖获取能量。

人体内的葡萄糖好比汽车油箱里的汽油,它们都是燃料,都会产生能量。然而,仅靠汽油是不足以启动汽车的,我们还需要一把钥匙来启动引擎,这样才能把汽油转化为能量。就像汽车一样,人体也需要一把钥匙将葡萄糖转变为能量,而胰岛素就是那把钥匙。胰岛素让葡萄糖从血液进入细胞,这样人体就能利用葡萄糖获取能量。

在糖尿病患者体内,胰岛素无法发挥类似"能量钥匙"这样的功能,**原因有以下两点:**

1. 胰腺无法分泌或分泌不足,为 1 型糖尿病。这类患者必须注射胰岛素进行治疗。

2. 人体可以正常分泌胰岛素,但无法正常利用,为 2 型糖尿病。

无论哪种情况,血液中的葡萄糖水平都会升高(表 14-1)。糖尿病患者的肾脏在过滤血液后,多余的葡萄糖会被排出,最终进入尿液,这会导致两个症状:多尿和尿糖。

表 14-1　1 型及 2 型糖尿病概述

特点	1 型糖尿病 (胰岛素依赖)	2 型糖尿病 (药物或胰岛素治疗)
年龄	多见于 20 岁以下人群,成人也可能患病	多见于 45 岁以上人群,任何年龄段均可能患病
胰岛素	胰腺无法分泌或分泌少量胰岛素	胰腺分泌胰岛素减少 胰岛素"抵抗"导致人体无法正常利用胰岛素
发病	急性发作	发病缓慢
遗传性	部分遗传倾向	家族遗传倾向强
体重	大多数患者体重减轻	大多数患者超重
酮体	尿酮	一般尿液中无酮体
治疗	胰岛素、饮食、身体活动以及自我管理	饮食、身体活动、自我管理;根据情况进行药物(含胰岛素)治疗

糖尿病的确切病因尚不清楚。

1 型糖尿病通常始于儿童时期,是一种自身免疫性疾病,也就是说,1 型糖尿病患者的身体免疫系统不能正常工作,会损害产生胰岛素的胰腺细胞。相比之下,2 型糖尿病似乎不是一种自身免疫性疾病,往往存在明显的家族遗传倾向,也可能由其他因素引起。这些因素包括超重、缺乏身体活动、暴饮暴食以及其他不良生活习惯。2 型糖尿病过去被称为成人型糖尿病,然而,近年来,越来越多的青少年甚至儿童患上了 2 型糖尿病。2 型糖尿病也可能由其他疾病诱发。

2 型糖尿病在超重人群中更为常见,因为体内过多的脂肪往往会影响胰岛素的正常利用。2 型糖尿病患者无法正常使用胰岛素,人体细胞发生胰岛素"抵抗"使得胰岛素无法被使用,这种"抵抗"导致葡萄糖难以进入细胞,无法提供能量。因为人体葡萄糖无法被有效利用,导致血液中的葡萄糖水平上升。幸运的是,我们已经掌握了一些预防 2 型糖尿病的方法,将在本章后续进行讨论。

这两种糖尿病的关键区别是:1 型糖尿病患者需要每天注射胰岛素;大多数 2 型糖尿病患者,最初可能不需要注射胰岛素,首先选择饮食、运动和非胰岛素药物进行干预,若上述手段不能有效控制血糖,注射胰岛素可以极大地帮助患者控制病情。

糖尿病症状

一些糖尿病患者没有症状,但大部分患者可能会有以下一种或几种症状:

- 极度疲劳;
- 极度口渴;
- 多尿,尤其夜里;
- 视力模糊或者视力下降;
- 常感饥饿;
- 不明原因的体重下降;
- 伤口难以愈合;
- 手脚麻木或刺痛感;
- 经常复发的皮肤、牙龈、膀胱或阴道(宫颈)感染。

(一)糖尿病的诊断

当一个人的血糖水平升高时,医生通常会诊断为糖尿病。

检测血糖水平的实验室诊断方法包括:口服葡萄糖耐量试验、空腹血糖检测、糖化血红蛋白检测等。糖化血红蛋白检测是测量您过去 3 个月内血糖平均水平,这项检查也能够让医生了解您的糖尿病治疗方案是否有效。糖化血红蛋白检测值的正常范围为 5%~6.4%。在美国,糖化血红蛋白水平在 5.7%~6.4% 之间被认为是糖尿病前期。在我国,若具有典型的糖尿病症状,糖化血红蛋白 ≥ 6.5%,即可以诊断为糖尿病;而对于糖尿病前期的判断,通常根据空腹血糖受损和糖耐量降低来判断。如果糖尿病控制的不好,糖化血红蛋白水平可高达 16%。对于大多数糖尿病患者,糖化血红蛋白的控制目标应该低于 7%。65 岁以上患者或有其他疾病的患者建议将目标定得稍高一些(如 8.0%~8.5%)。糖尿病患者建议每年至少检测 2 次糖化血红蛋白。如果您正在调整治疗方案,应该更频繁地检测糖化血红蛋白。糖尿病前期患者建议每年至少检查一次,45 岁以上成年人建议至少每 3 年检查一次。超重并且具有一种或多种糖尿病危险因素的年轻人也应该进行糖尿病/糖尿病前期筛查。

（二）2 型糖尿病的预防

2 型糖尿病变得越来越多见了。和大多数慢性病一样，糖尿病不会在一夜之间发生，相反，它会随着时间慢慢进展。许多人正处在糖尿病前期，当糖化血红蛋白水平在 5.7%~6.4% 之间时，通常被诊断为糖尿病前期（在加拿大，这个范围是 6.0%~6.4%）。这说明他们的血糖水平比正常高，但还没有达到糖尿病的诊断标准。

糖尿病前期是一个早期预警信号。然而，保持健康的体重和规律的身体活动通常可以逆转糖尿病前期，延缓或预防 2 型糖尿病的发展。如果您正处于糖尿病前期，您能做的最重要的一件事就是通过自我管理来预防糖尿病。如果超重，减掉 7% 的体重有助于预防糖尿病。对于一个体重 200 磅（91kg）的人，这相当于减少了 14 磅（约 6kg）。在减轻体重的同时，每周进行 150 分钟体育锻炼已经被证明可以大大降低患 2 型糖尿病的风险。针对糖尿病前期和糖尿病的自我管理建议基本相同，不同之处就是，糖尿病前期患者无须自我监测血糖。

如果您有以下情况，表示您有患糖尿病前期和 2 型糖尿病的风险：

1. 超重或肥胖。

2. 年龄大于 45 岁（加拿大的标准是 40 岁）。

3. 家人（父母、兄弟姐妹或子女）中有 2 型糖尿病患者。

4. 属于高危人群（非裔美国人、拉丁裔美国人、美洲土著、南亚人、阿拉伯人或太平洋岛民）。

5. 有心脏病或脑卒中病史。

6. 有高血压（血压 ≥ 140/90mmHg）或正在服用治疗高血压的药物。

7. 血糖水平在 100~125mg/dl（5.6~6.9mmol/L）（糖尿病前期）。

8. 高密度脂蛋白水平低于 35mg/dl（0.9mmol/L）和 / 或甘油三酯水平高于 250mg/dl（2.8mmol/L）。加拿大的标准是，男性高密度脂蛋白水平低于 1.0mmol/L，女性低于 1.3mmol/L，甘油三酯水平 ≥ 1.7mmol/L。

美国测量血糖、胆固醇和甘油三酯的标准单位是毫克每分升（mg/dl），加拿大的标准测量单位是毫摩尔每升（mmol/L）。

9. 女性患有多囊卵巢综合征或妊娠糖尿病（妊娠期间诊断的糖尿病）或分娩过巨大胎儿（体重大于 8 斤）。

10. 不经常运动。

11. 患有抑郁症、双相情感障碍或精神分裂症。

12. 患有黑棘皮病（颈部或腋窝周围有厚厚的、天鹅绒样的皮肤）。

在加拿大，阻塞性睡眠呼吸暂停和使用类固醇也被认为是危险因素。您可以在 www.healthycanadians.gc.ca/en/canrisk 上使用加拿大糖尿病风险评估（CANRISK）来确定您患糖尿病的风险（更多信息请参见 www.bullpub.com/resources 主题下的糖尿病）。

如果您有患糖尿病的危险因素，请告知就诊医生并得到医生的建议指导。糖尿病前期越早发现,就越可以帮助您预防糖尿病。即使您没有处于糖尿病前期,也可以通过降低血压、减重、少吃加工食品、多吃全谷物、坚果、水果、蔬菜、豆类食物以及体育锻炼等方式来减少患糖尿病的危险因素。抑郁会增加患糖尿病的风险,识别和治疗抑郁症的更多信息参见第 91~95 页。吸烟与患糖尿病有关,因此戒烟也很重要。更多内容请阅读第四章"了解和管理常见的慢性病"的第 54 页、第五章"了解和管理常见症状和情绪"的第 85~87 页。

二、糖尿病自我管理

成功的糖尿病管理包括维持血糖水平稳定、及时发现问题并采取行动预防并发症。您需要与医生或社区糖尿病自我管理小组紧密合作,进行有效的自我管理。自我管理方法可以有效帮助控制糖尿病,包括解决问题、做出决策和实施计划。请您回顾一下第二章中哪些方法(包括使用这些方法的时间和方式)最适合您,也可以添加其他的技能和策略来管理糖尿病,其包括以下内容:

- 识别症状,监测血糖,掌握应对措施;
- 预防脱水;
- 健康合理的饮食计划;
- 积极的身体活动;
- 管理压力和情绪;
- 应对生病、感染和其他疾病;
- 安全用药,控制血糖、血压、血脂,预防并发症;
- 进行必要的检查和疫苗接种;
- 佩戴紧急求救颈环或手环。

注意最后一项,建议糖尿病患者佩戴紧急求救颈环或手环,或在钱包里放一张紧急情况卡(或两者都携带)。紧急情况卡应该列出您正在服用的药物、医生联系方式以及紧急情况联系人的姓名和电话等。此外,如果您注射胰岛素或服用其他可能导致低血糖的药物,一定要随身携带一些快速升糖食物,从而快速纠正低血糖。

在本章中将详细讨论这些问题。

三、识别症状,监测血糖,掌握应对措施

糖尿病管理的目标是将血糖水平维持在一个目标范围内,对于每个人来说,控制目标可能会略有不同。有时血糖水平会过高,称为高血糖症。有时血糖水平过低,称为低血糖症。

（一）高血糖及低血糖

诱发高血糖或低血糖的原因包括：

1. 药物用量不足，包括胰岛素（导致高血糖），或过量使用药物（导致低血糖）。

2. 错过或推迟用餐（导致低血糖）。

3. 摄入食物过少，尤其是碳水化合物摄入过少（导致低血糖）；摄入过多（导致高血糖）。

4. 身体活动量较少（导致高血糖）或身体活动量过大（导致低血糖）。

5. 生病、感染或手术后（常引起高血糖）。

6. 情绪紧张（常引起高血糖）。

如表 14-2 所示，高血糖和低血糖的症状往往是相同的。学会识别症状、采取行动以及掌握何时及怎样寻求医疗救助非常重要。

您可以依靠感觉来判断血糖高低，但这并不是完全可靠。很多人直到血糖非常高或非常低时才会出现症状。一些糖尿病患者根本没有意识到这些症状，或者可能没有将症状与血糖水平联系起来，这使得他们很难维持稳定的血糖水平。如果您不知道自己真实的血糖水平，不知道血糖是太低还是太高，那么您就不知道如何应对这些问题。了解血糖水平的唯一方法就是监测血糖。

表 14-2　高血糖和低血糖 *

	高血糖（血糖水平较高）	低血糖（血糖水平较低）
症状	• 极度疲倦 • 极度口渴 • 视力模糊或改变 • 容易饿 • 尿频	• 多汗、发抖或头晕 • 心跳剧烈且快速 • 头痛 • 局促不安、易怒或者情绪突然波动 • 嘴巴、舌头、手指刺痛感
处理措施	如果条件允许，请检测血糖，当血糖超过 250mg/dl（14mmol/L）或者您无法检测血糖但感觉血糖高时，请立即采取以下措施： • 喝水或其他液体，预防脱水 • 如果您正在接受胰岛素治疗，请按指示额外注射胰岛素 • 如果可以，请每 2~4 小时检测一次血糖　当您不知道怎么办时，请立即联系医生　如果您患 1 型糖尿病，请检测血糖和尿酮，当尿酮水平中等偏高而且您不知道怎么办时，请立即联系医生	如果您感觉到低血糖症状时，请立刻检测血糖，当血糖低于 70mg/dl（4mmol/L）或者您无法检测血糖但感觉血糖低时，请立即采取以下措施： • 吃或喝一份 15g 的小零食或者快速升糖的碳水化合物，如 3 片葡萄糖片、3 包糖（如果可以请把糖溶解成糖水）、半杯（125ml，4 盎司）果汁或苏打水，避免食用含脂肪（如能量棒）或蛋白质（如牛奶）的食物 • 等待 15 分钟，注意症状变化，再次检测血糖

续表

	高血糖（血糖水平较高）	低血糖（血糖水平较低）
处理措施		• 15分钟后，如果血糖仍然低于70mg/dl（4mmol/L），那就再吃一份15g的小零食然后再等待15分钟 • 重复几次之后如果血糖仍然低于70mg/dl（4mmol/L），请拨打急救电话120，及时的医疗救助非常关键 • 当血糖水平高于70mg/dl（4mmol/L）但您一小时以后才能进餐，或者您准备进行身体活动时，请提前吃一些加餐，如半个三明治、几片饼干或者一个苹果（加拿大糖尿病协会建议吃一份15g的碳水化合物或者一些蛋白质）当您觉得低血糖时，请不要开车，直到纠正血糖并再次检测后已经高于90mg/dl（5mmol/L），休息40分钟再开车
何时联系医生或者寻求医疗急救	• 感觉晕晕乎乎、焦躁不安或者虚弱无力 • 无法进食、饮水时，请立即去急诊就医，您无法在家安全地处理这种情况 • 出现脱水症状，如极度口渴、口干、唇裂或者8小时内没有小便时 • 仍然感觉胃疼、恶心 • 体温升高发热 • 12小时内呕吐次数超过两次 • 腹泻不好转或变得更糟 • 感冒、感染或者流感症状加重时 • 注射两次额外的胰岛素后血糖和尿酮仍然没有降低 • 小便有强烈的果味时（类似指甲油或者丙酮的气味） • 呼吸变得深且快时 • 血糖水平超过300mg/dl（17mmol/L）已经持续8小时或者远高于平时的水平时	• 吐字不清、肢体不协调或者活动笨拙 • 癫痫发作或者意识丧失 • 感觉晕晕乎乎、焦躁不安 • 如果已经采取了上述措施，但仍然没有好转时 • 在一天之内有两次低血糖（低于60mg/dl或3mmol/L） • 血糖总是毫无诱因地反复降低

注:* 结合病史，医生可能会给您提供不同的指导来控制高血糖或低血糖。

（二）血糖监测

糖尿病的治疗包括将血糖维持在安全范围内，判断血糖水平是否在安全范围内的唯一方法就是监测。监测并不代表治疗，它是一种了解您糖尿病控制成功与否的途径。如果知道了血糖水平，就可以按照医生的建议，在日常饮食、身体活动以及药物服用等方面做出调整。

血糖监测方案主要取决于您所患的糖尿病类型、使用的药物以及监测血糖的目的。请向医生或糖尿病教育者咨询如何监测血糖以及您需要哪种设备，从而保证准确的监测结果。

1. 监测血糖的方法

（1）**家庭自测血糖：**用采血针取一小滴血（通常是指尖血）滴在血糖试纸上，然后将试纸插入血糖仪就可以了。这种自测血糖的方法在家里或任何地方都很容易实现，可以一周做几次、一天一次，或者每天 4~6 次，取决于您的糖尿病控制情况。血糖仪一般只有手机的一半甚至更小，随身携带很方便。

1 型糖尿病和高血糖患者也需要检测酮体水平，如果酮体水平达到中度至偏高，应立即联系医务人员。对于患有 1 型糖尿病和低血糖的人来说，掌握如何以及何时使用胰高血糖素非常重要。

有些人血糖总体水平过高（超过 180mg/dl 或 10mmol/L）也会出现低血糖症状，此时血糖略仅高于 70mg/dl（4mmol/L）。这些患者需要定期检测血糖，了解自己的身体状况，体会在不同血糖水平下低血糖症状的感觉有什么不同。

（2）**对使用胰岛素和胰岛素泵的患者进行连续血糖检测和血糖荧光检测：**在这种方法中，皮下的葡萄糖传感器可以持续检测血糖水平，一般需要每 7~14 天更换一次，更换频率取决于传感器的类型。有些仪器配备了单独的显示器，有些仪器则可以通过手机显示血糖水平。这种方式可以避免扎指尖，最好有医生、护士、药剂师或糖尿病教育者（也称为糖尿病护理和教育专家）可以观察您操作并为您提供帮助。有一种系统可以与胰岛素泵联用，帮助控制体内血糖水平。这一领域的研究日新月异，请与医生保持联系以获得最新的资讯。

（3）**糖化血红蛋白检测：**医生一般会要求您做此项检测，在医院或实验室就可以完成，结果会显示您过去 3 个月血糖平均水平。糖尿病患者糖化血红蛋白的控制目标应该低于 7%。对于有低血糖史的患者、有多种慢性病的患者以及一些老年人，可以适当提高控制目标，将糖化血红蛋白保持低于 8.0%~8.5%。有时医生可能会将您的糖化血红蛋白目标定在 6.5% 或更低。请与医生沟通，制定适合您的最佳控制目标。加拿大的糖化血红蛋白标准是低于 7%。

大多数家用血糖仪和连续血糖监测器可以将结果上传到电脑上，能够根据需要展示您的血糖水平，您和医生团队可以使用此功能来更好地管理糖尿病。以上这些血糖监测方法都能提供非常有用的信息，帮助您调整胰岛素的使用时间和剂量。

血糖监测是帮助您控制糖尿病的重要方法，可以帮助您了解下列信息：

- 怀疑自己有低血糖或高血糖；
- 想知道糖尿病药物或胰岛素的使用如何影响血糖水平；
- 想知道饮食、身体活动以及情绪如何影响血糖水平；
- 身体不舒服，不了解血糖水平如何变化；

- 想知道糖尿病自我管理计划执行的效果。

2. 多久测一次血糖 多久检测一次血糖取决于您和医生如何使用这些信息。

需要记住的是：血糖监测不是治疗，监测只是为您提供信息，以便能够及时调整治疗方案。您或许需要一天检测数次，或者每周检测一次。如果您使用胰岛素的频率超过一天一次或者正在使用胰岛素泵，建议您每天至少监测四次血糖。另外任何时候您想了解自我管理计划的效果，都可以进行血糖监测。出现下列情况时，进行血糖监测尤为重要，包括：

- 使用新的药物时；
- 调整了药物剂量时；
- 认为自己可能处于低血糖或高血糖时；
- 生病不舒服时。

血糖监测的目的是让您了解自己的血糖水平。一天当中，血糖水平是不断变化的。血糖监测可以反映饮食、体力活动、药物、压力、疾病和感染等因素如何影响血糖水平。血糖监测有助于您和医生一起评估血糖水平，更灵活地制定糖尿病控制计划，当血糖过高或过低时及时进行处理。

如果血糖水平偏高，医生或糖尿病健康教育者也会指导您在家检测尿酮。尿酮表明您的身体正在消耗脂肪供能而不是葡萄糖，其原因是体内没有足够的胰岛素来利用葡萄糖供能。尿酮检测对 1 型糖尿病患者尤其重要，因为酮体水平高非常危险，有时甚至可能危及生命。

3. 血糖控制目标 监测血糖时，需了解一天中不同时间的血糖目标，请与医生沟通适合您自己的目标。**大多数糖尿病患者的血糖控制目标如下：**

(1) 餐前，包括空腹血糖：80~130mg/dl（加拿大的标准是 4~7mmol/L）。

(2) 餐后两小时血糖：小于 180mg/dl（加拿大的标准是 5~10mmol/L）。

如果您的目标也是以上标准，请尽可能将血糖水平持续维持在 80~180mg/dl（加拿大的标准是 5~10mmol/L）。医生为您制定的控制目标可能与此会有细微差别。

血糖在一天当中是不断波动的，通常在饭后一两个小时最高。您的目标可以制定在 80mg/dl（空腹血糖）至 180mg/dl（餐后血糖）之间，或者 5~10mmol/L 之间。只要血糖水平在此范围内波动，就无须过分担心。

4. 学习知识、提升自我管理能力 还有一种了解血糖水平的方法是做一次试验，在工作日和周末各找一天分别测血糖，**每天都测 5 次，测量时间如下：**

- 晨起空腹时；
- 餐前；
- 餐后 2 小时；
- 锻炼前；
- 锻炼后。

当然,这样做可能需要扎好多次指尖,但您只需要坚持一段日子,就可以为医生提供很多信息。请在"血糖记录表"(或其他图表)中记录每次的检测结果。如果您对这些数字有什么不明白,或者您想弄清楚这些数字的含义,请咨询医生或糖尿病教育者。

如果您的血糖在目标范围内波动,不必担心。需要注意的是,每天做同一件事情之后,血糖数值应大致相同(例如,每天饭后 1~2 小时或身体活动后的数值应该一致)。

5."黎明现象"　如果您正在通过调整饮食、身体活动、服用药物等方式来管理糖尿病,但空腹血糖依然很高的话,请及时咨询医生。有些人睡前血糖在正常范围内,但早上睡醒后却偏高,这就是所谓的"黎明现象"。这种现象是由于肝脏释放激素和额外的葡萄糖,早上起床前几小时血糖水平可能会上升。如果您认为自己出现了"黎明现象",并不能说明您就是一个失败的自我管理者,这只是机体的一种工作方式。为了预防或纠正黎明时分的高血糖水平,医生可能会基于整晚的血液检测结果,调整药物或胰岛素剂量,或者更换药物种类。

血糖记录表

使用下表记录您的血糖结果并绘制您的血糖曲线,然后回答下面的问题。

我的每日血糖检测结果

第一天

检测时间	具体时间	血糖值 (mg/dl 或 mmol/L)
空腹血糖		
餐前		
餐后 2 小时		
锻炼前		
锻炼后		

第二天

检测时间	具体时间	血糖值 (mg/dl 或 mmol/L)
空腹血糖		
餐前		
餐后 2 小时		
锻炼前		
锻炼后		

自问自答

1.您的血糖水平在目标范围吗？

2.您的血糖值是否低于或高于目标范围？

3.您注意到每天的血糖波动模式了吗？

4.一天中是否有特定时刻血糖值低于目标范围？

5.一天中是否有特定时刻血糖值高于目标范围？

6.您能找到血糖波动的原因吗？

（三）预防脱水

脱水（体内水分减少）对糖尿病患者来说是一个特有的问题。脱水的常见症状包括：

1.少尿／血糖低于 150mg/dl（8mmol/L）。如果您超过 8 小时没有小便或血糖水平低于 150mg/dl（8mmol/L），就可能会脱水，这是因为您的身体正试图排出多余的葡萄糖。您可能已处于脱水状态，但仍然在不断排尿。

2.口干。

3.走路、改变体位时头晕，尤其是站着时。

4.恶心（这也可能是感染、酮症或其他严重健康问题的前兆）。

为了防止脱水，每天要喝足够的水和其他无糖液体。咖啡、茶（含或不含咖啡因）也可以防止脱水。检查尿液颜色，可以帮助您了解是否饮用了足够的水（参见第 217 页）。

四、健康饮食

健康饮食是糖尿病自我管理的核心。要知道：您自己才是唯一一个可以控制好自己血糖水平的人！

好消息是，健康饮食并不像我们想象得那么难，饮食上的一些小变化就可以帮助改善您的血糖水平以及感受。如果您是糖尿病患者，可能需要比其他人更注意自己的饮食习惯。然而，这并不意味着让您饿肚子，也不需要吃什么特别的食物，您仍然可以吃喜欢的食物。糖尿病的健康饮食对整个家庭来说也是健康饮食。关于健康食品和饮食习惯的更多内容，请参考第十章"健康饮食"。

糖尿病自我管理中健康饮食的三个基本要素：

• 吃什么；

• 吃多少；

• 什么时候吃。

(一) 糖尿病患者吃什么

您摄入的所有食物都会影响血糖水平,其中,碳水化合物是最能影响血糖水平的营养素(有关碳水化合物的更多信息,请参见第十章"健康饮食"第 213 页)。您要做的就是控制碳水化合物摄入,特别是精制碳水化合物,如糖、面食、含糖或卡路里的苏打水和果汁。加工过程中,精制谷物会损失健康天然的营养物质;加工食品为了增加味道和口感,大都添加了糖和其他精制碳水化合物,所以限制这些食物的摄入对身体有益。

了解更多关于饮食计划的知识,请咨询有资质的糖尿病教育者(CDE),他们都接受过专门的糖尿病管理培训。注册营养师(RD 或 RDN)也可以帮助您根据自己的生活方式制定饮食计划。没有一种饮食计划适合所有的糖尿病患者,因此,建议每一位糖尿病患者都向擅长糖尿病管理的注册营养师咨询,制定个性化的饮食计划,从而帮助实现管理目标。

与许多加工食品相比,蔬菜、水果和全谷物可以提供优质的营养、能量、纤维以及较少的卡路里和脂肪。请限制精制碳水化合物和高碳水化合物零食的摄入,如糖果、蛋糕、饼干、常见(含糖)饮料和冰激凌,这些食物只能升高血糖水平、增加卡路里摄入,但无法提供健康营养物质。适量饮食是成功控制血糖的关键,并不是说完全不摄入这些食物(如果您喜欢吃),只是建议您限制摄入量。如果您一顿饭吃了蛋糕或其他高碳水化合物的食物,就请限制其他碳水化合物的摄入。请查看第十章"健康饮食"(第 208~209 页)中碳水化合物含量和食品标签(美国)或营养成分表(加拿大),知道如何阅读标签和成分表将帮助您区分高碳水化合物食物和低碳水化合物食物。对糖尿病患者来说,一个好的开始是每餐碳水化合物的总量维持在 45~60g 之间。血糖反复升高的患者可以通过限制碳水化合物的摄入成功控制血糖水平。

当您患糖尿病时,饮食计划听起来可能很复杂,但这里有一个简单小贴士:使用糖尿病患者餐盘或健康饮食计划(图 14-2 和图 14-3)来计划您的饮食。请注意,这些与第 217~219 页中为没有糖尿病的人群设计的餐盘不同。使用糖尿病餐盘就餐,1/2 是不含淀粉的蔬菜(如菠菜、西蓝花),1/4 是瘦肉蛋白(如鱼、肉、家禽、豆类等),1/4 是含淀粉的食物(如土豆、豌豆或玉米、全麦面包或糙米),再随餐一份水果和一份奶制品。

请注意,美国和加拿大的餐盘略有不同。加拿大糖尿病患者使用图 14-3 所示的盘子。

地中海饮食和 DASH 饮食(参见第十章"健康饮食"的第 205~207 页)可以帮助您选择更健康的碳水化合物:全谷物、水果、蔬菜和优质蛋白质。这些膳食模式已被证明对糖尿病患者有帮助。

(二) 糖尿病患者吃多少

吃什么只是饮食计划中的一部分,虽然选择了健康食物,但依然不一定吃得健康。很多人都是吃得太多了,要控制进食量,注意食物摄入的份量。放在餐盘里的所有东西代表一份食物量,就是您实际吃了多少份量。一杯冰激凌,是一份;半盒冰激凌,那也是一份(这可能是体重增加的一个原因)。一份碳水化合物指食物标签、营养成分表中标注的食物量。很多人吃的食物不止一份,如果您也和大多数人一样,那么少吃一点可能会对您有好处。更多内容参见第十章"健康饮食"第208~209页的食物标签以及第235~246页的附录A和附录B。

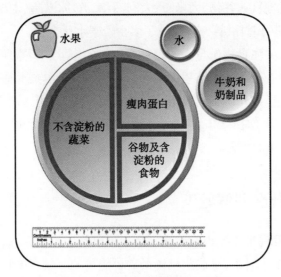

图14-2　糖尿病患者餐盘(美国)

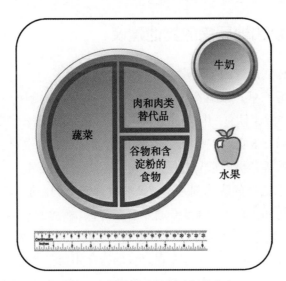

图14-3　健康饮食计划(加拿大)

按照餐盘的推荐食物量摄入。每种食物的份量是不同的,例如,1/3杯(75ml)米饭或意大利面是一份碳水化合物,约15g。对糖尿病患者来说,一个好的开始是每餐碳水化合物的总量维持在 45~60g。有些人可能会发现低碳水化合物膳食有助于控制血糖。更多内容参见第十章"健康饮食"第 235 页附录 A:1 600 和 2 000 卡路里的饮食计划,以及第 236~246 页的附录 B:饮食计划食物组合。注册营养师也可以帮助您设定个性化的正餐和加餐中碳水化合物的摄入目标。

为了更好地了解您的食物量,可以试着做个试验:用食物秤或量杯称量一下您每次摄入的高碳水化合物食物份量(如谷物、大米、意大利面、豆类、冰激凌、水果和牛奶),并将您摄入的量与包装上的份量进行对比,算一算您吃了多少份碳水化合物。

当您正在减肥时,关注食物份量大小很重要。就像您可以检查所摄入的碳水化合物的份量一样,您也可以检查摄入的卡路里的量。营养标签或营养成分表会标明一份标准食物量的卡路里,如果您吃了好几份,就会摄入更多的卡路里。而摄入的卡路里越多,减重的可能性就越小。事实上,当您摄入了更多的卡路里时,体重就会增加。因此,减少食物摄入份量,也可以减少卡路里的摄入。

(三) 糖尿病患者什么时候吃

部分糖尿病患者发现每 4~5 小时就吃一顿饭可以帮助控制血糖。一定不要不吃早餐,因为您已经空腹好几个小时了,早晨是机体最需要能量的时候。少吃多餐是一种比较容易实现的办法,这样可以在分散碳水化合物摄入的同时还能确保您不会感觉太饿。

(四) 关于健康饮食和糖尿病的其他建议

以下是一些给糖尿病患者的其他建议:

1.糖尿病和心血管疾病以及脑卒中常常同时发生。因此,糖尿病患者吃有益心脏的饮食非常重要。第十章"健康饮食"中第 205~207 页介绍的地中海饮食计划和 DASH 饮食计划都对心脏有好处。第 228 页心脏病、脑卒中和健康饮食章节中也有一些知识。

2.糖尿病患者钠的推荐摄入量与其他人一样,少于 2 300mg/d。

3.含少量或不含卡路里的甜味剂并未被证明有助于控制血糖。然而,用这些甜味剂代替糖却可以使许多食物和饮料中的碳水化合物含量降低。糖醇的卡路里含量仅为糖的一半,但如果您吃或喝得太多,会导致胃肠道不舒服。大多数其他的代糖只含有很少的卡路里。美国食品药品监督管理局和加拿大卫生部已经证明食物中适量的糖替代品是安全的。

4.美国糖尿病协会和美国心脏协会鼓励人们喝水解渴。然而,如果您一直在喝饮料,用低热量含糖饮料(如无糖苏打水)代替全糖饮料可能有助于降低卡路里和碳水化合物的摄入量。

5.适度饮酒对糖尿病患者的影响与对普通人群的影响相同。如果喝酒,女性每天不能超过 1 杯,男性每天不能超过 2 杯。1 杯大概是 5 盎司(148ml)葡萄酒,12 盎司(355ml)啤酒或 1.5 盎司(44ml)朗姆酒、伏特加、威士忌或其他烈性酒。酒精会导致低血糖,尤其是对于正在使用胰岛素或磺脲类药物的患者;低血糖可能发生在饮酒数小时后。酒精还会增加卡路里摄入,导致体重增加。喝酒前请一定先吃点东西,避免低血糖。若确定要饮酒,请在喝酒前后检测一下血糖,看看酒精对您血糖水平的影响。

6. 目前尚未有研究证明维生素、矿物质、中草药和香料可以改善糖尿病患者的预后情况。服用二甲双胍药物的患者应该每年检测一次维生素 B_{12}。在某些特定情况下,如备孕、治疗新的疾病或者遵循限制特定食物类别的饮食计划时,您可以向糖尿病教育者咨询是否需要服用复合维生素补充剂。

7. 让水成为您的首选饮品。

五、积极的身体活动

锻炼可以在多个方面帮助 2 型糖尿病患者缓解病情。轻度到中度的有氧运动可以减少人体对胰岛素的需求,有助于控制血糖水平。其作用机制主要是通过增加身体细胞对胰岛素的敏感度,并在运动过程中以及运动后降低血糖水平。规律的锻炼对于减肥和降低心血管病风险因素也是必不可少的,比如高脂血症(胆固醇和甘油三酯)和高血压。然而,单靠锻炼并不能完全改善 1 型糖尿病患者的血糖控制情况,当他们在锻炼时,需要学会如何调整饮食(多吃)和胰岛素的剂量(少用)。专家们一致认为,锻炼对于帮助任何类型的糖尿病患者实现健康目标都很重要。

糖尿病患者的身体活动计划通常与第七章中描述的耐力锻炼计划一致。第七章中讨论了四种主要的身体活动方式:耐力、柔韧性、力量和平衡(见第 140 页)。成年人每周应进行至少 150 分钟(2.5 小时)的中等强度有氧运动,或每周至少 75 分钟的高强度运动,不锻炼的时间不要超过两天。此外,您应该每周有两天或两天以上的力量训练(举重练习或阻力训练),但不要连续两天进行。如果您想做更剧烈的运动,如跑马拉松,请咨询医生,因为可能需要调整饮食和 / 或药物计划。糖尿病患者也可以做一些平衡和柔韧性训练,尤其是老年人。更多信息请参见第七章"保持身体活力"及第八章"运动让生活更轻松"。

对糖尿病患者的其他建议:

• 如果需要调整饮食和 / 或药物计划,请咨询医生或糖尿病教育者。

• 平衡饮食、药物和身体活动,从而避免低血糖。

• 在运动前后检测血糖水平,这样可以了解身体对运动的反应。

• 如果您正在服用可能导致低血糖的药物,为了预防低血糖,请确保在开始身体活动前一小时吃过正餐或者加餐。锻炼期间,您可能需要减少胰岛素的用量,请咨询医生,了解更多选择。锻炼时请带一份 15g 的小零食。

• 如果您注射胰岛素，并且身体活动前血糖值低于 100mg/dl（5.6mmol/L），除非医生另有建议，否则在进行中高强度运动时每 30 分钟需要摄入 15~20g 碳水化合物。

• 如果感到头晕、呼吸急促、胃部不适或疼痛，请立即停止身体活动。

• 运动前、运动时和运动后都要多喝水。

• 如果感觉足部不适或血液循环不良，请定期检查。保护足部不会起水泡和擦伤，做好足部皮肤和趾甲护理。量身定做鞋垫可以帮助保护脚底。

六、管理压力和情绪

诊断为糖尿病或出现了糖尿病相关并发症后，您可能会感到愤怒、害怕或沮丧，这些感觉都是正常的，可以理解，也是可以控制的。如果您是糖尿病患者，压力、愤怒、恐惧、沮丧和抑郁等情绪都可能使您的血糖水平升高，因此，学习管理情绪的方法很重要。隐藏或忽视不良情绪对身体有害，管理压力等负面情绪的工具请参见第五章"了解和管理常见症状和情绪"以及第六章"运用思维去处理症状"。如果因为糖尿病产生的负面情绪影响到了您的正常生活，请向专业咨询师寻求帮助，可以请医生或糖尿病教育者向您引荐。

七、应对疾病和感染

和所有人一样，糖尿病患者有时也会生病。当您发生感染、患感冒或流感时，血糖水平往往会上升。生病时，您的食物摄入和糖尿病药物服用方式就会发生改变。因此，对您来说重要的是提前做好准备，知道该怎么应对，同时知道什么时候应该寻求帮助。

（一）应对生病的日子：提前做好准备

应在您生病时的行动计划中加入以下几点：

• 告知家人、朋友您的感受，请他们关注您。他／她可以在家照顾您，帮您打电话咨询医生，或者在必要时送您去急诊。

• 除非您被限制液体摄入，否则请准备大量的含糖和无糖饮料。

• 家里常备体温计，并知道如何使用。

• 提供您的紧急医疗信息，并将其贴在家中较明显的位置（包括医生电话号码、药物明细和服用剂量）。

• 请咨询医生,出现什么情况必须要联系他们。下一部分是一些概要的指导意见。

(二) 生病时该怎么办

当您生病时,请遵循以下步骤:

1. 即使您不经常检测血糖,生病时也应该测一下 当您生病时,食物和药物对您的影响与平时不同,所以此时了解血糖水平有助于您及时调整食物、水、药物的剂量,必要时寻求医生的帮助。一旦您感觉不舒服,请立即检测血糖,并每 4~5 小时测量一次。如果您正在注射胰岛素,可能要检测得更频繁一些。如果您患 1 型糖尿病,检测血酮或尿酮也很重要。如果可能,试着把您的血糖控制在医生建议的目标范围之内,避免血糖低于 70mg/dl(4mmol/L)或高于 200mg/dl(11mmol/L)。当血糖低于 70mg/dl(4mmol/L)时,请参照第 292~293 页表 14-2 的指示。如果您吃不下任何食物也喝不进去水,请立即联系医生。血糖检测非常重要,即使您感觉很不舒服,也请鼓励自己尽量测一下。

2. 预防脱水 当您生病时,液体比食物更重要,因为液体可以帮助预防脱水。请每小时喝一杯水(250ml)。当血糖低于 100mg/dl(5.6mmol/L)时,请喝下 4 盎司(1/2 杯或 125ml)含糖或果汁的普通苏打水,然后再喝 4 盎司(125ml)水。如果血糖高于 100mg/dl(5.6mmol/L)时,请喝水、肉汤、不含咖啡因的茶或无糖苏打水(请参阅第 297 页脱水症状)。当您感到恶心时,试着每隔几分钟喝一口水或者吮吸冰块。如果您吃得下东西,就按照平常的饮食习惯吃点碳水化合物和软食,如软糖、冰激凌、酸奶。不止一次的呕吐可能提示比较严重的健康问题。此时,建议您咨询医生,看是否需要调整药物,或者是否需要去急诊科就诊。如果您腹泻已经超过 6 小时或因腹泻感到脱水,请与医生联系。

出现以下情况,请寻求医生帮助:
• 餐前血糖高于 240mg/dl(13mmoL/L),并已经超过 24 小时;
• 吃不下任何食物也喝不进去水;
• 腹泻或呕吐超过 6 小时;
• 体温超过 38.3℃;
• 持续胃痛。

在您打电话联系医生之前,请准备好以下信息:
• 糖尿病类型;
• 血糖水平(如果您知道);
• 尿酮水平(如果您患 1 型糖尿病且您知道);
• 体温;
• 有哪些症状;
• 正在服用的药物;

- 已经做了哪些治疗。

当您不知道在生病时如何调整药物时,请咨询医生,如果您持续出现以下问题,请告知医生:

- 尿频;
- 极度口渴;
- 虚弱无力;
- 呼吸困难。

3. **坚持服用药物** 疾病状态会使血糖水平升高,所以即使您不吃东西,坚持服用糖尿病药物也很重要。如果您正在注射胰岛素,可能需要在生病时增加或减少胰岛素剂量,特别是当您不吃东西或者血糖水平不在目标范围内的时候。为了保证安全,请遵守医生为您制定的应对生病的计划,或者打电话咨询医生。

八、预防糖尿病并发症

持续数月甚至数年的高血糖可能会导致严重的并发症。对于大多数人来说,血糖水平越高,并发症发生的概率就越大。极高的血糖水平会导致意识丧失,甚至危及生命。糖尿病最常见的并发症主要与血管和神经受损有关。

大多数糖尿病并发症也与高血压有关,所以控制好血压和血糖可以预防或推迟并发症的发生。如果您没有心血管疾病,目标血压应低于 140/90mmHg;如果有心血管疾病或危险因素,目标血压应低于 130/80mmHg(如果能安全做到的话)。

加拿大糖尿病协会指出,大多数糖尿病患者的血压应低于 130/80mmHg。如果您正在接受高血压治疗,建议评估跌倒风险。

血压每天都在波动,所以不只在看病时才需要测血压,平常也应该经常测量。您可以在家里自测血压,请医生或糖尿病教育者教您如何使用家用血压计。使用方法不难,很容易就能学会。如果您实在不会或者不想在家里测,也可以去老年中心、药房或健康小屋测量。请把血压测量日期、做了什么以及血压值记录下来。当您就诊时,请随身携带这些记录,如果您曾经感觉血压过高或过低,请告知医生。监测、管理血压,有助于身体健康,避免并发症。

(一) 常见并发症

1. **心脏病和脑卒中** 心脏病和脑卒中是糖尿病患者两个最大的"杀手"。随着时间的推移,高血糖和高血压会导致心脏和大脑的动脉硬化与堵塞。有很多方法可以减少这些潜在问题。有关心脏病、高血压和脑卒中的更多信息,请参阅第四章"了解和管理常见的慢性病"相关内容。

2. 神经损伤　糖尿病可导致神经损伤(神经病变),尤其是手和脚会出现灼热感、刺痛感、麻木或剧烈疼痛。神经损伤也会影响性功能,比如男性勃起功能障碍和女性的阴道干涩;还会导致消化不良和排尿问题;控制心率和血压的神经也有可能受损。

3. 肾脏疾病　糖尿病会损害肾脏血管,特别是在血压高的时候。肾损伤可能导致肾衰竭。肾损伤的最初征兆可以通过尿微量蛋白检测。

4. 视力损伤　一过性的血糖水平过高可导致晶状体肿胀,出现视力模糊。严重的和永久性的眼后部视网膜血管损伤(视网膜病变)可能导致视力不佳甚至失明。

5. 感染　糖尿病会降低免疫功能,减少血液流动,使伤口愈合速度变慢,皮肤、脚、肺和身体其他部位受感染的频次增加。

6. 牙周病　糖尿病患者中,牙龈(牙周)疾病和感染往往更严重。告知牙医您的糖尿病情况并定期做口腔检查很重要,请参照第 106~107 页了解更多保护牙齿健康的小贴士。

(二)有益于健康的小贴士

1. 维持安全的血糖水平　健康的饮食、规律的身体活动、保持健康体重、学习管理压力以及服药(如果需要),都是控制血糖和预防并发症的关键。对于糖尿病患者,合理的糖化血红蛋白目标应低于 7%。

2. 控制血压　如果您没有心血管疾病,目标血压为低于 140/90mmHg;如果有心血管疾病或潜在危险因素,目标血压应低于 130/80mmHg(如果能安全做到)。血压越低,对心脏、血管、眼睛和肾脏的压力就越小。预防糖尿病并发症,控制血压和控制血糖同等重要。

3. 控制血脂　糖尿病患者应定期监测低密度脂蛋白("坏"胆固醇),而不是总胆固醇。他汀类药物可以减少炎症和降低胆固醇,减少心脏病发作或脑卒中风险。如果您没有服用他汀类药物,血脂水平也很低,请咨询医生他汀类药物是否对您有用。加拿大的低密度脂蛋白标准是低于 2.0mmol/L。

4. 保护肾脏　维持血糖和血压稳定有助于保护肾脏健康。定期检查尿微量蛋白有助于及早发现问题。除了定期检查外,如果您有高血压和肾脏疾病,服用血管紧张素转化酶(ACE)抑制剂或血管紧张素受体阻滞剂(ARBs)可能有助于保护您的肾脏和心脏健康。

5. 足部检查　如果您患糖尿病,请格外注意足部护理。高血糖会损害足部神经末梢和血管,使足部感觉丧失,甚至脚受伤了也没有发现。高血糖会减低身体抵抗力,减缓血液循环,即使只是受了轻伤,可能也会发展为溃疡或严重的感染。

(1)每天检查足部。您自己或请他人帮您检查,从脚指头检查到脚后跟,以及脚趾之间,检查是否有伤口、裂缝、溃疡、鸡眼、老茧、水疱、脚趾甲内嵌、极度干燥、瘀伤、发红、肿胀或脓液,使用带手柄的镜子可以更方便。另外,还要检查脚上有没有温度稍高的小斑点,这可能提示有感染。

（2）每天都要洗脚。请使用温水（注意不是烫水）和温和的肥皂洗脚,事先用手腕或其他身体部位（除了脚）检查水温。洗脚后彻底擦干,尤其是脚指头之间。不要泡脚,泡脚会引起皮肤干燥。

（3）平直地剪脚趾甲,不要剪得太短,同时要把趾甲边缘锉光滑。如果您无法自己安全地修剪脚趾甲,就请家人帮忙,或者也可以寻求护士或足科医生的帮助。此外,不要过分清洁脚趾甲里面,也不要用锋利的工具去除死皮（许多老年中心每个月都有一两天会有专业人员来剪脚趾甲）。

（4）把脚擦干后,涂上温和的润肤乳（脚趾之间除外）。避免使用含酒精成分的乳液,因为它们会使皮肤更干燥。

（5）如果您的脚容易出汗,可以在穿袜子之前撒一些非药物性爽身粉。

（6）穿干净的袜子。如果脚疼或有伤口,白色袜子可以更容易让您注意到脓液或者出血。不要穿袜口有松紧的袜子。

（7）避免赤脚,除非洗澡、游泳或躺在床上时。

（8）穿舒适的鞋子。鞋子要能够支撑、保护您的双脚。最好至少有两双鞋,每隔一天左右换一双鞋,这样可以避免始终摩擦同一个部位。

（9）穿鞋之前,检查里面是否有粗糙的地方或尖锐的异物,如大头针或钉子。穿新鞋要有个适应过程,慢一些。

（10）同一双鞋不要连续穿两天。如果足部有任何不适,请在中午换鞋。

（11）每次就诊时记得脱掉鞋袜,提醒医生为您做足部检查。

（12）足部问题需及早治疗,否则小小的伤口都会发展成大问题。

6.其他预防措施

（1）如果您正在服用阿司匹林（每天 75~162mg）来降低心脏病发作和脑卒中的风险,请务必告知医生。

（2）不要吸烟（含电子烟）。如果您有吸烟的习惯,请尽早戒烟,请参阅第 85~87 页了解戒烟的方法。

（3）总体而言,适度饮酒（女性每天最多喝 1 杯,男性每天最多喝 2 杯）可能对血糖水平没有任何负面的长期影响。然而,对于糖尿病患者来说,酒精可能会导致血糖突然急剧下降,还会增加卡路里,导致体重增加。如要喝酒,一定要在喝酒时吃点东西,避免出现低血糖。检测血糖,看看酒精是如何影响血糖水平的。此外,甘油三酯过高的患者建议避免饮酒。

（4）保护皮肤。不要被晒伤,保持皮肤清洁。

（5）佩戴紧急求救颈环或手环,并随身携带药物清单。告知医生您正在服用哪些非处方药、草药和维生素,因为其中一些可能会影响糖尿病,也可能会与您服用的其他药物产生相互作用。

(6) 每次就诊、住院或去急诊科时,请提醒医生和护士您患有糖尿病。

九、药物治疗:控制血糖以及预防并发症

药物治疗对大多数糖尿病患者都有益,有助于将血糖、血压和血脂维持在目标范围内。虽然知道有益健康,但很多人不喜欢吃药。对一些人来说,不吃药是一种骄傲。您可能不想依靠药物来控制糖尿病,有时候也有可能做到这一点。然而,大多数糖尿病患者还是需要服用一种或多种药物和/或注射胰岛素来控制血糖并预防并发症。服用药物(包括胰岛素)并不意味着您没有养成更健康的习惯。当您服药时,饮食和身体活动的调整仍然很重要。药物可以帮助预防心脏病发作、脑卒中、肾脏疾病和过早死亡等并发症。您可能会好奇如果不吃药会是什么结果,但遗憾的是,可能等不到去看这个结果。一旦出现糖尿病并发症,一般都无法逆转。

(一) 降糖药物

医生会根据糖尿病类型、血糖控制情况以及健康状况来推荐药物。1型和2型糖尿病患者的药物选择不同。

1. 治疗1型糖尿病的胰岛素 1型糖尿病患者无法分泌胰岛素,所以自确诊之日起,终身都需要注射胰岛素。

2. 治疗2型糖尿病的药物 有多种类型的降糖药物可供选择,包括口服药片和注射药物等。为了控制血糖水平,这些药物可以单独使用,也可以联合使用。

3. 治疗2型糖尿病的胰岛素 随着时间的推移,胰腺无法分泌足够的胰岛素。此时,就需要开始注射胰岛素来降低血糖。对于许多2型糖尿病患者来说,注射胰岛素是一种安全有效的选择。

(二) 预防并发症的药物

除了服用药物控制血糖外,研究表明有些药物可以降低糖尿病并发症的发生风险。这些药物有一定的保护作用,所以即使血压、血脂都在目标范围内,医生也会建议服用这些药物。根据患者年龄和健康状况,常见的预防性药物可能包括以下几种:

1. 阿司匹林 小剂量阿司匹林(每天75~162mg)可以降低心脏病发作和脑卒中风险,对于有心脏病风险或脑卒中风险的患者,阿司匹林可以减少心脏动脉和大脑动脉的突然堵塞。具体情况请咨询医生。

2. 血管紧张素转换酶(ACE)抑制剂或血管紧张素受体阻滞剂(ARBs) 这两类药物有助于控制血压,保护肾脏,降低心脏病或脑卒中发作的风险。

3. 他汀类药物 他汀类药物有助于减少炎症,降低胆固醇,降低心脏病发作或脑卒中发作的风险。如果您目前没有服用这些预防性药物,请咨询医生是否需要服用。

十、进行必要的体检、化验和疫苗接种

如果您患糖尿病,请定期进行体检、化验和疫苗接种。具体信息如下:

• 每年至少进行两次糖化血红蛋白检测(加拿大的标准可能次数更多)。

• 每年至少进行一次肾功能检查(如果您有肾病,可以增加频次)。

• 每年至少检测一次血脂,或遵医嘱。对于服用降脂药物的患者,有必要增加检测频次。

• 每隔 1~2 年(或遵医嘱)进行一次眼科专业检查(需滴眼药水)。如果视力有任何变化,请告知医生。眼底检查不同于常规的视力检查(配眼镜时)。

• 每次就诊时记得脱掉鞋袜,提醒医生为您做足部检查,或者至少每年检查一次(有关足部护理的更多内容,请参见第 305~306 页)。

• 每次就诊时测量血压(或遵医嘱),并记录自己的血压值。

• 每年接种流感疫苗,并咨询医生何时接种肺炎疫苗。18~59 岁人群请接种乙肝疫苗,高危人群和 59 岁以上人群也可以考虑接种。此外,接种所有其他适合您的疫苗,包括百日咳 - 白喉 - 破伤风疫苗、麻疹 - 腮腺炎 - 风疹疫苗、人乳头瘤病毒疫苗和带状疱疹疫苗。

• 每年进行一次口腔检查,或遵医嘱。每天刷牙两次,每天使用牙线(请参阅第五章"了解和管理常见症状和情绪"第 106~107 页,了解更多保护牙齿健康的小贴士)。

十一、糖尿病自我管理:本人的作用很重要

优秀的糖尿病自我管理者必须了解很多知识,把所有这些知识付诸行动有时并不容易。制定合理的糖尿病控制目标,定期回顾,并根据需要及时调整。一定要和医生或糖尿病教育者交流您的问题、困惑和疑虑。您也可以寻找社区支持和相关资源,以糖尿病健康教育项目为例,可以考虑加入您所在社区或网络上的糖尿病支持小组。

大多数糖尿病并发症都是可以预防、延缓和治疗的,您本人是做好这件事的关键。请把血糖、血压、血脂水平维持在目标范围内,识别健康和异常症状,并及时采取处理措施。**让我们回顾一下自我管理的重要方法:**

• 识别症状,监测血糖,掌握应对措施。

- 预防脱水。
- 健康合理的饮食计划。
- 积极的身体活动。
- 管理压力和情绪。
- 应对生病、感染和其他疾病。
- 安全、有效地使用药物以控制血糖、血压、血脂,预防并发症。遵医嘱服药。如果您有药物使用方面的任何问题,请与医生共同寻找解决方案。
- 进行必要的体检、化验和疫苗接种。
- 佩戴紧急求救颈环或手环。

第十五章

慢性病患者的工作和生活

　　管理慢性病会让人觉得花费很多精力、无暇再做其他事情,对于很多患慢性病的上班族来说更是如此。如果您是职场人士并同时患有慢性病,意味着您将面临比常人更多的挑战,也就是说在照顾自己健康的同时,还要平衡工作和家庭生活。

　　工作是许多人生活中的重要组成部分。如果您是全职工作,在工作上花费的时间可能比在家里度过的时间还多。事实上,对于很多职场人士来说,唯一比工作更重要的事情就是睡眠!人们工作的原因可能是各种各样的,主要是经济原因,当然很多人工作也是因为能从工作中获得心理和社会健康方面的益处。需要注意的是,工作也可能是压力、挑战和冲突的来源。由于工作既有积极的影响也有消极的影响,并且成为生活的重要组成部分,所以思考工作如何影响健康以及健康如何影响工作是很重要的。学会带着慢性病愉快工作和健康生活是自我管理的一项重要任务。

　　既要工作又要管理好自己的慢性病,这会带来一些特殊的挑战,包括:

　　1. 身体上的挑战　在工作中,身体上的挑战包括处理疼痛或疲劳等症状,工作中遇到的其他症状,以及因身体原因导致之前所能做的事情受到限制。

　　2. 缺勤　您可能会因为生病或看病而缺勤。

　　3. 面对别人的看法　您的同事或上司对您的看法会影响您如何应对自己的病情。他们可能会认为您能工作就说明您的病没那么严重,或者会认为您懒惰或做事表现力不佳。他们可能没有看到您的症状,也没有真正了解您为什么缺勤,这可能导致误解或困惑。

　　4. 时间管理　每个工作的人都必须平衡家庭和工作的责任。患慢性病可能会影响这种平衡,或者更难找到一种平衡。

　　每天,当一个人去上班的时候,他(她)的疾病和相关症状就会如影随形。许多在职场的慢性病患者只知道忍受自己的症状,而不会照顾自己的健康,这就使得他们疲惫不堪。长此以往,这些人的健康状况每况愈下,不仅会导致工作表现不佳、出勤率低,同时还会使得家庭生活和总体生活质量下降。所以,与其硬撑下去忽视自己的健康,不如做一个良好的自我管理者,把精力放在照顾自己的健康上。这不仅能提高您的生活质量,也能让您成为一名更优秀的职场人。

　　在工作的同时管理病情会在处理症状时带来独特的挑战,这是因为工作环境、工作职责、工作日程等很多事情都不在您的掌控之中。工作中有很多事情是您无法控制或改变的,但大多数工作都有固定的时间表、职责和员工必须达到的绩效目标。

　　想象一下,让一个有关节痛的人坐在电脑前打字会让他们疼痛加剧。然而,如果坐着打字是这个人工作的一部分,那就很难避免了。再考虑一下疲劳,疲劳会使您难以集中精力完成任务,而对大多数人来说,在工作期间休息或小憩片刻是不可能的。虽然这些困难是客观事实,但您依然可以做一些事情或做出一些选择,从而成为一个更好的自我管理者。无论在工作中,还是在家庭中,您都应该是一个很好的问题解决者,就像在第二章"成为一个积极的自我管理者"中讨论的那样。

一、寻找工作和生活的平衡

工作和家庭生活之间的关系本来就很复杂,再加上还要应对慢性病,情况就更加复杂了。您可能无法达到完美的"工作 - 生活"平衡,您也不会奢望达到平衡。您的工作和家庭责任所需要的时间和资源,往往是不能调和的。如何在两者之间找到平衡,这取决于您自己。努力实现工作与生活的平衡并不意味着工作和家庭应该同等重要,这意味着工作和家庭都是人生拼图中的一块,都需要被关注。

工作可以有多种形式。您可以做全职或兼职,也可以做一份弹性工作。虽然很多人还是在传统的办公室环境下或者传统的岗位上工作,但近年来替代性工作安排的情况有所增加,这些工作允许您居家办公,或在家附近的共享空间工作,有些上班族从来不去办公室。有些人的工作是整天开车,有些人的工作是体力劳动。不同的工作有不同的挑战,不同的工作场所也有不同的政策和工作方式。正如人们的工作是多种多样的一样,家对不同的人来说也有不同的含义。家可以包括家人、朋友、家庭责任、社区参与、爱好和许多其他非工作的活动。

大多数人的工作和家庭生活以复杂的方式相互影响。工作会影响家庭,家庭也会影响工作。在工作中度过忙碌、紧张的一天会让您感到疲劳,更有可能在回家的路上选择吃快餐。下班后,您可能会感到身体疲惫,情绪低落,回到家就什么都不想做了。家庭中的冲突或问题会分散人们对工作的注意力,导致工作中的事情堆积如山,降低工作效率。

工作与生活之间的平衡不是一成不变的,它会日复一日地变化着,就像跷跷板,可能会向一边倾斜,也可能向另一边倾斜。作为一名优秀的自我管理者,您可以预测工作和生活失衡的时间,并找出方法让您回到正轨。

(一) 管理您的时间

当您的工作和生活失衡时,第一步是找出导致失衡的原因。有效的时间管理是找到平衡的最重要的工具。我们的目标是为家庭、工作和自己留出一点时间。

开始留意您的一天是如何度过的。记录您的时间(就像记录您的饮食量或运动量一样)

可以帮助您确定您当前做了什么、在哪里做的。把一天分成几个时间段,列出您每天的每个时间段是如何度过的。对于每一个小时使用一般的类别来描述您是如何度过这段时间的(例如工作、家务、看电视、运动等)。确保您的记录至少包括一个工作日和一个非工作日,详细记录在时间管理工作表中(表 15-1)。当您开始记录您的时间时,会发现这很管用。

以小时为单位写下您所做的每件事,您可能在一个小时内有很多任务。

表 15-1 时间管理工作表

时间	任务	优先事项	时间利用
早上 7 点		□高级 □中级 □低级	□优 □差
上午 8 点		□高级 □中级 □低级	□优 □差
上午 9 点		□高级 □中级 □低级	□优 □差
上午 10 点		□高级 □中级 □低级	□优 □差
上午 11 点		□高级 □中级 □低级	□优 □差
中午 12 点		□高级 □中级 □低级	□优 □差
下午 1 点		□高级 □中级 □低级	□优 □差
下午 2 点		□高级 □中级 □低级	□优 □差
下午 3 点		□高级 □中级 □低级	□优 □差
下午 4 点		□高级 □中级 □低级	□优 □差

续表

时间	任务	优先事项	时间利用
下午 5 点		☐高级 ☐中级 ☐低级	☐优 ☐差
下午 6 点		☐高级 ☐中级 ☐低级	☐优 ☐差
晚上 7 点		☐高级 ☐中级 ☐低级	☐优 ☐差
晚上 8 点		☐高级 ☐中级 ☐低级	☐优 ☐差
晚上 9 点		☐高级 ☐中级 ☐低级	☐优 ☐差
晚上 10 点		☐高级 ☐中级 ☐低级	☐优 ☐差
晚上 11 点		☐高级 ☐中级 ☐低级	☐优 ☐差
凌晨 0 点		☐高级 ☐中级 ☐低级	☐优 ☐差
凌晨 1 点		☐高级 ☐中级 ☐低级	☐优 ☐差
凌晨 2 点		☐高级 ☐中级 ☐低级	☐优 ☐差
凌晨 3 点		☐高级 ☐中级 ☐低级	☐优 ☐差
凌晨 4 点		☐高级 ☐中级 ☐低级	☐优 ☐差

续表

时间	任务	优先事项	时间利用
早上 5 点		□高级 □中级 □低级	□优 □差
早上 6 点		□高级 □中级 □低级	□优 □差

几天后您就可以寻找到规律了。一旦发现了自己的规律,您就会找到您可以做出的改变。想想您是如何安排时间的? 现有的时间安排能否帮您实现个人或职业目标? 您对时间利用"合理"吗?

(二) 培养良好的习惯

人们如何利用时间与其他行为相似。人们倾向于重复做同样的事情,这些事情会成为习惯。回到家、打开电视或上网很容易,不知不觉间已经过去了很长一段时间。那些能帮助您放松身心的活动,如看电视、阅读或购物,有其存在的价值,但适度是关键,确保这些活动不会阻碍您完成目标。如果您发现自己在喜欢的事情上花的时间比较多,而这些事情又不能帮助您实现个人或职业目标,请考虑改掉这些浪费时间的习惯。

改变习惯可能很难,这需要努力和时间。关键的第一步是找出您可以高效工作的一个小时,用这段时间来制定一个行动计划。回顾第二章"成为一个积极的自我管理者"中关于行动计划的讨论。做一个日历,安排好对您来说很重要并且需要优先做的事情,包括运动,自我保健,与孩子或孙子玩耍、参加球赛或现场戏剧表演以及其他任何事情。

二、管理压力和工作

一个人同时忙于工作、家庭和处理健康问题往往会导致高压力。长期承受高压力对身体或精神都没有好处,压力也会影响身体状况。长期的压力会使血压和血糖升高,使疼痛和疲劳加重,并使抑郁和焦虑情绪恶化,此外也会影响免疫系统。

压力是很常见的,每个人都会在生活中的某个阶段感到压力。但是压力源(导致压力的事情)是非常个体化的,对一个人造成压力的事情对另一个人来说可能不是压力。很多时候,压力是由积极的事情带来的。例如,开始一份新工作或买一套新房子可能是好事,但仍然会给我们带来压力。压力并不总是坏事,可以激励我们完成目标,帮助我们做出改变。然而,长期的高压对健康非常有害,重要的是,您要搞清楚是什么导致了您的压力升高。一旦您做到了这一点,管理压力就会更容易。

(一) 什么是压力以及造成压力的原因

第五章"了解和管理常见症状和情绪"中提到,压力是身体对需求或面对威胁的一种自然反应。威胁是否真实存在并不重要,重要的是您认为它是一种威胁。压力是身体保护您的方式,这种"应激反应"导致神经系统释放肾上腺素和皮质醇等激素,这些激素会使您心跳加快、肌肉收紧、血压升高以及呼吸加快。压力会使您的感官更加敏锐,让身体做好"战斗或逃跑"的准备。当我们的祖先遇到狮子猛兽时,这非常有用。

在小剂量压力的情况下,这些变化可以让您集中注意力,做好迎接挑战的准备。然而,您大脑中引发这种反应的部分并不擅长分辨真实的和想象中的威胁,以及情感和身体威胁之间的区别。工作上的截止日期或未付的账单,都会让您的身体产生强烈的反应,就像面临生死关头一样。所以,虽然"应激反应"在遇到身体危险时很有帮助,但随着时间的推移,它变成了一种习得的行为,更容易被激活。"应激反应"被触发得越多,就越难关闭,人就很难轻松下来,这是一个恶性循环。压力会导致更多的压力。

常见的压力原因既有外部原因(如重大的生活变化、工作、人际关系困难、经济问题、孩子和家庭),也有内部原因(如思维僵化、消极的自我对话和不切实际的期望)。根据 Holmes & Rahe 压力量表,对成年人来说,**十大生活压力事件如下:**

- 配偶去世。
- 离婚。
- 分居。
- 入狱。
- 近亲去世。
- 生病或受伤。
- 结婚。
- 失业。
- 离婚冷静期。
- 退休。

如您所见,生病是第六大生活压力事件。如果您有慢性病,同时或许也正在经历着上述十大压力源中的一些压力,当您试图平衡工作和生活时,了解疾病的压力有多大,就可以解释为什么找到工作 / 生活的平衡是如此困难。工作压力是压力管理的另一个方面,工作场所压力的常见原因包括担心被解雇或失去工作、加班或超负荷工作、业绩压力和缺乏掌控感。

（二）压力的表现

如果压力是您日常生活的一部分,您很容易甚至不知道自己何时有压力。感到压力可能是您的"常态"。以下是一些提示您压力过大的信号:

- 记忆问题或注意力集中问题。
- 判断力差。
- 持续的消极思维。
- 焦虑或持续的担忧。
- 抑郁。
- 喜怒无常、易怒或愤怒。
- 感觉不知所措、孤立或孤独。
- 疼痛和痛苦。
- 便秘或腹泻。
- 恶心或头晕。
- 暴饮暴食或没有食欲。
- 肌肉紧张或头痛。
- 睡眠过多或失眠。
- 离群索居。
- 紧张时的习惯,比如咬指甲或坐立不安。
- 使用酒精或药物来放松。
- 拉头发、抖腿或其他重复性动作。
- 磨牙或咬紧牙关。
- 头部、颈部或肩部紧张。
- 感觉焦虑、紧张或无助。
- 事故频发。
- 疲劳和疲惫。

（三）压力管理工具

多大的压力才算大? 这对每个人来说都是不同的,不同的人会有不同的抗压阈值。您有多大的压力可能取决于您从家人和朋友那里得到的支持、您的控制感、您的态度、您如何管理自己的情绪、您对压力的了解以及您处理压力的准备等因素。本书中有很多方法可以帮助您管理压力。您可以在第五章"了解和管理常见症状和情绪"中压力的相关内容中找到这些解决问题的工具指南。睡眠充足也是压力管理的关键。重要的不只是睡眠时间,还有睡眠质量。第五章中也有解决睡眠问题的技巧,您也可以在第六章"运用思维去处理症状"中找到放松的工具,在第八章"运动让生活更轻松"中找到有助于减压的锻炼,在第十章"健康饮食"中找到关于健康饮食的信息。

管理压力的另一个好方法是向周围的人请求帮助。您可以使用第十一章"与家人、朋友和医护人员交流"中的沟通技巧,帮助别人了解您正在经历的事情。朋友和家人不一定要"解决"这个问题,但只要有人倾听就很有帮助!当您在工作中感到压力时,同事可以是一个很好的支持来源,因为他们了解工作环境。如果您觉得没有可以倾诉的对象,也可以寻求专业帮助。

工作中有些事情是您无法改变的,可以把重要工作优先排序和组织起来,这样可以帮助您重获掌控感,减少工作中的压力反应。**以下是一些应对工作压力的有用建议:**

- 计划定期的休息时间,可以散步、与朋友聊天或放松。
- 建立界限。虽然人们很容易感觉到一天 24 小时都需要保持电话和电子邮件畅通,但还是设定一个不用考虑工作的时间段。您可能需要一些练习才能打破每天 24 小时每周 7 天时刻待命的习惯,但您会获得压力水平降低的回报。
- 学会说不。不要对事情做出过高的承诺,避免将事情安排得太密集,不要害怕对自己做不到的事情或不想做的事情说不。
- 确定工作任务的优先级,将项目分成小步骤。使用行动计划(第二章"成为一个积极的自我管理者"相关内容)来制定和实现您的小目标。
- 在情况允许时,将工作任务下放,并愿意妥协。
- 抵制为自己设定不切实际的工作目标的冲动,确保您的目标是可以实现的。
- 减少消极的言论,关注积极的事情。在您的工作中找到您喜欢的东西,并专注于此。
- 请假!

最后,如果这些小建议不起作用,您可能需要考虑和您的经理、主管或人事部门谈谈您的职责和绩效。如果您觉得压力水平对您的健康或身体状况有影响,请与医护人员分享这些信息。

三、交流和工作

自我管理最困难的任务之一是与他人谈论您的慢性病以及它们是如何影响您生活的,特别是当病情影响到工作时,这种沟通就变得更难了。本节包括一些建议,可以使这方面的工作变得更容易,或者至少不那么可怕。

您可以自己决定是否把病情告诉其他人。有人不敢把病情告诉同事和单位,担心会因生病而受到不同的待遇,甚至失业。但是,如果您的病情影响到了工作方式、出勤,或者工作表现,那么应该考虑和您的主管或公司里的其他人谈谈了。如果您选择不谈,可能会导致他人对您的工作表现做出错误的猜测和结论。

当和同事交流您的健康状况时,重要的是要考虑到:

1.您想在什么时候透露病情 什么时候是一个合适时机?

2.您想告诉谁 您应该告诉上司、同事、经理和人事部门吗?

3.您想透露什么 分享这些信息对您有帮助吗?

4.您想透露多少信息 他们是否需要知道所有细节,还是说些比较笼统的内容就足够了?

请记住,是否分享信息永远是您的选择!

(一) 决定何时分享

谈论病情可能是一个非常敏感的话题,然而,不讨论也会产生后果。先回答以下这些问题,再决定是否要和他人讨论您的病情。

1.疾病是否影响了您的工作职责、任务或项目 疼痛或疲劳是否会让您错过工作任务的截止日期? 因为生病,您是否需要更多的时间去完成任务?

2.您是否有时会因为病情而需要休息 您是否经常去看医生或症状会复发? 这些会经常发生吗?

3.疼痛是否严重到影响了您的情绪以及与客户或同事沟通的能力 您是否因为疼痛或疲劳而压力更大、脾气更暴躁?

4.工作是否会影响您的疾病 整天站立是否会让您的疼痛加剧? 您是否在工作环境中接触到一些使您病情恶化的东西?

如果您对以上任何一个问题的回答是肯定的,那么可能是时候考虑在工作中和他人讨论一下您的病情了。人们往往害怕受到歧视,但在没有了解所有信息的情况下,您的上司可能会对您或影响您工作的因素做出错误的判断,而知道您正在经历什么的人就不太可能对您做出错误的判断。

(二) 决定分享什么和告诉谁

请记住,沟通您的健康需求不同于透露您的病情,您可以讨论所面临的问题以及您的健康是如何受到影响的,而不需要说出您的病情或过多的细节。分享到什么程度完全取决于您自己,您应该根据您的情况、工作、上司和所期望的结果来决定。如果您决定与主管或经理讨论病情,请提前考虑一下什么时候谈论、分享到什么程度以及您将要分享什么。问问您自己,"我想从这次谈话中得到什么及需要什么? 怎样才能确保这次谈话对我有帮助? 什么时候是我和主管讨论这个问题的好时机？"

考虑一下您想分享多少内容。您可能只想透露您所经历的与工作表现相关的症状，把重点集中在症状上、不涉及您的病情细节，有助于保护您的隐私。您可能希望将谈话限制在您的病情对工作的影响上。然而，根据病情的不同，讨论您的病情可能会提供更多的背景，并让对方更多地了解您正面临的健康问题。思考自己的界限，分享的想法会让您感到有力量，还是会让您感到暴露后的不安？如果讨论病情让您觉得有力量，那么您可以和他们谈论得更多一些。

（三）在工作中讨论病情

如果您能控制好谈话的内容，那么和同事讨论您的健康问题会很有帮助。让对方知道您想讨论一些关于您健康的状况，解释您为什么现在透露这些信息（例如，它可以解释您的缺勤或证明您为什么不能做与您的工作有关的事情），并把重点放在您的病情对工作的影响上。下面是一个例子：

"我知道我经常迟到。我有类风湿性关节炎，早上我会感到身体僵硬和疼痛。对我来说，早上起床需要几个小时。我想知道我是否可以晚一点来上班，晚一点下班。"

明确规定病情信息传播的范围，比如：*"我希望您能帮我保守这些信息和秘密。"*

为您希望从这次谈话中看到的结果制定一个行动计划，比如晚点来上班。您是否需要调整工作时间？您是否需要更频繁的休息？是否需要制定一个制度来弥补您的缺勤？请确保您正在分享的内容与您的诉求相呼应。举例：

"您好，我想占用您一点时间跟您说一件对我很重要的事。我一直在处理一个健康问题，已经有一段时间了。因此，我需要花一些时间去预约医生，可能有几天不能来上班。我想提前和您谈谈，这样我们就可以讨论如何安排好这阶段的工作。"

记住，您可以决定是否分享，以及如何分享信息。想想什么对您最有利，怎么做能给您带来一个更好、更健康的工作环境。通常在大多数情况下，坦然面对，至少提前进行最基本的沟通要比完全不沟通好得多。

通过和别人讨论可能会影响工作的病情，您可以在工作诉求中占据主动地位。提出您的需求：调整工作空间、改变工作时间、改变工作方式，等等。各国对于工作场所的责任和便利的法律各不相同。了解自己的权利，查看适用于您所在地区的法律，公司的人力资源部门也应该有相关资源。**在美国，以下两部法律以某种方式保护了生病和受伤的人：**

1.《**美国残疾人法令**》（ADA）要求雇主对残疾工人做出合理调整。根据 ADA，残疾是指身体或精神上的损伤，严重限制了一项或多项主要的生活活动。然而，如果做出这些调整非常困难或者非常费钱，雇主也不必提供便利。雇主提供的一些常见便利包括提供停车或交通工具、确保无障碍环境、提供某些设备、调整工作结构以及工作环境。如果您不确定您是否有权获得一些便利，或如何要求得到这些便利，您可以联系工作便利网络（https://askjan.org），这是美国劳工部的一个部门。平等就业机会委员会（EEOC）有更多关于残疾和ADA 范畴内的权利的相关资源（www.eeoc.gov）。

2.《**家庭和医疗休假法案**》（FMLA） 保护有严重健康问题的员工，允许员工每年因医疗或家庭紧急情况最多休 12 周假，但不要求雇主支付这段时间的工资。可以一次性休完，也可以在一年中休完。

除了联邦法规之外，美国许多州都有关于病假和残疾人便利的具体法律。您可以通过联系劳动和人力资源部门来了解更多具体政策和规则。

最后，在许多单位中，同事都可以给予您支持。人们在工作中花费很多时间，有时和同事相处的时间比和家人相处的时间还多。从同事那里获得支持可以帮助您度过困难时期。如果您真的寻求支持，请小心行事。如果您不想让每个人都知道您的担忧，那就只和您信任的人分享，这种分享的好处是，当某人对您了解得更多时，他们也更有可能分享一些关于自己的事情，这是信任和友谊的基础。

在加拿大，《人权法》和《就业平等法》是联邦法律，涵盖了为联邦监管的组织和企业工作的残疾人的歧视和公平问题。加拿大《人权法》要求雇主为"过度困难"的残疾雇员提供便利，"过度困难"表示雇员面临的健康或安全风险后果很严重。

加拿大《劳动法》规定，受联邦管制的雇员在为同一雇主连续工作三个月后，可享有长达 17 周的病假保护。该法不要求雇主支付这段时间的工资。每个省和地区都有自己的《就业标准法》，雇员有权请病假的时间也各不相同。

根据联邦政府的《就业保险法》（EI），有些雇员可能有权获得现金福利。EI 疾病福利是通过加拿大就业保险局向工作过并向该计划缴费且符合资格要求的人提供的就业保险疾病津贴。雇主可提供短期和长期残疾保险。各省根据医疗条件和财政状况制定自己的长期残疾收入项目。

想了解有哪些残疾项目和福利计划适合您，请与人力资源部门联系。

有关这些主题以及护理假和丧假信息的更多信息，请访问 www.bullpub.com/resources，主题为"与慢性病一起工作"，查看更多推荐阅读、实用的网站和其他有用资源的完整列表。

四、在家沟通工作情况

工作压力和问题往往也会影响家庭生活。回家后您可能不想说话，没有精力做家务，或对您的伴侣或孩子发脾气。反过来，您的家庭生活可能并不尽如人意。您可能会想"他们不理解我"或者"他们应该知道我在努力工作，他们应该更感激我"或者"我也没办法"。家里的人之所以不"理解"和不"知道"您所经历的事情，原因往往是沟通不畅。工作压力大的时候,要和家里人沟通。找个时间和家人谈谈工作中发生的事情,他们可以如何帮助您,以及可以做出的改变。当人们能够理解时,往往会更有创造力。也许孩子们可以去遛狗,或者伴侣可以为大家准备午餐,他们甚至可能为您的工作提出一些想法。沟通的同时,您也会了解到孩子们在学校有压力,而您的伴侣也有他/她自己的担忧。当您发现自己头脑里出现了"他们不理解"或"他们应该理解我"的念头时,请和您的家人们谈谈吧。

五、积极运动和工作

积极运动对身体和精神都有很多好处。活跃的生活状态可以帮助您在工作中更好地改善思维、增强记忆力、增加心理承受力、提高创造力。运动可以改善心情和减少压力。尽管我们都知道这些,但许多人认为锻炼和体育活动是一种"奢侈",我们没时间去做运动。

工作的时候想运动可能是一个挑战。如果您长时间工作,要进行足够的身体活动是很难做到的。您可能会发现自己在工作日的大部分时间都是坐在或站在一个地方,想在工作的时候保持身体的活跃度很难。再加上上下班的通勤时间,一天中大部分时间您都是坐着的。长时间站立或坐着不休息会产生很多负面影响。

研究发现,下班后活动一下还不足以弥补一整天久坐带来的危害。更糟糕的是,您可能会发现自己在一天结束时已经筋疲力尽,所以下班后您同样也选择了坐着不动。当您坐着的时候,肌肉就不工作了,当主要肌肉(比如腿部的肌肉)不工作时,新陈代谢就会减慢,肌肉和关节僵硬,疼痛、疲劳和抑郁等症状会变得更严重。

研究表明,久坐不动与心脏病风险增加、新陈代谢减低和心理健康不佳有关。久坐会让人精神萎靡,造成疲劳和记忆问题。除了久坐,如果您只是站在原地不动,那么站着也好不到哪里。归根结底还是要多活动大肌肉群(胳膊和腿),限制静止不动的时间。

以下是工作中增加运动的一些建议:

1.每20分钟站起来活动一下大肌肉群,即使只有一两分钟。

(1)从房间的一边走到另一边。

(2)有工作要讨论直接和同事当面讨论,而不是发电子邮件。

(3)使用离办公室或工作地点最远的洗手间,可以爬一层楼或下一层楼去洗手间。

2.每天工作中选一个固定的时间段,进行10分钟的活动。

3.至少每小时站起来伸展一下身体。

4.走楼梯而不是乘电梯。

5.如果可以,站着开会或者边走路边开会。选择这样的开会方式,需要所有参会的人都能配合和参加。

6.穿着适合运动的舒适的鞋子。

7.组建一个步行小组,与同事进行挑战,看看谁能坐得最少,或者进行其他的健身挑战。友好的健身挑战方式是让每个人设定一个每周目标,比如,每天走 5 000 步、7 000 步或 9 000 步,获胜者是达标天数最多的人。这样一来,身体很棒的人和身体状况不是很好的人都能"赢"。

(一) 久坐的(非活动的)工作

即使您在办公桌前工作,短时间的活动也可以改善健康状况和心血管健康。您可以在会议、电话或其他任务之间进行一些短时有氧运动、力量运动或伸展运动。虽然这种类型的活动可能不会产生显著的效果,但可以增强您的力量,多燃烧些卡路里,给您一次精神放松,并防止肌肉和关节僵硬。第八章"运动让生活更轻松"中的许多运动都可以在办公桌或工作站完成。还是那句话,多运动总比少运动好。

有关一般身体活动、制定日常锻炼计划以及力量和柔韧性练习的更多信息,请参见第七章"保持身体活力"和第八章"运动让生活更轻松"。

(二) 体力工作

很多人都在从事体力劳动和工作。他们每天大部分时间都在走动、开车和搬运,比如送餐员、护士、建筑工人、园丁和邮递员。当人们在空闲时间锻炼时,他们累了就可以休息一下。而从事体力工作的人有时累了也没法休息,他们的工作是连续数小时的重复、劳动密集型工作,中途极少休息。适度的体育活动可以加强心脏和心血管系统的功能。当人们从事这种体力工作时,他们的心率和血压可能会在一整天内都很高,这可能给心血管系统带来压力。如果工作重复性太强,还会造成肌肉劳损和拉伤。另外,由于工作时已经很消耗体力了,或者自我感觉工作时的身体活动已经足够了,可能不会在工作之外进行锻炼。但是,从事体力工作的人需要记住,在工作期间要安排休息,在工作之余也要做运动!

六、吃好并工作好

健康的饮食方式,在工作和家庭生活的平衡中起到重要的作用。许多慢性病都和营养有关,健康饮食是健康生活方式的重要组成部分。您吃什么、怎么吃,也会影响工作表现和心理健康。

当您进食时,身体会将食物分解成葡萄糖,葡萄糖被大脑利用发挥功能和保持警惕。这就是为什么当饥饿的时候,我们可能很难保持专注,或者当我们吃得过多时,可能会感到懒散和疲惫。有些食物比其他食物更能提供持续的能量。遗憾的是,当我们饥饿、紧张、时间紧迫或选择有限时,很难做出健康的饮食决定。不太健康的食物往往比健康的食物更便宜、吃起来更方便,想想一个快餐汉堡和一碗炖牛肉,或者一块巧克力和一块水果。当您饮食不健康时,病情可能会恶化,您可能会变得更加疲劳或体重增加。不健康的饮食会导致疲劳、精神健康不佳、易怒、压力和抑郁症加重、精力不足以及思维不清晰和工作效率下降,这又让您几乎没有精力去准备健康的食物或做出健康的选择。良好的自我管理可以打破这种循环。

以下是一些工作时健康饮食的建议,您可以在第十章"健康饮食"中找到更多关于这个话题的信息。

1. 在您饿了之前决定好您要吃什么 如果您等到很饿、很累、很紧张的时候再做决定,就更有可能做出不健康的选择。

2. 为工作餐(通常是午餐)做计划 许多人都会为非工作餐(通常是晚餐)做计划。而为我们的工作餐做同样的计划,可以让我们按部就班、合理膳食。

3. 做好零食计划 选择健康的零食,如水果、切碎的蔬菜、坚果,这些都适合在工作中吃一些,会让您精力充沛,并能预防暴饮暴食。

4. 选择水果和蔬菜 这些食物含有改善健康的营养物质。通常情况下,当人们吃得更好时,会感觉更好。高脂肪、高热量的食物会让您感到疲惫,并导致您在进食几个小时后就"崩溃"。

(一) 更健康的办公桌用餐

据估计,美国大约 70% 的工人,加拿大约 40% 的工人经常在办公室里用餐。这可能导致不良的食物选择,包括水果和蔬菜吃得少,加工食品和含糖、脂肪和钠含量较高的食物吃得多。不提倡在办公室里吃饭的最主要原因之一是,坐在办公桌前会经常被电子邮件、电话或其他任务分散注意力。如果您在办公室里吃饭,就不会完全专注于在吃什么和吃多少,会导致暴饮暴食和对自己所吃的东西缺乏认识。在办公室里吃饭的人往往会吃更多的零食,摄入更多的热量。坐在办公室里吃饭还有一个缺点是您会错过锻炼身体和与人交流的机会。

如果您在办公室里吃东西,这里有一些让您吃得更健康的建议:

• **安排好您的午餐时间**。在您感觉非常饿之前,让自己休息一下,停下来吃点东西。您可以设置一个闹钟或日历提醒。

• **专注于您的食物**。即使只有 10 分钟,也要停下您手头的所有事,专心吃饭,专注于您正在吃什么和吃多少,没有哪项工作或哪件事情是连十分钟都不能停的。

• **仔细观察您所吃的份量(您吃了多少)**。关于份量的更多信息可以在第十章"健康饮食"的第 207~210 页找到。

• **带午餐**。避免吃快餐式的外卖午餐。提前计划,从家里带健康的饭菜,包括水果和蔬菜以及全谷物。

- **保持办公桌的干净和清洁**。办公桌或工作台可能会布满细菌和病菌,应每天擦拭办公桌。

- **尽可能多参加社交活动**。在工作中参加社交活动的人比不社交的人效率更高。

- **在办公室以外的地方吃饭**。午餐时坐在其他地方,比如户外的野餐桌或安静的休息室。

无论您由于时间不够、任务太多需要完成,还是为了让别人觉得您工作更努力而在办公室里吃饭,都有一些方法可以让您的午餐更健康。请记住,午餐不仅仅是摄入热量,也是您应该利用的休息时间!

(二) 打包您的午餐

带午餐也不用墨守成规。带午餐有很多好处,自带的午餐通常比快餐或餐馆更健康,而且价格也更便宜。如果您买午餐,每天花费 30 元,一个月加起来就有 1 000 元! 遵循以下建议可以从带午餐中获得最大的收益:

- 在周末或工作前一天晚上准备和打包饭菜。
- 用这次做饭剩下的食材,例如用剩下的鸡肉做卷饼或三明治。
- 在基本食谱上寻找乐趣。在三明治或沙拉里加点调料,可以让餐食既有趣又简单。购买优质面包,用低热量的芥末代替高热量的蛋黄酱;用鹰嘴豆泥或牛油果代替午餐肉;在沙拉中加入除了生菜、西红柿和黄瓜以外的东西,加入豆类、糙米、坚果、水果和少量奶酪;尝试不同的调料;买一只烤鸡当晚餐吃,把剩下的鸡肉拌在沙拉上或者放在汤里。
- 汤可以是很棒的午餐。您可以把汤做成大份,然后将其分装成小份冷冻起来带过去当午餐。
- 在网上搜索简易午餐的建议。
- 选择健康的冷冻食品。
- 在办公室里准备一个盘子、碗和餐具。
- 如果您的工作场所没有冰箱或微波炉,请要求提供一个。

(三) 避免工作中的诱惑

在工作中,食物往往是一种干扰或诱惑,许多人都会把自己想吃的食物带到工作中分享。在大型办公室里还有无穷无尽的庆祝活动,从生日到升职再到庆祝小婴儿的诞生派对。拒绝一个甜甜圈是很难的。即使您带了健康的午餐,也很难拒绝午餐的邀请。提前计划,预料到这些干扰,并与同事沟通会有所帮助。还可以考虑以下建议:

- 和同事约定只带健康的食物来分享。

- 在自动售货机和自助餐厅要求选择更健康的食品。

- 与同事沟通:"我真的很感谢您带零食来和大家分享,但我发现我很难不吃这些零食。所以请不要给我这些零食。我保证如果我想吃什么,一定会告诉您。"

- 当有像聚餐这样的活动时,不要指望别人按照您的需求来准备,而一定要带一些您能吃到的、享受到的、别人也会喜欢的东西。

- 有一个常设的"外出午餐日"。与同事沟通,让他们不要在其他日子约您出去吃午饭。

本章讨论了慢性病患者在工作时的一些挑战。虽然工作中的很多事情是您无法控制的,但也有些事情是您可以掌控的,您可以做出改变。所有这些都可以使工作和生活达到更好的平衡,关键是管理您的时间、识别压力源和管理压力、与同事和家人沟通、积极锻炼身体以及健康饮食。在本书中,您会发现更多关于这些主题的内容。

第十六章

为未来做打算：恐惧与现实

慢性病患者通常会对未来忧心忡忡。他们担心如果病情加重该怎么办；担心管理不了自己的病情和生活；也可能担心的不是自己，而是伴侣或朋友。消除这种担心的唯一方法是做好计划掌控未来。虽然您未必需要执行，但是将来如果您担心的事情真的发生了，这些提前做好的计划往往能提升您对其掌控的信心。本章将探讨一些大家最常关注的问题，并提供一些建议，以供参考。

一、如果我不能再照顾自己了该怎么办

无论身体如何健康，大多数人都害怕变成无用和依赖别人的人，慢性病或有其他健康问题的患者对此的恐惧尤甚。这种恐惧不仅包含应对身体上的挑战，还要应对来自经济、社交和情感等各方面的挑战。

（一）解决日常生活问题的方法

当您的健康状况随着时间而出现问题时，您需要考虑改变生活环境。您可以考虑雇保姆或入住护理院等机构，这主要取决于您的需求以及如何才能最好地满足这些需求。大多数人通常只考虑自己的身体需求，但同时也要考虑社交和情感需求。

首先，您要仔细评估自己的能力及哪些日常事项需要帮助，如起床、洗澡、穿衣、准备食物和进食、打扫房间、购物和支付账单等。如果将日常生活及自理的节奏减慢、稍加调整，或者采用辅助设备，大多数人都能自行照顾好自己。除了照顾好自己，您可能还要照顾他人或承担一些责任。评估这些任务中哪些您可以继续做，哪些对您来说变得太困难了。

一些慢性病患者会逐渐察觉，自己对一些事情实在是力不从心，需要别人帮助。例如，您仍然可以做饭，但无法出门购物；或者您很容易昏倒或失去知觉，需要有人随时随地在您身边；您也可能会发现您过去喜欢的一些活动，比如园艺，现在已不能令您感到愉快了。

您可以使用第二章"成为一个积极的自我管理者"中讨论的解决问题的步骤，列出潜在的问题（第一步：发现问题，复习第 22 页解决问题的步骤。）。一旦您有了这个列表，就可以逐一解决这些问题。首先，先写下您的问题，然后写下您能想到的所有可能的解决方案（第二步：列出解决问题的方法）。

例如:

1.不能出门购物

(1) 请家人帮助购物。

(2) 找一位志愿者协助购物。

(3) 选择可以送货上门的商店。

(4) 请邻居帮忙购物。

(5) 网上购物。

(6) 送餐到家。

2.不能完成自理活动

(1) 雇保姆。

(2) 搬到亲戚家住。

(3) 预备好一套紧急求生系统。

(4) 搬到老年公寓去住。

(5) 搬到辅助生活机构、养老院和护理之家或专业的护理机构。

当您把所存在的问题和解决方案都罗列出来后,选择一项最可行的、您能接受的以及在您经济能力范围内的解决方案(第三步:解决问题)。您的选择将取决于您的经济状况、家庭情况或其他可利用的资源,并且所选择的解决方案能否彻底解决您的问题。有时,一个解决方案可以解决几个问题。例如,如果您不能购物、生活又不能独立、家务需要帮助,您可以考虑搬到老年公寓去住,那里提供食物、有人定期打扫房间、提供跑腿服务并为您的医疗预约提供交通工具。

即使您未到退休年龄,无法住进养老院,许多养老机构也是可以接收您的。一些为退休人员服务的机构也接收 50 岁及以下的居民。如果您有残疾,可与当地残疾人中心或"独立生活中心"联络并寻求他们的帮助。在寻找养老公寓时,要考虑他们提供的护理水平,**通常包括以下内容:**

(1) **独立生活:**在这里您有自己的公寓或小房子。

(2) **协助生活:**在这里您得到一些日常生活的帮助,如服药、做家务和跑腿服务。

(3) **熟练的护理:**其中包括所有日常生活能力的帮助和一些医疗护理。

(二) 寻求决策方面的帮助

与一个值得信赖的朋友、亲戚或社会工作者讨论您的愿望、能力和局限可能会有所帮助,有时候他人可以发现您所忽略或可能会忽略的事情。向他人寻求意见和利用其他资源是成为一个好的自我管理者的重要部分(这也是第二章描述的解决问题过程中第六步"使用其他资源"中的一部分内容)。

当您开始改变生活,就需要慢慢地、一步一个脚印地向前走。您不需要为了解决一个问题而改变您的整个生活。记住,您随时可以改变主意,只是要注意不要在生活中做出您无法逆转的重大改变。例如,如果您想从自己的住处搬到另一个地方(亲戚家、养老院或其他地方),在您确定您想住在新家之前,不要放弃目前的家。

如果您认为自己需要帮助,请人在家帮忙搬家更容易些。如果您不能独自一人生活,而家人白天又不在家里,那么去一个成人或老年人日间照料中心可能足以让您在家人不在家时保持安全和舒适。成人日间照料中心也是寻找新朋友的理想场所,这些地方经常会提供一些适合您能力的活动。

当地的老年中心、养老院、残疾人中心或医院社会服务部门的社会工作者可以帮助您,为您提供有关社区资源的信息,也可以给您一些关于如何处理您的护理需求的建议。下面这些专业人士可以提供相关帮助。

例如,社会工作者擅长帮您决定如何解决经济和生活安排问题,以及寻找社区资源。有些社会工作者也接受过辅导残疾人或老年人处理情绪和人际关系问题的培训。

另一个有用的专业人士是职业治疗师(OT)。职业治疗师可以评估您的日常生活需要,并建议您使用辅助设备或在家里做些改变,以使生活更加轻松;还可以帮助您找到如何做才能继续做愉快的活动。

如果您已经住院,可以使用医院的资源中心寻求帮助。在美国或加拿大,大多数医院都有出院规划师。出院规划师通常是护士或社会工作者,会在您回家之前见您,并核实确认您和/或家人是否知道该做什么。在我国,您的住院主管医师也会在出院医嘱中告知您出院回家后该做些什么。如果有必要,他们会帮助您寻找资源,以便您离开医院时能安全地继续后续的康复。您应该和这个人诚实交谈,这一点非常重要。如果您对自己的自理能力有顾虑,就说出来,总会有解决办法。然而,出院规划师只有在您分享您的担忧时才能提供帮助。

理财顾问和律师也是非常有用的资源。理财顾问不仅为您提供投资和理财的建议,还可以帮助您规划退休生活,讨论您的选择,包括未来对不同类型保险(如伤残险或长期护理险)的需求。如果您咨询理财顾问,要确保他们不是通过投资您的钱来得到报酬。寻找注册的理财顾问,他们在所在领域是被正式认可的专家。

专门研究老年法的律师可以帮助安排好您的财产和为您准备好遗嘱,还可以执行健康照护和财务管理的持久授权书(DPA)(一般持久授权书是处理财务问题的,而健康照护的持久授权书在第 340~342 页详细讨论,仅用于健康照护的决策)。

如果您担心资金问题,可以向当地的老年中心询问,请他们提供免费或低价收费服务的律师和财务顾问。您也可以联系当地的律师协会,他们可以给您推荐一份在这方面有经验的律师名单,这些律师一般也熟悉适用于年轻残疾人的法律。如果您是残疾人,虽然不是老年人,但您的法律需求会与老年人基本相同。您越早为现在的这些事情做好计划,就会觉得对未来有更好的准备和更多的掌控力。

（三）寻找一位家庭保姆 / 助理

如果您发现无法独自生活，第一个选择就是聘请一位保姆。有许多不同类型的人和组织可以提供上门服务。

1. 家政服务类型　以下描述了您可能想要和需要的各种帮助。

（1）**管家 / 庭院工人**：指可以帮助做家务和 / 或户外杂务的人。其中家务可能包括打扫房间、洗衣服、熨衣服或季节性的家务，如除草和铲雪。

（2）**私人助理或陪护**：私人助理或陪护可以通过协助完成各种任务来帮助您或您关心的人：

- 跑腿，帮您处理杂事；
- 开车带您或家人去出差、参加社交活动或看病；
- 超市购物；
- 烹饪和 / 或准备健康的食物，准备冷冻食物；
- 做一些简单的家务工作，如洗衣服、吸尘、清洁厨房和浴室；
- 整理和清洁衣橱、抽屉，甚至车库。
- 陪伴您或家庭成员打牌或玩游戏，帮助培养兴趣爱好，或者坐下来聊天。

（3）**家庭助理或个人护理助理**：家庭助理或个人护理助理提供包括身体协助的护理。他们通常接受过一些专业培训，可以帮助您完成日常生活任务，如：

- 洗澡；
- 上厕所；
- 穿衣服；
- 刮胡子；
- 口腔卫生；
- 指甲护理；
- 走路；
- 大小便失禁护理。

如有需要，一些个人护理助理还会帮助您开车、购物、做饭、做家务以及陪伴您。

（4）**家中的临时护理**：有时候您可能需要休息一下，想给自己一点时间。如果您是一名护理人员，这一点尤其如此。定期有人过来会对您有很大的帮助。您可以请亲戚或朋友帮忙，也可以向老年中心、地区老龄化机构或其他社区机构查询，看看他们是否有可以胜任这个角色的人选。家庭护理机构也可以提供帮助，您可以打电话给他们安排一次照顾或安排一个人每周或每月来一次。如果需要照顾的人是一名退伍军人（即使他不使用退伍军人的服务），您可以致电美国退伍军人事务部或加拿大退伍军人事务部当地分支机构的护理支持人员。

（5）**寄宿护理**：许多家庭护理机构可以帮助安排 24 小时护理，这样既可以照顾需要照顾的人,也可以让其他家人或朋友得到休息。您可以安排一名护理人员与您同住,或者安排一组护理人员全天或每周不同日子轮流工作。您可以按照列出的寻找临时护理的建议来寻找寄宿护理。

在加拿大,这些计划是由省和地区的卫生部门和私营公司提供的。通过查阅加拿大老年人目录或加拿大政府的"老年人计划和服务"页面等资源,了解有关寄宿服务的情况。联邦政府通过加拿大退伍军人事务部(Veterans Affairs Canada)支持退伍军人独立计划(VIP)。此外,所有的省和地区都有公共和私人机构提供有限的公共资助家庭护理服务。全国各地提供的服务类型各不相同。

2. 家庭帮助组织　有两类组织提供家庭服务,分别是家庭照护机构和家庭照护登记处,您也可以直接雇人。以下是三种选项的具体说明:

(1) **家庭照护机构**:承担所有的雇主责任。其雇佣并支付护理人员的工资,支付社会保险和工资税,办理保险,等等。该机构还提供一些培训和监管;一旦您的照护人员临时有事不能承担照护责任时,该机构会派其他人员替代。一定要了解每个机构政策的所有细节,因为这些政策因机构不同而不同。

(2) **家庭照护登记处**:是一种转介服务,可以帮助您找到不同类型的家庭照护。这些机构大多数提供家庭助理和持证员工,如注册护理助理(CNAs)、持证职业护士(LVNs)或注册护士(RNs)。除非您卧床不起,或需要一些必须医务人员进行的诊疗操作,一般来说家庭照护都是合适的选择。

家庭照护登记处给您推荐的人通常都很有经验,并可能接受过专业的培训,您需要为此项服务向登记处支付一定的费用。但与中介机构不同的是,家庭照护登记处并不雇用这些护理人员。如果您从登记处雇人,这个人就是您的雇员(即独立承包商),您需要支付税款和社会保险,并且还必须购买自己的责任保险。在加拿大,您可能负责缴纳税款、加拿大养老金计划和就业保险。当您联系登记处时,请向他们询问推荐人员的培训和工作经历,以及作为雇主需要做些什么。

(3) 另一种寻找费用较低的帮助方法是通过朋友推荐或通过招聘广告或在网站上发布的帮助信息来雇佣。如果您选择了这种方式,您要知道,这需要更多的时间,您将负责检查所有参考资料并做所有筛选。这个人可以作为雇员或独立承包商为您工作。在考虑就业税和保险等问题时,您需要和律师交谈,或者就这两种选择获得一些法律建议。

在加拿大,所有的省和地区都提供一定数量的,由公共和私人机构提供数量有限的公共资助的家庭护理服务。全国各地提供的服务类型各不相同。

3. 更多资源:家政服务　如果您想了解雇佣家政服务的情况,请查看 Caring.com 网站(www.caring.com)或 CaregiverJobs.ca(www.caregiverjobs.ca),这些网站提供了机构的名单、来自家庭的评论以及清单,以指导您完成这个过程。其他资源包括当地老年中心和残疾人服务中心、社区公告栏和社区报纸,通常会列出寻找家庭护理助理工作的人员名单。最好的帮助来源通常是口口相传，如果能得到曾经聘请过某人或知道某人曾经为朋友或亲戚工作过的人的推荐，是非常好的。通过您的家庭和社交网络发布消息，可能会让您如获至宝。

房屋共享也可以是一种解决方案。如果您有空间，可以把房子提供给别人，以换取帮助。如果需要的帮助主要是家务和花园杂务，这种方法效果最好。然而，有些人可能愿意提供照顾，例如跑腿，帮助穿衣、洗澡和准备饭菜。一些社区设有机构或政府部门，帮助合租者和找房者进行配对。

最后，美国的每个地区都有一个地区老龄化机构，加拿大每个省和地区都有一个为老年人提供资源的机构，您可以在电话簿中找到您所在地的机构，或通过加拿大老年人名录或加拿大政府的"老年人计划和服务"网页等在线查找。当您在寻找与您的护理和福利相关的其他资源时，这些都是可以尝试联系的机构。

(四) 搬到新住处

某一天，您或您的伴侣可能需要搬到新居，可能是因为您的健康状况每况愈下，或者因为伴侣的健康需求增加。无论出于何种原因，这都是一个很难做出的决定，本书第二章"成为一个积极的自我管理者"中讨论的决策工具会有所帮助。一旦您做出决定，就可以开始寻找能提供您需要的护理的社区类型。以下是不同类型的住宅。

1. 独立生活的老年人或退休社区、老年公寓　如果您或您的伴侣是一位老年人（通常超过 50 岁），可以选择老年公寓。这些社区可能是自有的或租赁的单元，提供一个安全更有保障的环境，并提供应急服务。社区通常提供餐厅膳食和每周的家政服务，有时也提供洗衣服务和个人交通。社区会经常举办各种活动和外出活动。如果您不想再做饭和打扫卫生，但又想每天和其他人在一起，这种社区是一个选择。社区不提供任何个人护理帮助。

这种类型的社区总是供不应求，往往是社区还没有建成，报名入住的名单就已经满了。如果您认为这样的社区适合您，那就马上去登记、列入候补名单，或者至少在您想搬家前几年就做好此事。如果您还没有准备好，可以随时改变想法或退出申请。要找到您所在地区的这些社区，请致电老年中心或在网上搜索附近的老年独立生活或退休社区。如果您有朋友住在附近的退休社区，可以让他们邀请您去参观或吃个饭，这将有助于您了解内部情况。有些社区甚至有客房，您可以在签订租约或合同之前在那里住一两晚，感受一下。

2. 辅助生活住宅　辅助生活住宅通常提供独立居住住宅提供的所有服务，加上一些个人护理和 / 或服药方面的帮助。个人护理协助通常包括完成日常生活任务，如洗澡和穿衣。但是您或您的伴侣必须具备生活自理能力，如自己上厕所、上下床和去公共餐厅，如果您或伴侣需要搬到专业护理机构或者接受护理的人去世，就需要搬出这类机构了。

在加拿大，养老院通常由盈利性和非盈利性机构私人经营。费用主要由居民支付，政府很少有补贴。

3. 专业护理机构（SNF） 有时称为"疗养院""康复医院"或"长期护理机构"，专业护理机构为重病或残疾人提供最全面的护理。专业护理机构为没有医疗护理就无法继续正常生活的人提供医疗相关的护理，这意味着可能需要通过药物注射或静脉注射的方式进行药物治疗，或者由专业护理人员监督用药。疗养院中的患者通常自理能力非常有限，需要他人帮助才能上下床、吃饭、洗澡或如厕。专业护理机构也可以提供饲管、呼吸机或其他高科技设备的护理。通常，脑卒中或髋关节、膝关节置换术后的患者在回家前会从急诊医院转到专业护理机构进行康复治疗。研究表明，65岁以上的老年人几乎有一半都在疗养院住过一段时间，当然其中许多人在康复期间只住了很短的时间。

许多人对专业护理机构有负面感觉。您可能读过或听过一些负面的故事，不幸的是，这些报道和故事往往容易造成焦虑和恐惧。有对当地专业护理机构进行监督的组织，此外，法律规定每个机构必须在显眼的地方张贴"监察专员"的姓名和电话号码，监察专员是由州许可机构指派的人员，负责帮助患者及其家人解决与护理有关的问题。在加拿大，各省卫生署负责监督所有的护理机构。您也可以让家人或朋友参观几家机构并提出建议。有些负面的事情确实是真实发生的，但是也要记住，新闻媒体往往不热衷于报道专业护理机构中优质护理的案例。

在寻找机构时，请向朋友、老年中心的社会工作者和出院规划师询问您所在地区的专业机构，这些专业护理机构能满足关键需要，它们提供的护理类型和设施是您目前的生活状况下可能无法提供或负担得起的。

对于部分伤残或暂时伤残人员，专业护理机构提供物理、职业和语言治疗、伤口护理和其他服务，并不是所有的疗养院都提供所有类型的护理。有些专门提供康复和治疗，另一些则专门提供长期监护护理。有的提供高科技护理服务，有的则不提供。

4. 持续性护理退休社区（CCRC） 这些机构在一个地点提供上述所有三种类型的服务（独立生活、辅助生活和专业护理）。持续护理社区的优点是，如果您和伴侣需要不同级别的护理，该机构可以容纳你们两个人。另一个优点是，假如您或伴侣的护理需求发生变化，仍可以留在原来的机构。

5. 住宿式或寄宿式护理院 寄宿式护理院由州或县社会服务机构颁发执照。寄宿式护理院在加拿大也被称为辅助生活，通常是位于住宅区的小户型家庭，为不能独自生活的人提供非医疗照护。小院大约有六名居民，他们生活在类似家庭的环境中，每个人通常都有一个单独的房间，但是大家会一起吃饭。较大的院舍可能有更多的居民，多住在公寓或酒店之类的地方。

这些护理院提供个人护理、餐饮、家政服务，有时还提供交通服务。与辅助生活住宅的不同之处在于，不提供更广泛的其他活动。较大的寄宿式护理院会有更多的工作人员，并可能提供一些其他类型的计划活动。住在较大护理院的居民通常需要更加独立，因为不会像住在小型养老院里的居民那样得到更多关注。

在大多数州,这些护理院被许可向老年人(62 岁以上)或成年人(62 岁以下)提供服务。成年人护理院进一步分为精神疾病患者、发育障碍者和身体残疾者的机构。在考虑住宿或寄宿式护理院时,一定要评估已经住在那里的居民类型,以确保他们的条件和需求与您相似。

虽然根据法律规定,所有的养老院都必须提供健康饮食,但要确保食物符合您的喜好,能够满足您的需要。

护理院每月的费用各不相同,取决于是简易型还是豪华型。简易型机构的费用与政府补充保障收入(SSI)福利大致相同,并且会接受 SSI 补贴,直接向政府结算。在家具、邻里和服务方面,越豪华的住宅,费用就越高。然而,即使是最优秀的护理,通常也比每周 7 天、每天 24 小时的全职家庭护理费用低。在加拿大,费用因省而异,根据您的收入情况,可能会有政府补贴。

无论您做出何种选择,都需要大量的思考和研究,这是一个重大的决定。利用第二章"成为一个积极的自我管理者"中讨论的决策工具,并考虑召开一次家庭会议,与亲近的家庭成员和朋友讨论这个问题,并从他们那里获得建议和帮助。

二、我是否有足够的钱来支付护理费用

除了害怕身体上的依赖,许多人还担心没有足够的钱来支付医疗和护理费用。患病常常需要昂贵的护理和治疗。如果您的病情很严重或因残疾而丧失工作能力,就会失去收入或失去健康保险的保障,随之会产生难以承受的经济问题。然而,您可以根据自己的经济情况事先做好安排,以避免以上情况发生。

在美国,健康保险和 Medicare 可能只支付部分护理费用,而且专业护理提供的天数是有限的。Medicare 并不涵盖所有的费用,而且大多数私人 Medigap 只涵盖 Medicare 不涵盖的 20%,这些通常是您的自付费用。Medigap 计划通常不包括 Medicare 承保范围外的任何医疗服务。然而,一些 Medigap 保单可能会支付美国境外的某些医疗服务,而这些服务不在Medicare 的承保范围内。

除了 Medigap 保单之外,还有其他类型的补充保险保单,可以满足 Medicare 和 Medigap保险未支付的护理需求。这些补充保险可能是雇主提供的福利,或者您可以直接从保险公司购买。补充保险的例子包括长期护理、重病、医院赔偿和意外死亡保险。如果您计划购买补充保险,请仔细阅读有关福利、限制和免除条款的内容。例如,补充保险可能不包括您预期的所有费用,可能需要等待一段时间才能开始付款,或者可能会根据您购买保险的类型以及购买的时长而有所限制。请确保该保单涵盖疗养院每天的护理费用符合您所在社区的实际情况,明确会支付多久的护理费用。专业的护理或康复机构通常有大约 3 个月的期限,如果您或伴侣被判定为"没有好转",并需要"监护"护理,则期限会更短。

医疗改革继续给美国的 Medicare、Medicaid 和私人保险带来许多变化,这些变化可能很难理解。请您咨询当地的老年中心、地区老龄化机构或残疾组织,以寻找值得信赖的信息来源。

如果您病得太重而无法工作,无论是永久性的还是暂时性的,您都可以根据您的情况去申请社会保障。如果您有未独立的子女,他们也可以获得福利。如果您已经患病超过两年(截至本书撰写之时),您可能有权享受 Medicare 覆盖以满足您的医疗需求。伤残津贴只根据伤残情况而定,而不是根据需要而定。如果社会保障福利不足或不够,满足 Medicaid 资格标准的个人可以申请享受补充保障收入(SSI)计划。

如果您的收入很低或没有收入,联邦政府的 Medicaid 项目会为您支付医疗费用和长期的保健费用。各州关于收入和资助的标准各不相同,请咨询当地的社会服务部门,以了解您是否能得到资助。专门从事老年人护理的律师也可以提供帮助。

如果您住过院,您所在医院的社会服务部门可以向您提供建议,包括您自身的健康情况以及您是否具备享受这些保险条款的资格。当地为残疾人服务的机构通常有专业顾问,可以向您推荐您有资格申请的项目和资源。老年中心也有熟悉医疗保险的顾问可以向您介绍有关方面的保障资料。

如果您或您的伴侣是美国退伍军人,请咨询最近的退伍军人事务部(VA)机构或 VA 网站查询有关服务信息,您可能有资格以非常低的费用或免费获得一系列服务。在加拿大请向加拿大退伍军人事务部查询服务和项目。

如果您或您的伴侣有自己的房子,您也许可以申请反向抵押贷款。如果您申请反向抵押贷款,银行会根据您的房屋价值每月支付您一笔款项。好处是无论您活多久,都不会被赶出您的家。通常,申请反向抵押贷款比用房子里的资产抵押贷款要好。在做任何决定之前,一定要找一位了解健康和老龄化相关问题的优秀理财顾问谈谈。反向抵押贷款既有风险,也有好处。

无论何时,您都可以开始为预期和意外的未来事件进行财务规划。即使讨论未来的想法会让您和家人感到不舒服或不安,但越早开始这个过程,你们都会感到更好和更有安全感,因为您知道已经有了一个合适的计划。如果有什么事发生,您也会有更好的准备。

在加拿大,《加拿大卫生法》涵盖了住院和医生服务,但其他服务可能不在公共系统的覆盖范围内。您需要了解哪些健康福利受保障,哪些不受保障。在某些情况下,一个人可能可以申请领取一项以上的残疾津贴。在加拿大,有残疾、长期护理和危重疾病等私人保险。雇主可以提供短期和长期残疾福利。省级残疾收入项目可以补充加拿大养老金计划(CPP)的残疾福利,资格取决于医疗条件和经济标准。CPP 为那些已经为 CPP 缴纳了足够费用并且是残疾人、不能在任何工作岗位定期工作的人提供残疾福利(残疾养老金和退休后残疾福利)。各省都有自己的残疾收入项目,适用于符合条件且不符合参加其他残疾收入项目的人。各省/地区政府还提供公共补贴的家庭和社区护理。

三、我需要帮助但又不想让人帮助怎么办

除了实际和经济方面的问题，人们常常还需要情感方面的帮助。大多数人从童年时都渴望独立，渴望自己人生中的第一次：第一次拿到驾照、第一份工作、第一张开户存钱的银行卡、第一次离开家门而不需要家人照顾，不用告诉任何人您要去哪里，等等。通过这些"第一次"或其他多种方式，您向自己和他人证明您已经"长大了"，已能够对自己的生活负责，能够自己照顾自己了。

随着时间的消逝，我们不得不面对这样一种现实：我们需要帮助，因为我们已不能很好地照顾自己，就像又回到了童年时代。您再次发现您的生活由别人负责，这将使人处于痛苦和尴尬的境地。

这时有些人会变得沮丧，再也没有人生乐趣可言；另一些人则否认自己需要帮助。这样，他们就使自己处于一个危险的位置，进而使自己的生活变得更加困难。还有些人彻底放弃自理，他们完全期待和要求子女或其他家庭成员的照顾和服务。如果您有类似情况，应该鼓起勇气，更积极地面对现实。

"我能够改变的事情就改变它，不能改变的就接受它，并知道其中的区别"是保持对生活负责的关键。您必须正确评价您的能力，了解哪些活动需要帮助（如去购物和打扫房间）和哪些活动您可以自己做（如穿衣服、支付账单和做简单的饭菜）。另一种方式是，在您最不喜欢做的事情上向别人寻求帮助，这样您就会有时间和精力去做自己喜欢的事情。

弄清楚自己需要什么样的帮助，这需要您自己来决定。您尽可能地保持这个做决定的权利并要对自己负责，做您所能做的决定和做您所能做的事，不要迫使别人来为您做决定，但必须实事求是。利用第二章"成为一个积极的自我管理者"第22~23页的决策方法。

即便您是决策者和管理者，您也不需要独自解决所有问题。事实上，与富有同情心的倾听者交谈，无论是专业顾问，还是理智的亲朋好友，都是非常惬意和有帮助的。一个客观的倾听者常常会替您指出您所忽略或不清楚的事情，您可能会从新的角度看待问题。

要谨慎选择顾问，对于各种各样的建议，您要谨慎考虑。不要接受销售人员的建议，因为有许多人可能趁机向您推销昂贵的产品和服务，包括健康或意外保险、年金、特殊而昂贵的家具、"阳光之旅"、特殊杂志或者健康食品等。

当与家人或朋友交谈时，要尽可能开诚布公和通情达理。同时，尽量让他们明白，您希望有决定权及哪些帮助是您所能接受的。为了获得他们的理解和配合，可以使用"我"的信息。例如，"是的，我需要 _____ 方面的帮助，而在 _____ 方面我自己可以做。"您可以在第十一章"与家人、朋友和医护人员交流"中了解更多关于"我"信息的沟通和其他沟通技巧。

请求帮助并不意味着放弃自己的选择权。要有聆听建议的习惯，并尽早与帮助您的人共同制定一些基本规则。当需要做出选择时，要求对方提供一些选择，如果您能客观地评价

给您的建议,并且不错过任何一个选项,帮助您的人就会认为您能够做出正确的选择,并会乐于继续给您建议。

对于那些想要帮助您的人的善意和努力,要有感恩之心。当您需要这种帮助时,您要拿出风度去接受他们所提供的帮助。接受帮助可能会令人感到尴尬,但从长远来看,接受帮助可以让您保持独立。否则,您就应该礼貌委婉地说"不"。例如,"感谢您主动提出在您家办感恩节,但我想在这里办。我想烤一下火鸡,请你们也带一些食物来,再帮我收拾一下碗盘。"

如果您因为帮助需求越来越多而无法忍受时,应该咨询专业的心理咨询师,找一位对残疾人和慢性病患者的心理和社会问题方面有经验的咨询师。特别为残疾人提供服务的机构、老年中心、地区老龄化机构或在线资源,如加拿大老年人名录,可以为您推荐合适的人选。为您的健康状况提供服务的组织也可以指导您去参加支持小组和课程(在美国,包括美国癌症协会、美国肺部协会、美国心脏协会、美国糖尿病协会和阿尔茨海默病协会等组织;在加拿大,包括加拿大癌症协会、加拿大肺部协会、加拿大心脏和脑卒中基金会、加拿大糖尿病协会和加拿大阿尔茨海默病协会等组织)。您可以在网上或者电话簿上"社会服务机构"列表下找到有关机构的电话号码。

当您知道自己无能为力时,可以向家人和朋友求助。有时候,人们害怕被拒绝,所以从不开口。另一些人则因为害怕亲人退缩,而试图隐藏自己的需要。家人发现所爱的人有未被满足的需求时,会经常抱怨:"如果我们早知道……就好了。"就像因为无法自理带来的恐惧和不安一样,我们也会担心被家人抛弃。很多人都害怕被子女"抛弃"在养老院,而这些子女也从来没有来探望过他们。我们也担心这种情况会发生在自己身上。更常见的是,您以为能提供帮助的人最终并没有帮助,有时候这是因为他们不知道该怎么做。您以为人们"都知道该怎么做",但其实他们往往不知道该怎么做。有时他们几乎和您一样被您的处境压得喘不过气来。请记住,您无法改变别人的沟通方式,您能做的是改变您的沟通方式,以确保您被理解。

如果您不能向亲密的家人或朋友求助,请向可提供帮助的机构求助,相关专业人员让您更容易获得帮助。他们会评估您的需求并与您一起联系社区资源组织为您提供所需要的帮助。至少在两种情况下,这些机构会有所帮助:第一种情况是当您不能依赖朋友或家人而需要帮助时,第二种情况是当您试图帮助他人而他人拒绝您的帮助时。您可以通过当地社会服务部门的"成人保护服务"计划或家庭服务协会找到这些机构。在加拿大,省/地区政府提供家庭和社区护理公共补贴,当地医院的社会服务部门也可以帮您联系到合适的机构。

四、悲痛:对坏消息的自然反应

当您经历了失去,小到失去一个特别的纪念品,大到失去生活伴侣或身患残疾或绝症,您就会经历一个悲痛的情感过程。这是自然的,它帮助人们接受失去的事实。

患有慢性病或有身体残疾的人经历了各种各样的失去,这些失去可能包括失去信心,失去自尊,失去独立,失去生活方式,也许最痛苦的是,失去积极的自我形象。如果您的病情已经改变了您的外观,那就更是如此。类风湿性关节炎、帕金森病、脑卒中导致的瘫痪或癌症致使失去乳房,都可能发生这种情况。

精神病学家 Elizabeth Kübler-Ross 对悲痛这一过程的各个阶段进行了如下描述:

1. **震惊** 是当一个人最初意识到损失时精神上和身体上的反应。

2. **否认** 您会对自己说"不,这不可能是真的",并在一段时间内持续认为不是真的。

3. **愤怒** 您会对自己说"为什么是我?"或找个人或事发泄(要是医生能早点给我诊断出来就好了,都怪那份工作给我造成的压力太大,等等)。

4. **做出承诺以示悔过** "我再也不抽烟了"或"我会严格按照我的治疗方案进行治疗"或"如果我能恢复,我就每周日去教堂"。

5. **抑郁** 当完全意识到这一点,面对现实您就会感受到深深的悲伤和无助。

6. **接受** 当认识到您必须面对现实,就需要鼓起勇气并做您应该做的事情。

人们不一定会陆续地经历这些阶段,而更容易在两者之间摇摆不定,因此,当您再次生气或沮丧时,不要感到惊讶或气馁,即使您已经接受了现实,也会在各种情绪间左右摇摆。

五、做出临终的决定

关于临终的决定可能是非常困难的。对所有人来说,这意味着要面对自己的死亡。随着年龄的增长,您可能开始对死亡产生恐惧,尤其是当发生一些事情,让您直面自己死亡的可能性时,更是如此。失去亲人、在意外中幸存或得知自己的健康状况可能会缩短寿命时,我们将不可避免地想到自己的死亡。

对死亡的态度取决于我们对生命的态度,这与文化、家庭、宗教信仰和个人生活经历息息相关。您可能希望或祈祷自己或爱人从痛苦中解脱出来,对这些愿望感到内疚,或害怕死亡。有时候我们会有这些感觉,这些感觉很常见,许多人试图回避这些感觉,他们不想面对未来,因为害怕想到死亡。

如果您已经想好自己近期和更远的未来,期望自己的生命在某一时刻结束,那接下来的内容将对您是有用的。如果您还没有想过,那就暂时跳过这部分内容,等您准备好了再来看。

采取积极的步骤为死亡做准备是有用的,也是健康的。这意味着通过关注所有必要的大大小小的细节,让您的房子井然有序。如果您不处理这些事,会连累自己和那些爱您和关心您的人,也会失去做出这些重要决定的能力。

无论您对自己的未来作何决定,重要的是要告诉别人。在生命的最后时刻,您希望以何种方式和在哪里度过？您想待在医院还是在家？什么时候您希望不再延长您的生命？当死亡已经不可避免的时候,您是否愿意让它顺其自然？在那个时候您愿意由谁来陪伴着您,是最亲近的几个人,还是所有您关心并想见最后一面的人？如果您不能再处理您的事务,会怎么样？大多数人对自己想要什么有非常明确的想法,您需要与他人分享这些想法和愿望。

这种临终计划很艰难,有时还很令人心惊肉跳。人们不喜欢考虑所有的"如果",然而,这种计划对您、您的伴侣和您的家庭都是必要的。良好的计划将保护您,并确保您的愿望得到理解和实施。

然而,如果您的计划没有被写下来,更重要的是没有被写进具备法律效力的书面文件,您的意愿可能就不会被遵循。后面的内容中,我们将讨论您应该准备好的具备法律效力的文件类型。如果您不确定您有什么,或者您没有这些,请咨询律师,这不是您自己能做到的事情。很多人担心去找律师会很贵,但许多律师会免费和您会面或咨询,讨论您的需求。律师事务所可以在咨询期间给您每项服务的价格。此外,律师费也不尽相同。请多找几个律师,找到费用合适的那一位,准备需要的两份文件并不昂贵。

六、法律规划

准备法律文件应该现在就做,而不是以后。如果您的思维能力受到慢性健康问题的影响,这一点就更为重要了。根据法律规定,咨询合法临终计划的律师必须确保雇主"心智健全",并有能力为自己做出这些决定。因此,最好不要等待。

在每个国家和地区,相关法律要求是不同的。想了解更完整的细节,请咨询法律顾问。以下只是基本内容,为与您的伴侣、家人和法律顾问进行更深入的讨论做准备。

(一) 医疗保健的预先指示

虽然我们都无法控制自己的死亡,但死亡就像我们生命的其余部分一样,是可以管理的。也就是说,您可以提出意见,做出决定,并可能提高您最后日子的生活质量。适当的管理可以让您的死亡对家人和朋友来说更容易。预先指示可以帮助您处理一些与死亡有关的医疗和法律问题,并帮助您计划好预期和意外的临终情况。您和其他成年家人应该尽早准备一份医疗保健的预先指示。即使对没有任何慢性健康问题的人来说也是如此,如果没有这个指令,您的愿望可能无法实现。

预先指示是一种书面指示,告诉您的医生,当您无法为自己做出医疗决定时(例如,当您失去意识、处于昏迷状态或精神不正常时),您希望得到什么样的护理。通常一个预先指示会说明您想要的和不想要的治疗类型。预先指示有不同的类型,以下内容描述了美国最常见的预先指示类型。

1. **生前遗嘱**　生前遗嘱是一份文件,规定了如果您身患重病或绝症,您希望得到何种医疗或维持生命的治疗。然而,生前遗嘱并不能让您在法律上指定某人为您做出这些决定,它表达了您的意愿,但并不具备法律效力。

2. **医疗保健的持久授权书(DPA)**　医疗保健的持久授权书允许您指定一个人作为您的代理人,也为您的代理人提供了有关您的健康护理意愿的指引。如果您愿意,您可以让代理人在没有您指导的情况下做出决定。然而,许多人更愿意给代理人提供指导,这个指导几乎可以阐明任何有关您的护理的内容,包括从希望使用积极的生命维持措施到不希望使用这些措施。生前遗嘱只适用于您患有一种将结束生命的疾病,但用于医疗保健的 DPA 则可以在您因疾病、事故或受伤而失去意识或无法做出决定的任何时候使用。

在加拿大,用于医疗保健 DPA 的术语包括替代决策人、代理人、授权人(魁北克省)、医疗或个人护理的代理人或授权委托书。此部分的其余内容将提及医疗保健 DPA,但同样适用于加拿大(请注意,一般 DPA 涉及财务问题,而医疗保健的 DPA 仅用于医疗保健决策)。

医疗保健 DPA 允许您指定其他人作为您的代理人,只负责您的医疗保健,但无权以其他方式代表您行事,例如处理您的财务问题。一般来说,医疗保健 DPA 比生前遗嘱更有效,因为允许您指定某人为您做决定,可以在您无法做出医疗保健决定的任何时候使用。如果没有您信任的人替您行事,医疗保健 DPA 可能不是最佳选择。本章后续内容将详细介绍准备医疗保健 DPA 的更多详细信息。在美国大多数州,不需要律师来准备这份文件。

(1) **不要抢救(DNR)命令**:"DNR"指当您的心脏停止跳动或停止呼吸时,要求不对您进行心肺复苏术(CPR)。"DNR"可作为生前遗嘱或医疗保健持久授权书(DPA)的一部分。然而,您不需要有生前遗嘱或医疗保健 DPA 就可以发出 DNR 命令。医生可以在您的病例中写上 DNR,以便指导医院和任何医疗保健提供者的行动。您也可以把 DNR 贴在您的冰箱上或家里的其他地方,以便急救人员知道您的意愿。如果没有 DNR 命令,医院或急救人员会尽一切努力救活您。美国所有州都接受 DNR 命令。

(2) **精神健康保健预先指示**:虽然医疗保健预先指示一般用于临终情况,但它们也可以准备好指示在痴呆或精神疾病患者因该疾病丧失行为能力时所给予的精神健康治疗类型。根据美国联邦法律,大多数州可以将医疗保健和精神保健的预先指示合并在一份文件中,并允许指定一名代理人代表患者处理身体健康和精神健康问题。然而,有些州则要求单独的文件,也允许患者选择不同的代理人,一个负责身体健康保健,另一个负责精神健康保健。要了解更多关于精神健康保健预先指示的信息以及您所在州的具体做法,请访问美国精神科预先指示资源中心的网站(www.nrc-pad.org)。

(3) **维持生命治疗的医嘱(POLST)**:另一种越来越普遍的预先指示形式是维持生命治疗的医嘱。医生会在出诊时向患者介绍这种表格(通常是粉红色的),一般患者在生命最后阶段才会用到这个表格。POLST 是病历的一部分,但它并没有指定某人代表您行事,因此医疗保健 DPA 仍然很重要。

在加拿大,预先指示的术语在各地有所不同,包括个人指示、医疗保健指示、高级护理计划和我在无行为能力情况下的授权。"生前遗嘱"一词起源于美国,在美国或加拿大没有法律地位。在加拿大,可以在没有律师协助的情况下创建医疗保健指示。加拿大的大多数省份和地区都有自己的 DNR 表格供居民使用,这些表格的名称和使用时间可能会有所不同。在加拿大,精神卫生保健指令的做法因省而异。欲了解更多信息,请咨询当地的卫生机构或医院,或联系加拿大精神卫生协会(www.cmha.ca)在当地的分支机构。加拿大尚未有POLST。

(二) 为医疗保健准备一份持久授权书(DPA)

成年人(任何年满 18 岁或以上的人)应准备并拥有一份医疗保健的持久授权书(DPA)。任何人在任何年龄都可能发生意想不到的事情。尽管每个州对预先指示都有不同的规定和形式,但无论您住在哪里,这些信息都很有用。请注意,许多州都承认在其他州设立的医疗保健的 DPA 有效。但为了保险和安全起见,如果您搬到另一个州或在另一个州久居,最好咨询当地的律师,看看您的文件在当地是否具有法律约束力。

确保您的医生有一份您的医疗保健 DPA 复印件,当您去医院的时候,确保医院也有一份。如果您不能自己带到,请确保代理人知道要给医院一份复印件。这一点很重要,因为医生可能无法监督您在医院的护理。不要把您唯一的一份医疗保健 DPA 放在您的保险箱内,在某些时刻它需要被随时使用。

1. 选择您的代理人　准备医疗保健 DPA 的第一步是选择您的代理人。代理人可以是您的朋友或家人,但不能是为您提供护理的任何服务提供者。代理人应该与您居住在同一区域。如果代理人无法在短时间内为您做决定,那他不适合做代理人。为了安全起见,您也可以指定一个第二代理人,在主要代理人不在的情况下代替您行事。

要确保代理人和您想法一样,或者至少愿意执行您的愿望。您必须能够相信这个人把您的利益放在心上,真正理解并会尊重您的意愿。您的代理人应该成熟、沉稳,愿意接受您的愿望,必须是您认识的能执行这些愿望的人。有时候配偶或孩子不是最好的代理人,因为在感情上与您太亲密了。例如,如果您希望在严重心脏病发作的情况下不要抢救,您的代理人必须能够告诉医生不要进行抢救,这对家人来说可能非常困难或不可能。要确保您选择的代理人能够胜任这项任务,不会在关键时刻说"尽您所能"。您的代理人应该比较理智,不会认为此事牵涉太多情感负担。

代理人应具备以下特征:

(1) 在需要时可以为您提供服务的人。

(2) 理解您的愿望并愿意实现它们的人。

(3) 在情感上已有所准备并能够执行您的愿望,并且不会因此而感到有负担的人。

寻找合适的代理人是一项关键任务,可能意味着要与几个人交谈,这可能是您一生中最重要的沟通。本章后续将进一步讨论如何与家人、朋友和医生讨论您的愿望。

2. 表达您的选择　一旦您选择了代理人,花些时间思考您的选择,并决定您想要什么。换句话说,您对代理人有什么指示? 您的信念和价值观会指引您的方向。一些医疗保健DPA 表格给出几个关于医疗治疗的一般愿望声明,这些可以帮助您决定您的愿望。以下是一些一般性声明的例子:

如果我的主治医生发现我无法自己做出医疗保健决定,我授予我的代理人全权代表我做出这些决定,并遵守以下规定的任何医疗保健说明。我的代理人将有权:

(1) 同意、拒绝同意或撤回对任何医疗护理或服务的同意,例如检查、药物、手术或任何身体或精神状况的咨询。这包括提供、停止或取消人工营养和水化(插管或静脉喂养)以及所有其他形式的医疗保健,包括心肺复苏术(CPR)。

(2) 选择或拒绝医生、其他医疗保健专业人员或医疗保健机构。

(3) 接受并同意公布医疗信息。

(4) 捐赠器官或组织,授权进行尸检,并处理我的尸体,除非我在与殡仪馆的合同中、遗嘱中或其他书面文件中另有说明。

(5) 最大限度地延长我的生命,而不考虑我的身体状况、康复的机会,或手术的费用。

如果您使用的表格包含这些建议的一般声明,您只需在适用于您的声明上打上首字母。

其他的表格会做一个"一般授予声明",在这个声明中,您给您的代理人做决定的权力,但您并没有写出这些决定的细节。在这种情况下,您相信您的代理人会遵从您的意愿。由于没有明确地写出这些愿望,您必须与代理人详细讨论这些愿望。

所有表格都有空白的地方,您可以在其中写下您任何的具体意愿。尽管不是必须,但您最好还是提供具体的细节。知道要写什么细节的确有些复杂,因为没有人能够预测未来,也不知道在什么情况下代理人将不得不采取行动。尽管如此,您还是可以通过询问医生来获得一些想法,请医生根据您的个人情况来谈谈您最有可能的疾病发展进程是什么,然后您可以指导代理人如何行动。您的指示可以包括疾病结果和具体情况,或者两者都包括。如果您指定了疾病结果,声明应重点说明哪些类型的结果是可以接受的,哪些是不能接受的(例如,如果我可以继续保持完全的精神功能,则进行抢救)。

具体情况如下:

(1) 您已经被诊断患有阿尔茨海默病和 / 或其他神经系统问题,这些问题最终可能会使您基本丧失或完全丧失精神功能。这些症状一般不会危及生命,至少不会持续很多年。然而,其他事情也可能发生在您身上,可能会危及生命,例如肺炎和心脏病发作。因此,您需要决定您想要多少治疗。例如,如果您得了肺炎需要抗生素吗? 如果心脏停止跳动需要做心肺复苏吗? 如果不能自己进食需要管饲吗? 记住,您可以选择如何回答这些问题。您可能不想心肺复苏,但可能需要管饲。如果您想要积极治疗,您可能想使用一切可能的手段来维持生命。另一方面,您可能不希望使用任何特殊的手段来维持生命。例如,您可能希望被喂食,但不想用上生命支持设备。

(2)**您的肺功能很差,不会改善。** 如果您自己无法自主呼吸,您是否想被安置在重症监护室使用机械通风机(呼吸机)。请记住,这种情况下您的情况不会好转,明确提出选择永远不使用机械通气设备(呼吸机),和在使用了通气设备后病情不会有所改善仅会维持生命的情况下选择不使用机械通气设备,两者是完全不同的。显然,在严重哮喘发作等情况下,机械通气可以挽救生命,这时使用机械通气可以在短时间内恢复身体的正常功能。这种情况下,问题不在于是否使用机械通气,而在于在什么情形下使用。

(3)**无法通过手术改善您的心脏病。** 想象一下,您现在正在心脏重症监护室,如果您的心脏停止工作,您是否要进行心肺复苏? 和人工呼吸一样,问题不是"您是否想被抢救?"而是"在什么情况下您希望或不希望进行抢救"。

从这些例子中,您可以开始确定一些您可能想在**预先指示**或**医疗保健 DPA** 中给出的指示。

总之,在指示代理人如何代表您行事时,您需要做出以下几个决定:

• 一般来说,您想要多少治疗? 这可以是非常积极的,也就是做很多事情来维持您的生命;也可以是非常保守的,也就是除了让您保持干净和舒适之外,几乎不做任何事情来维持您的生命。

• 考虑到像您这种情况的人可能发生的危及生命的事件,您想要什么样的治疗,以及在什么样的条件下需要这些治疗。

• 如果您患上精神上无行为能力的疾病,您希望对其他疾病(如肺炎)进行什么样的治疗。

请查看 www.bullpub.com/resources 的资源页面,主题为"规划未来"。在一些网站上,您可以找到可下载的医疗保健 PDA 表格。

七、与朋友和家人分享对临终问题的愿望

写下您的愿望,并准备好您的医疗保健预先指示和一份医疗保健 DPA,并不意味着您已经做完了所有该做的事情。一个好的自我管理者必须做的不仅仅是写一份备忘录,而是必须确保备忘录被传达。如果您希望您的愿望得到执行,您必须与您的代理人、家人和医疗保健团队分享您的愿望,通常,这不是一件容易的事。

在您进行这次谈话之前,每个参与的人都需要有您医疗保健 DPA 的复印件。一旦您完成了这些文件,请人见证并签字。在某些地方,您可以对医疗保健 DPA 进行公证,而不是见

证。记得多复印几份,您需要给您的代理人、家人和医院医生一份,另外,也要给您的律师一份。现在您已经准备好谈论您的愿望了。人们不喜欢谈论自己或亲人的死亡,因此,当您提起这个话题时,得到的回答可能是:"哦,别想那个了"或"那是很久以后的事了"或"没那么恐怖,您的病没那么严重。"通常这时谈话就结束了。您的工作是保持对话的畅通,有几种方法可以做到这一点。首先,计划一下您将如何进行这次讨论。以下是一些建议:

1. 准备好您的医疗保健 DPA,并将复印件交给适当的家庭成员或朋友。请他们阅读完再定具体时间讨论。如果他们拒绝对此事进行沟通,请告诉他们这确实是一个很困难的话题,但您必须和他们讨论。这是练习第十一章"与家人、朋友和医护人员交流"中讨论的"我"的信息的一个好时机。例如,"我知道死亡是一件很难谈论的事情,然而,我们进行这次谈话对我来说非常重要"。

2. 另一个策略是为您所有的家庭成员准备一份空白的医疗保健 DPA 表格,并建议每人填写一份并分享。这甚至可以成为家庭聚会的一部分,将此作为成年人和家庭成员的一个重要方面,让它成为一个每个人都参与进来的家庭项目,可能会使讨论更容易。此外,这将有助于澄清每个人对死亡的价值观。即使是十几岁的青少年也可以参与讨论。

3. 如果这两项建议似乎太难或者因为某种原因无法做到,您可以写一封信、电子邮件或者准备一段视频发给家人。谈谈为什么您觉得您的死亡是一个重要的话题,希望他们知道您的愿望,然后说出您的愿望,给出您选择的理由。同时,给他们发一份您的医疗保健 DPA,请他们以某种方式做出回应,或者您可以留出一些时间当面或电话交谈。

如前所述,在决定您的代理人时,关键是选择一个可以与您自由交谈和交换意见的人。如果您选择的代理人不愿意或不能与您谈论您的愿望,您可能选错了代理人。请记住,某个人与您关系非常亲近,并不意味着这个人真正理解您的愿望或者能够执行它们。除非您不介意您的代理人违背您的意愿,否则这个话题不应该是不言自明的。因为这个原因,您不妨选择一个和您感情不那么亲密的人。如果您确实选择了亲近家人以外的人,确保您的家人知道您指定的人和原因。

八、与医生谈论临终问题

研究表明,人们与医生谈论自己的临终愿望时往往比与家人谈论临终问题更困难。事实上,在已经写下医疗保健 DPA 或其他预先指示的人中,只有极小部分的人曾与医生分享这些愿望。

即使这很困难,您也应该和医生谈谈。首先,您需要确定您的医生的价值观和您一样。如果您和医生价值观不一样,医生可能很难执行您的愿望。其次,您的医生需要知道您想要什么,这样,医生就可以采取适当的行动,例如写下抢救或不使用机械抢救的命令。第三,您的医生需要知道您的代理人是谁以及如何联系这个人。如果必须做出一个重要的决定，并且要遵循您的意愿，医生必须和您的代理人进行交谈。

一定要给医生一份您的医疗保健 DPA 复印件，以便它能成为您的医疗记录的永久组成部分。如前所述，还有一种预先指示叫 POLST（维持生命治疗的医嘱），此表格适用于处于生命的最后一年或患有晚期绝症或预计无法康复的疾病者。您和您的医生通常会在就诊时填写此表，可以让您和医生有机会讨论可能发生的情况以及当情况发生时您想要什么。如前所述，POLST 是您医疗记录的一部分，但它并没有指定代表您行事的人，因此拥有医疗保健 DPA 仍然很重要。

不必感到惊讶，许多医生也觉得很难和患者谈论临终愿望。毕竟，医生的工作是让人们更好地活着，医生本身就不愿意想到自己的患者即将离开这个世界。另一方面，大多数医生希望他们的患者拥有医疗保健 DPA（有时还有 POLST），这些文件可以减轻患者和医生的额外压力和担忧。

如果您愿意，请安排时间与医生讨论您的愿望。这不应该是定期访问结束时的闲聊，而是在就诊时先说："我想花几分钟时间讨论一下我的愿望，以防遇到严重的问题或即将到来的死亡情况。"当这样说的时候，大多数医生都会抽出时间和您交谈。如果医生说没有足够的时间和您交谈，请问医生什么时候可以再预约。在这种情况下，您可能需要坚持您的观点，有时医生可能会像您的家人或朋友一样说，"哦，你不用担心这个，让我来吧"或者"到时候我们再来担心吧"。同样，您必须采取主动，用"我"的信息来表达这对您很重要，您不想推迟讨论。

有时候，医生不想让您担心。他们认为自己是在帮您的忙，不描述在严重问题时可能发生的所有不愉快的事情。您可以帮助您的医生，告诉医生，如果您有对自己未来的控制权并做出相关决定，会让自己更安心。不知道或不清楚将会发生什么，比面对令人不快的事实并处理它们更令人担忧。

即使您知道所有这些信息，有时还是很难与医生交谈，因此，请您的代理人参与讨论可能也会有所帮助。代理人可以促进讨论，同时与您的医生熟悉起来。这也给了大家一个澄清误解的机会，打开了沟通的渠道，这样，如果您的代理人和医生必须按照您的意愿行事，他们也能毫无问题地做到。如果您无法与医生交谈，医生仍应收到一份您的医疗保健 DPA 复印本放入您的医疗记录。

当您去医院的时候，一定要带一份您的医疗保健 DPA 复印件，如果您没有带，请确保代理人知道交给医院一份复印件。如果您尚未准备好 DPA，医院会要求您填写他们的预先指示表，这一点很重要，以便您的主管医生知道您的愿望。

再次重申，不要把您的医疗保健 DPA 放在保险箱里，放在保险箱里的东西在需要用的时候没有人能拿到。请记住，您不需要找律师来起草一份医疗保健 DPA，您可以在没有任何法律援助的情况下自己做这件事。

九、为自己和他人做好准备

您已经完成了所有重要的事情,艰难的工作已经结束。但是,请记住,您可以随时改变主意。您的代理人可能已经不再可用,或者您的愿望可能会改变,请务必及时更新医疗保健DPA。像大多数法律文件一样,它可以随时撤销或更改,您可以改变决定。

分享您希望在发生严重或危及生命的疾病时如何治疗的愿望是最重要的自我管理任务之一。以下是一些其他步骤来帮助减轻您的家人和朋友的情感负担。

1. **立遗嘱** 即使您的财产很少,您也应该清楚如何分配。如果您有一大笔遗产,付遗产税是很有必要的。遗嘱也能确保您的财产会被送到您想送去的地方。如果没有遗嘱,一些远房亲戚或"失散多年"的亲戚可能最终会继承您的遗产。您也可以考虑设立信托。遗嘱应该包括您希望如何处理您财务账户的信息,并指示谁可以访问这些账户以及如何访问,不要在遗嘱中写明您账户的密码。请与您的律师讨论这些问题。

2. **计划葬礼** 写下您的愿望,或者安排您的葬礼。对于您悲痛的家人,这会使他们感到非常宽慰,不用再决定您想要什么和花多少钱。有事先付费的葬礼计划可供选择,您还可以事先购买一处自己心仪的墓地。确保在您死后帮您处理事情的人知道所有他们需要知道的您的愿望,包括您的计划和安排,以及必要文件的位置。和他们谈谈,或者至少准备一封详细的指示信,把信交给您信任的人,让他在合适的时间把信交给合适的人。

3. **整理您的文件** 您可以购买(在任何一家库存充足的文具店)一个工具箱,里面放一份您的遗嘱副本,包括您的持久授权书(用于医疗保健、财务和法律事务,一般持久授权书处理财务事项,而医疗保健持久授权书仅用于医疗保健决策),其他重要文件以及关于您的财务和个人事务的信息。另一个帮助整理这些信息的有用的资料来源是"My Life in a Box",列在 www.bullpub.com/resources 的参考资料部分,主题为"规划未来",包括您填写的关于银行和收费账户、保险单、重要文件的位置、网上账户的密码、保险箱及其密钥的位置以及其他相关信息的表格。这是一种方便、简洁的方法,可以将任何人可能需要了解的所有信息汇总在一起。如果您将这些文件保存在电脑上,请确保其他人可以找到您的密码和账号。

4. **了结您的相关事务** 修补任何受损的关系。偿还您的债务,包括经济和人情债。把该说的话说给需要听的人,做该做的事,原谅自己,原谅他人(顺便说一下,这在任何时候都是一个好主意,而不仅仅是在生命的尽头)。

5. **谈谈您对死亡的感受** 大多数家人和亲密的朋友都不愿意展开这个话题,但如果您提出来,他们会很感激。您可能会发现有很多话要对亲人说,也有很多话想从他们那里听到。如果您发现他们不愿意听您谈论您的死亡和您的感受,那就找一个愿意倾听和理解您的人。大多数医院和临终关怀机构都有牧师,每天都有这样的对话。您可能发现与有这种经验和接受过培训的人交谈很有帮助。您的家人和朋友或许可以在日后倾听您的心声。记住,那些爱您的人在想到失去您的时候,也会经历悲痛的阶段。

一无所知,是我们对死亡的最大恐惧:"死亡将会是什么样的?""死亡会不会很痛苦?""我死之后将会怎样?"大多数即将病死的人已经做好了死亡的准备,等待着那一时刻的来临。止痛药和疾病本身已经削弱了他们的身体和意志,在没有意识到这一点的情况下,对自我的认识就会减少。大多数人只是"溜走"了,活着的状态和不再活着的状态之间的过渡几乎没有察觉,想想河流是如何汇入海洋的。根据被从死亡边缘拯救回来的人说,他们体验到了一种平静和清晰的感觉,当中没有任何恐惧。

快要面对死亡的人会有非常孤独和被抛弃的感觉。可惜的是,不少人面对他人将逝时,无法控制自己的情绪。他们甚至采取回避的方法,或者为打破长时间的尴尬和沉默而说一些无关紧要的话,这种情况常会困惑和伤害临终的人,因为他们需要的是陪伴并期待安慰。

您可以主动告诉家人和朋友您的需要,陪伴、娱乐、安慰、音乐、实际的帮助等。当他们有具体的事去做时,或许会较容易接受及处理自己的情绪。如果您能让家人和爱人参与到具体的活动中来,他们会感受到您需要帮助而很乐意为您做点事,这样也就有了话题,而且不至于尴尬。至少,这样提供了一个双方都感到自然的环境。

2016 年 6 月,加拿大议会通过了联邦立法《临终医疗援助(MAID)》,允许符合条件的加拿大成年人请求临终医疗援助。加拿大卫生部鼓励患者联系他们的医生和执业护士(如果适用),了解有关获取援助的问题。患者也可以联系他们的省或地区内建立的资源,以获得关于临终医疗援助和其他临终护理方案选择的信息。

十、考虑姑息治疗和临终关怀

姑息治疗和临终关怀在世界上大多数地方都有。姑息治疗和临终关怀的目标都是提供安慰。"姑息"这个词指的是缓解重病引起的疼痛等症状,提高生活质量。"临终关怀"这个词是指在家里或社区里而非医院为晚期患者提供护理。姑息治疗可以从诊断时开始,并与治疗同时进行。临终关怀是在疾病治疗停止后开始,即当病情很可能会以死亡告终时。虽然临终关怀的主要目的是让患者更舒适,但临终关怀专业人员也帮助家属有尊严地为死亡做准备;他们在患者死亡过程中为尚存的家属提供情感和支持服务,这种帮助可以在亲人去世后延续。

在每个人的生命中,都会有常规医疗护理不再起作用的时候,这时就需要为死亡做准备了。当今,人们通常有几个星期或几个月,有时甚至几年的时间来做这些准备,这时临终关怀就非常有用。在临终关怀中,医疗和其他护理的目的是让患者尽可能地舒适,并提供良好的生活质量。研究表明,至少对某些疾病来说,接受临终关怀的人比接受更积极治疗的人活得更久。大多数临终疗养院只接收那些预计在六个月内死亡的人。然而,请放心,这并不表示如果您活得更久,您或您爱的人就会被赶出临终疗养院。我们最初的一位自我管理领导者就在临终疗养院中生活了两年多。

大多数临终疗养院都是"家庭"项目,意味着患者待在自己家里,服务上门。在一些地方,还有住宅式临终疗养院,人们可以在那里度过最后的日子。专业护理机构通常也会提供临终关怀,他们会在患者临终前的最后几天重点关注患者和家属的舒适度。

临终关怀的问题之一是,人们经常要等到临终前的最后几天才提出要求。不知何故,人们把寻求临终关怀视为"放弃",从而拒绝接受临终关怀,这样做往往会给自己、家人和朋友带来不必要的负担。反之亦然,尽管一些患者的照护者和家人可能会说,他们在没有临终关怀等服务的帮助下也可以应付,虽然这可能是真的,但如果临终疗养院能照顾到所有医疗事项,使家人和朋友可以自由地给予垂死者以爱和支持,患者的生活和死亡可能会好得多。

在加拿大,姑息治疗和临终关怀这两个术语用来指同一件事,即一种特殊的护理方法。然而,有些人使用临终关怀来形容在社区而非医院提供的护理。作为家庭护理计划的一部分,省级保健计划可支付家庭姑息治疗费用,但该计划可能不包括药物和设备的费用。人们可以使用私人保险或自己付费,也可以从社会机构和非营利组织获得支持。医院里的姑息治疗通常由省级保健计划支付费用,并涵盖大部分药品和设备的费用。在长期护理机构中,居民通常需要支付部分护理费用,不同机构的费用不同。

如果您、您的伴侣、家人或朋友处于疾病的晚期,请找到并利用当地的临终关怀疗养院,这是一份美好的礼物。临终关怀疗养院的工作人员是非常特别的人,他们善良、体贴、热心帮助。临终关怀的另一个好处是很多不在常规保险或 Medicare 保险承保范围内的服务可以通过临终关怀来有偿提供。

■ ■ ■

最后,衷心感谢您选择成为您健康和生活的积极自我管理者,并作为您的医疗保健团队中最重要的一员,发挥更加积极的作用。在本书中,我们努力提供了一些建议和方法,让您更好地发挥自我管理的角色。请继续与您的慢性病一起生活得更健康、更精彩!